FRISUREN

HAARPFLEGE, SCHNITTE, ZÖPFE FLECHTEN

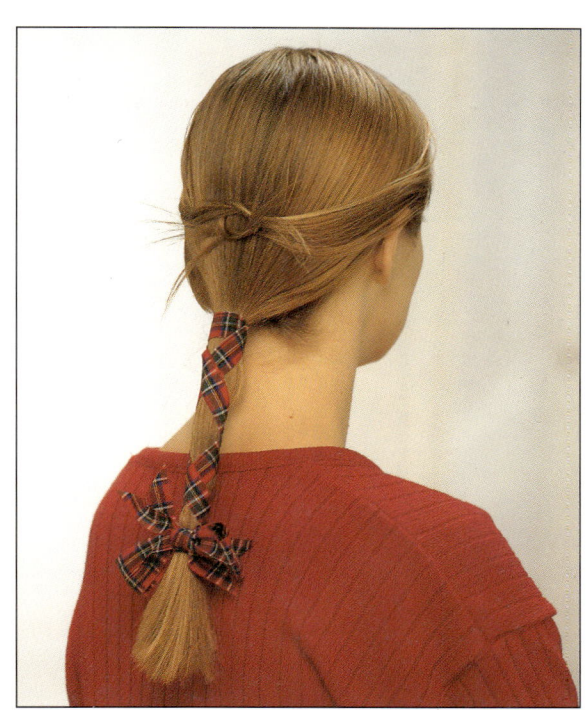

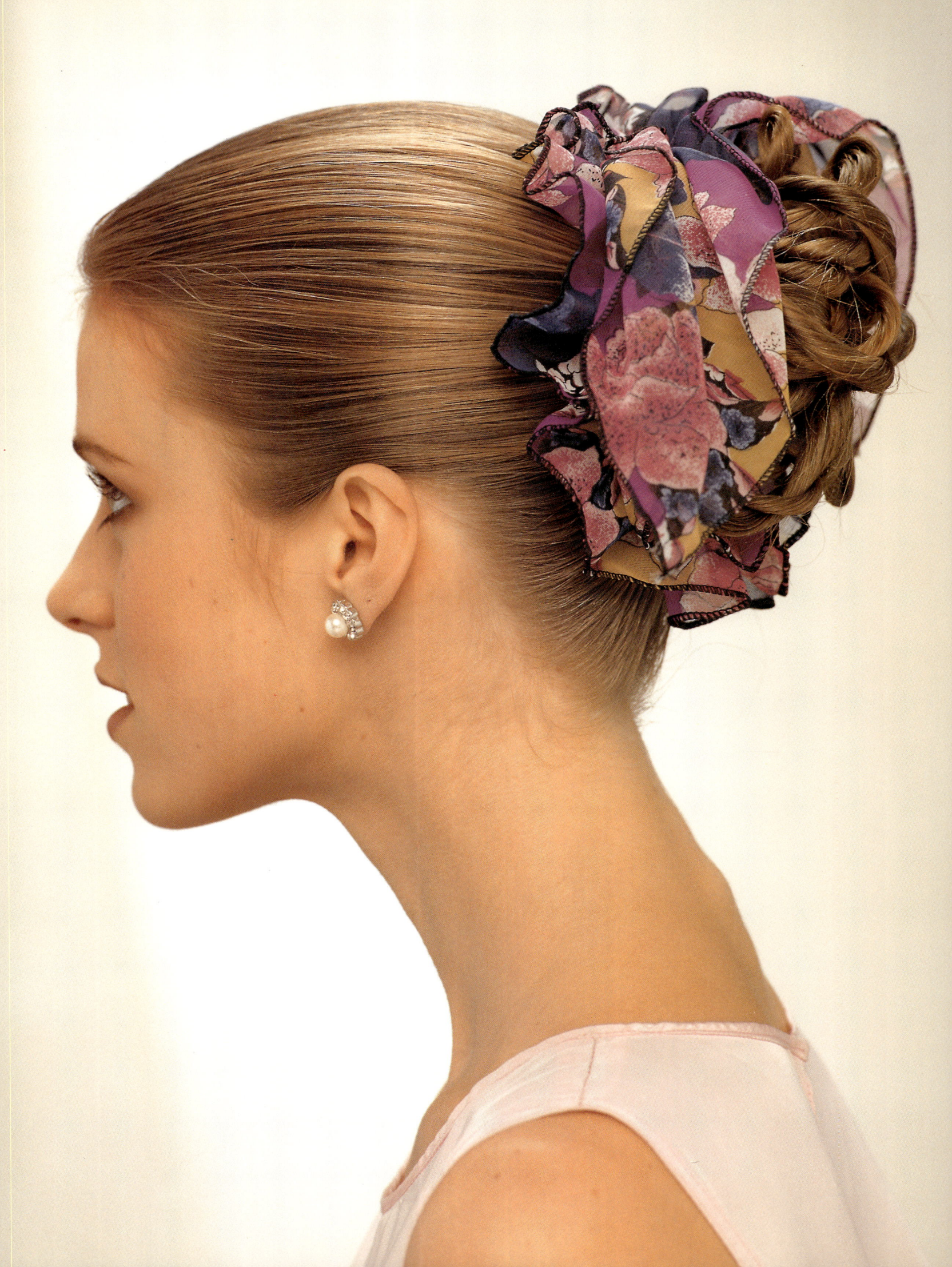

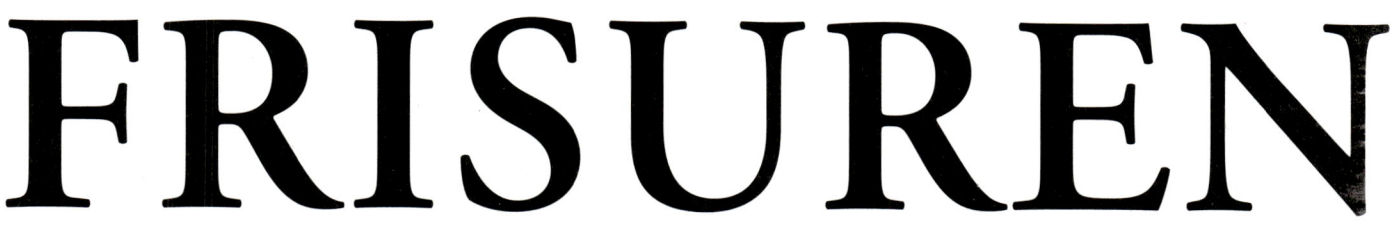

FRISUREN

HAARPFLEGE, SCHNITTE, ZÖPFE FLECHTEN

JACKI WADESON

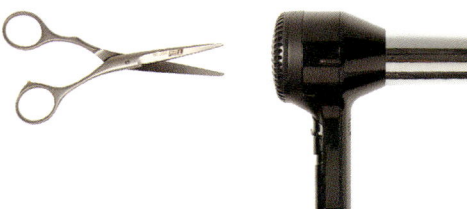
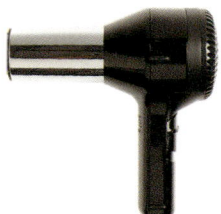
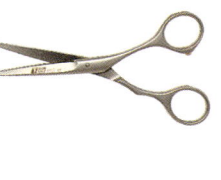

Fotografiert von Alistair Hughes

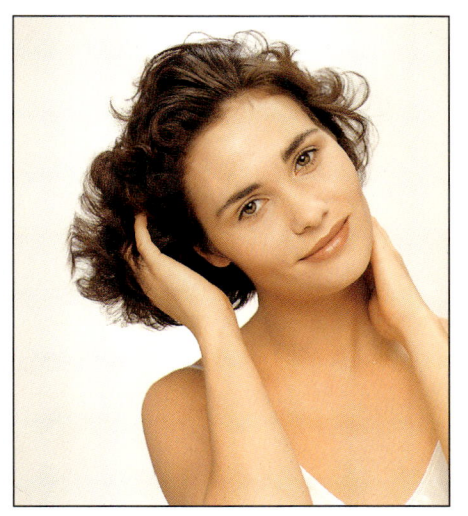
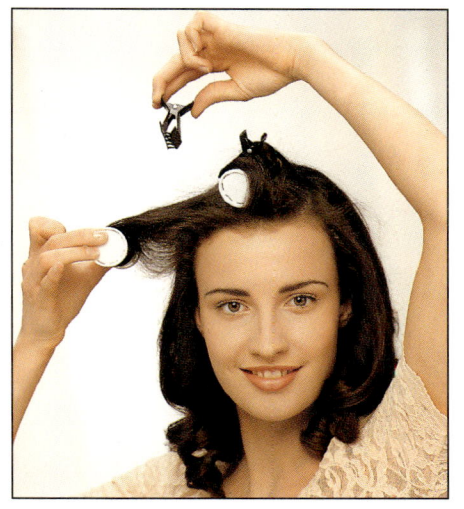

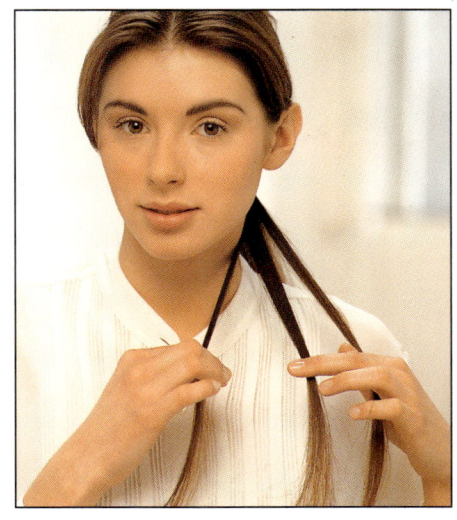
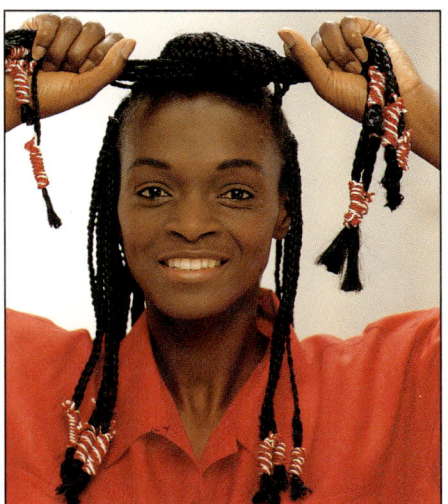

BECHTERMÜNZ VERLAG

Die englische Originalausgabe erschien 1994
unter dem Titel „Hairstyles" im Verlag Lorenz Books

© Anness Publishing Ltd., London

für die deutsche Ausgabe:
© Bechtermünz Verlag in der
Weltbild Verlag GmbH, Augsburg 1996

Übersetzung aus dem Englischen:
Brigitte Schneider, Wien
Produktionsbetreuung:
Gabriela Scolik, Print Company
Verlagsgesellschaft m.b.H, Wien
Satz:
Dorfinger + Kaltenbrunner, Wien

Printed in Singapore by Star Standard Industries Pte. Ltd.

ISBN 3-86047 – 484-7

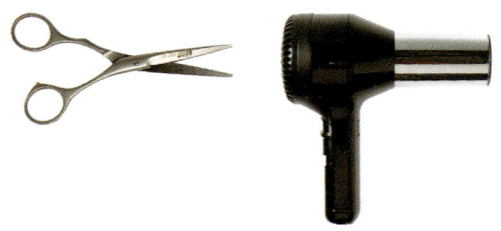

INHALT

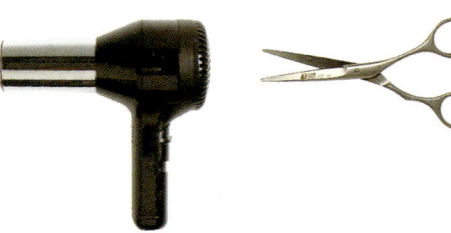

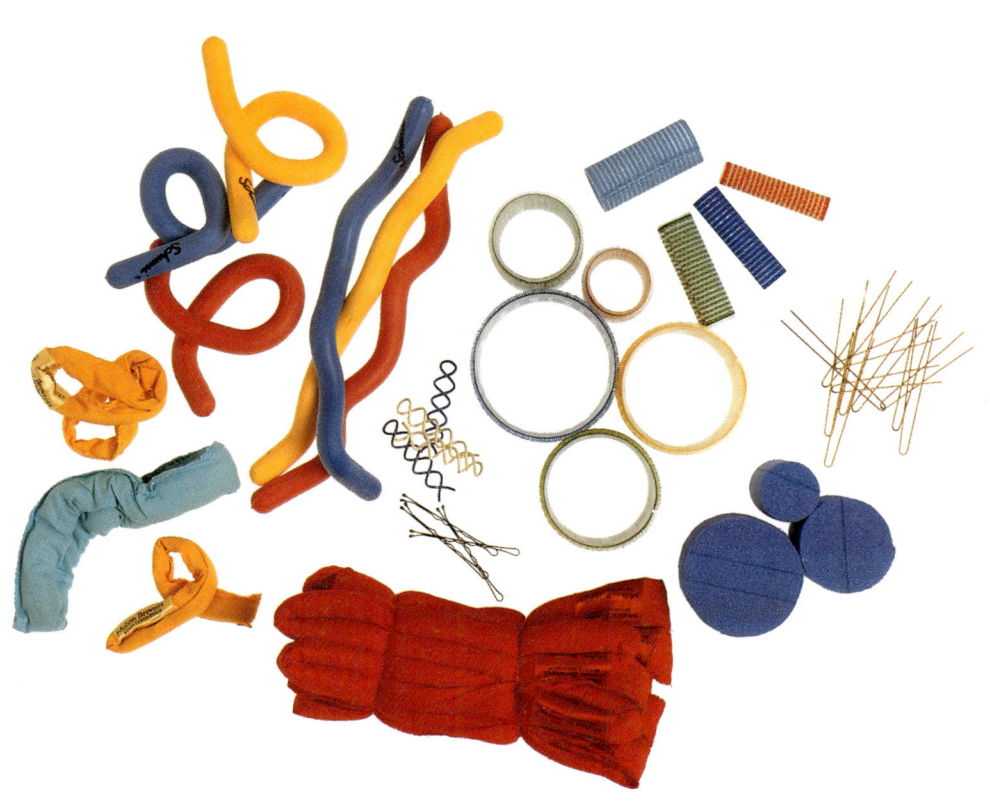

GESUNDES HAAR

SCHÖNES UND GLÄNZENDES HAAR IST IMMER EIN
PLUSPUNKT. ES KANN DIE ENTSPRECHENDE MODE
MIT WENIG AUFWAND UNTERSTREICHEN – DURCH
FARBE, LOCKEN, AUFGESTECKTE ODER GLATT NACH
UNTEN GESTYLTE FRISUREN. DOCH SELBST BEI
BESTER PFLEGE KANN IHR HAAR DURCH SCHLECHTE
ERNÄHRUNG, LUFTVERSCHMUTZUNG, KLIMAANLAGE
ODER HEIZUNG ANGEGRIFFEN WERDEN.
KONSEQUENTE TÄGLICHE HAARPFLEGE UND RASCHE
BEHANDLUNG VON PROBLEMEN SIND DESHALB VON
ENTSCHEIDENDER BEDEUTUNG FÜR DIE NATÜRLICHE
SCHÖNHEIT IHRES HAARES.

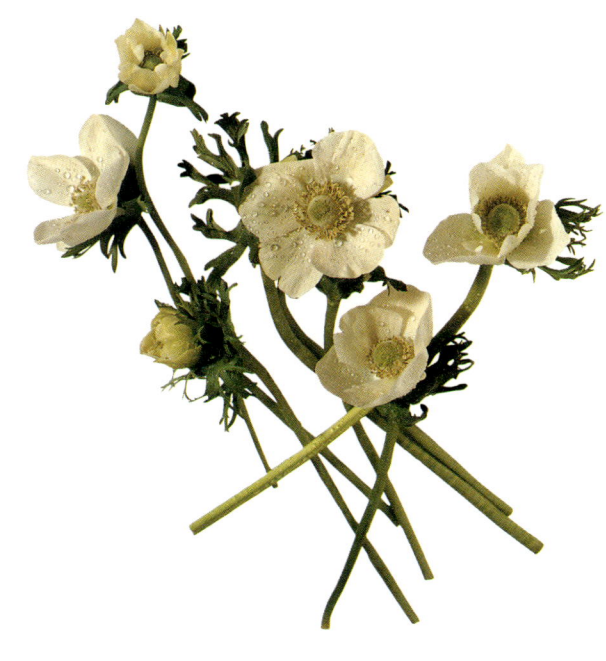

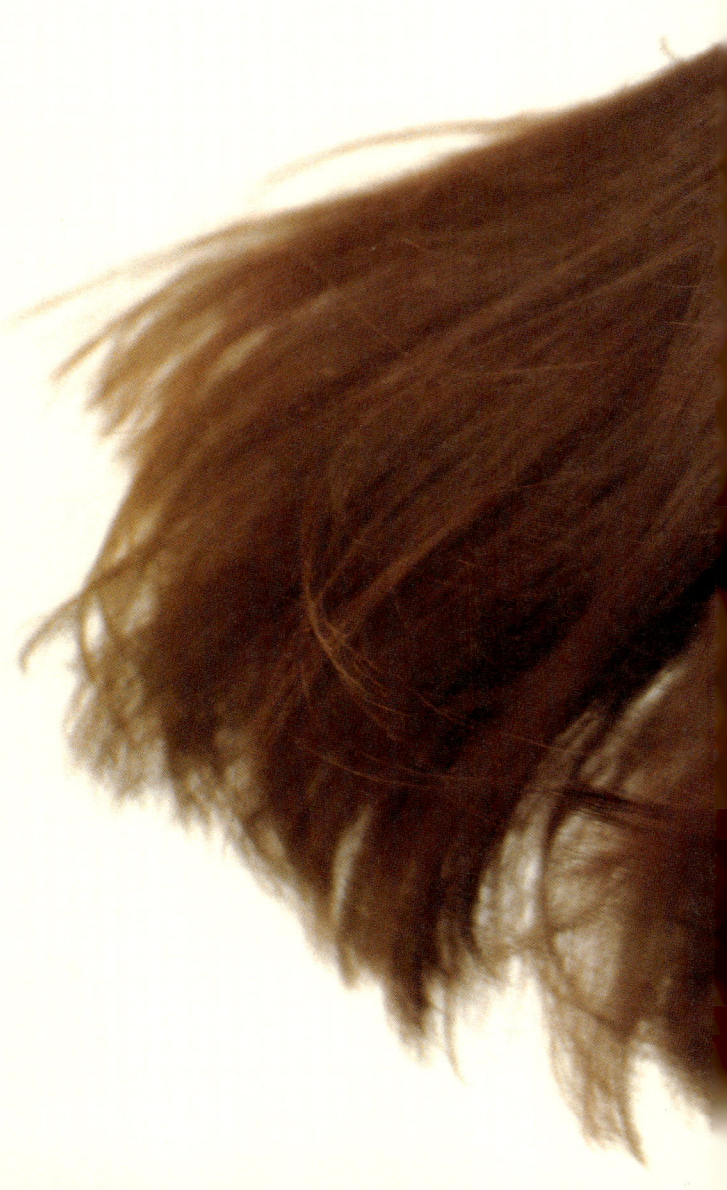

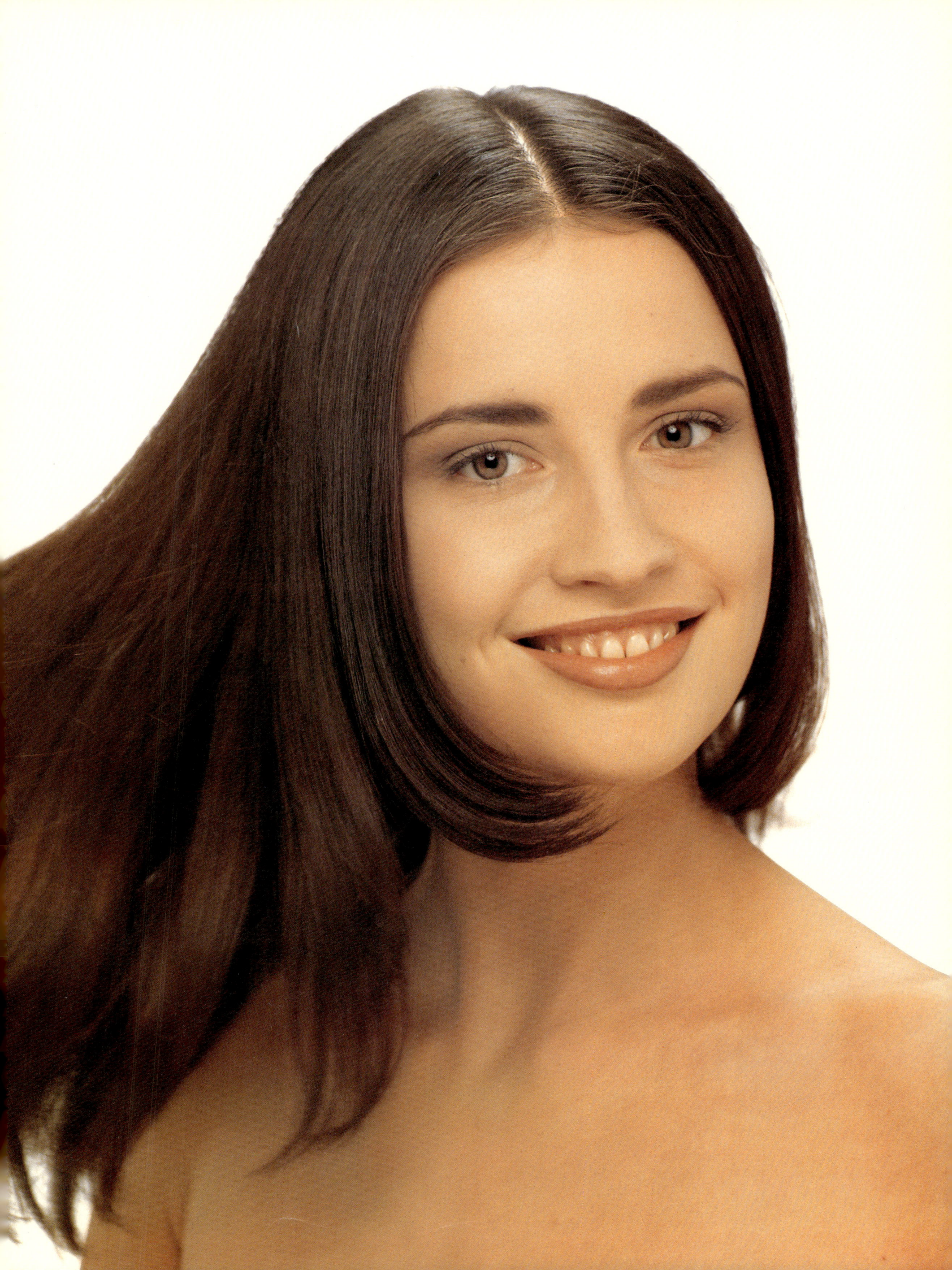

DER AUFBAU DES HAARES

Das menschliche Haar besteht im wesentlichen aus einem Protein – dem Keratin. Es enthält außerdem Feuchtigkeit und Spuren von Metallen und Mineralien, die sich auch sonst im Körper finden. Der sichtbare Teil des Haares, der Haarschaft, besteht aus totem Gewebe: Der einzig lebendige Teil ist seine Wurzel, die Haarpapille, die in eine röhrchenartige Vertiefung unter der Kopfhaut, den Follikel, eingebettet ist. Die Haarpapille setzt sich aus Zellen zusammen, die durch den Blutkreislauf ernährt werden.

Jedes Haar besteht aus drei Schichten. Die äußere Schicht, die Kutikula, ist der Schutzschild des Haares und hat winzige dachziegelartig übereinanderliegende Schüppchen. Liegen diese Schüppchen flach und geordnet übereinander, glänzt das Haar und fühlt sich seidenweich an. Sind jedoch die Schüppchen durch physikalische oder chemische Einflüsse geschädigt, dann wird das Haar glanzlos und spröde und zerzaust sich leicht.

Unter der Kutikula liegt die Rinde, eine Schicht aus faserartigen Zellen, die dem Haar seine Elastizität und Stärke gibt. In der Rinde findet sich auch ein Pigment, das Melanin, das dem Haar seine natürliche Farbe verleiht. Umschlossen von der Rinde ist der innerste Teil des Haares, das aus weichen Keratinzellen und Hohlräumen bestehende Mark. Seine eigentliche Funktion ist nicht bekannt. Manche Mediziner sind der Ansicht, daß es Nährstoffe und andere Substanzen in die Rinde und die Kutikula transportiert. Das würde auch erklären, warum das Haar so rasch auf gesundheitliche Schwankungen reagiert.

Seinen natürlichen Glanz verdankt das Haar dem Haarfett (Sebum), einem aus Wachsen und Fetten bestehenden Öl, das auch natürliche antiseptische Stoffe gegen Infektionen enthält. Sebum bildet sich in den Talgdrüsen der Haut. Die Drüsen sind mit den Haarfollikeln verbunden und geben dort Sebum ab. Das Sebum (Haarfett) sorgt als Gleitmittel für einen ausgezeichneten Schutz des gesamten Haarschaftes. Es glättet die Kutikula-Schüppchen und hilft dem Haar, seine natürliche Feuchtig-

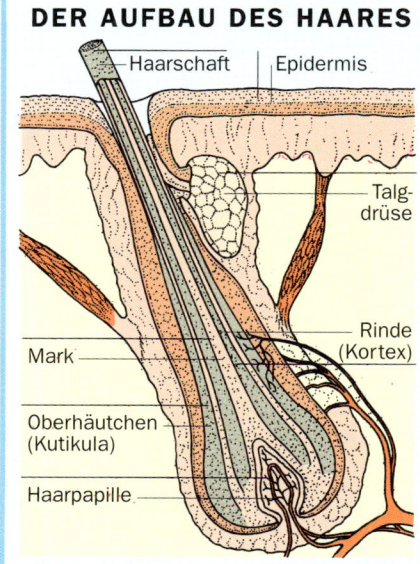

DER AUFBAU DES HAARES

Haarschaft — Epidermis — Talgdrüse — Rinde (Kortex) — Mark — Oberhäutchen (Kutikula) — Haarpapille

Längsschnitt eines menschlichen Haares

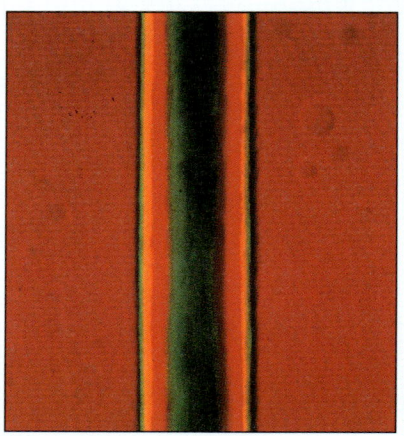

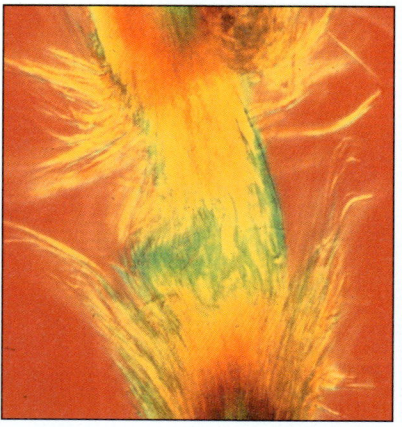

Mitte und oben: Bilder eines menschlichen Haares, 200fach vergrößert. Eine Haarsträhne ist normalerweise glatt. Bei Schädigungen wird die äußere Schicht ausgefranst und brüchig. Fotos von Redken Labors.

keit und Elastizität zu bewahren. Je glatter die Oberfläche der Kutikula, desto mehr Licht wird vom Haar reflektiert, und um so mehr glänzt es. Deshalb glänzt gewelltes Haar weniger leicht als glattes.

Unter bestimmten Voraussetzungen, wie beispielsweise extremer hormoneller Belastung, produzieren die Talgdrüsen zuviel Sebum. Das Ergebnis ist fettiges Haar. Wird zuwenig Sebum produziert, ist das Haar trocken.

DIE WACHSTUMSPHASEN

Der einzig lebende Teil des Haares liegt unter der Kopfhaut – ist das Haar durch die Kopfhaut gewachsen, ist es totes Gewebe. Das Wachstum des Haares gliedert sich in drei Phasen: die Anagenphase, die eigentliche Wachstumsphase, dann die Catagen- oder Übergangsphase, wo das Haar nicht mehr wächst, zelluläres Wachstum im Haarbalg jedoch anhält, und die Telogen- oder Ruhephase, in der das Wachstum am Haarbalg ganz aufhört. Das alte Haar kann durch das Nachwachsen des neuen abgestoßen werden, und der Prozeß beginnt von neuem. Die Anagenphase dauert zwischen zwei und vier Jahren, die Catagenphase nur fünfzehn bis zwanzig Tage, die Telogenphase 90 bis 110 Tage. Vom menschlichen Haar befinden sich zu jeder Zeit ungefähr 93 Prozent in der Anagenphase, ein Prozent in der Catagenphase

FAKTEN

○ Das Haar wächst pro Monat etwa 12 mm.
○ Eine einzelne Strähne kann bis zu sieben Jahre alt werden.
○ Ohne Haare schneiden, würden sie zirka 107 cm lang.
○ Frauen haben mehr Haare als Männer.
○ Das Haar wächst im Sommer und im Schlaf schneller.
○ Zwischen dem 16. und 24. Lebensjahr wächst das Haar am schnellsten.
○ Zwischen dem 40. und 50. Lebensjahr verlieren Frauen etwa 20 Prozent ihrer Haare.
○ Im Alter wird das Haar trockener.

und sechs Prozent in der Telogenphase. Der Wachstumsprozeß des Kopfhaares, das wie alle anderen Körperhaare auf hormonelle Reize reagiert, ist genetisch so programmiert, daß er sich im Leben eines Menschen 24 bis 25 Mal wiederholt.

DER EINFLUSS DER ERNÄHRUNG

Die Gesundheit des Haares wird durch die Ernährung bestimmt. Gesundes, glänzendes Haar erfordert – wie der restliche Körper – eine ausgewogene Versorgung mit den nötigen Nährstoffen. Regelmäßige Bewegung ist ebenfalls wichtig, da sie die Blutzirkulation fördert, was wiederum bewirkt, daß ausreichend Sauerstoff sowie Nährstoffe über das Blut in die Haarwurzel gelangen. Schlechte Eßgewohnheiten und Bewegungsmangel zeigen bald ihre Spuren im Haar, selbst ein leichter Krankheitsfall läßt das Haar für gewöhnlich schlaff und glanzlos aussehen.

Eine entsprechende Proteinversorgung über die Nahrung ist unentbehrlich. Mageres Fleisch, Geflügel, Fisch, Käse, Eier sowie Nüsse, Getreide und Hülsenfrüchte sind gute Eiweißquellen. Fisch, Seetang, Mandeln, Paranüsse, Joghurt und Hüttenkäse verhelfen dem Haar zu Stärke und natürlichem Glanz.

Vollkornnahrung und natürliche Öle fördern die Bildung von Keratin, dem Hauptbestandteil des Haares. Hülsenfrüchte sind eine reiche Vitamin- und Mineralstoffquelle. Auch sollte eine bestimmte Menge Obst pro Tag verzehrt werden, da es wertvolle Vitamine, Faserstoffe und Mineralstoffe enthält. Vermeiden Sie hingegen gesättigte Fettsäuren: Verwenden Sie entrahmte oder teilentrahmte Milch anstelle der Vollfettstufen, Magerkäse und -joghurt statt fettem Käse und Sahne; pflanzliche Öle wie Sonnenblumenöl, Distelöl und Olivenöl sollten Sie tierischen Fetten vorziehen. Alle diese Nahrungsmittel versorgen Sie mit wertvollen Nährstoffen für prachtvolles Haar.

Ist Ihre Ernährung ausgewogen, mit vielen frischen Bestandteilen, so brauchen Sie keine Zusatzvitamine für gesunden Haarwuchs.

WIE FÖRDERT MAN GESUNDES HAAR

❍ Reduzieren Sie den Kaffee- und Teekonsum – beides stimuliert das Nerven-, Atmungs- und Kreislaufsystem, und Flüssigkeit sowie wichtige Nährstoffe werden vermehrt ausgeschieden. Zudem wird die Aufnahme von Mineralstoffen verhindert, die für die Gesundheit des Haares so entscheidend sind. Trinken Sie Mineralwasser (sechs bis acht Gläser pro Tag), Kräutertees und ungezuckerte Fruchtsäfte.

❍ Alkohol erweitert die Blutgefäße und erhöht die Blutzufuhr ins Gewebe. Er hat jedoch eine schädliche Wirkung auf verschiedene für gesundes Haar wichtige Minerale und Vitamine. Trinken Sie nur ab und zu ein Gläschen.

❍ Regelmäßige Bewegung regt den Kreislauf an, verstärkt die Blutzufuhr in alle Zellen und hilft beim Aufbau des geschädigten Haares.

❍ Einige Antibabypillen entziehen dem Körper Vitamine des B-Komplexes und Zink. Bei Haarveränderungen nach Einnahme eines neuen Pillenpräparates fragen Sie Ihren Hausarzt oder Ernährungsberater.

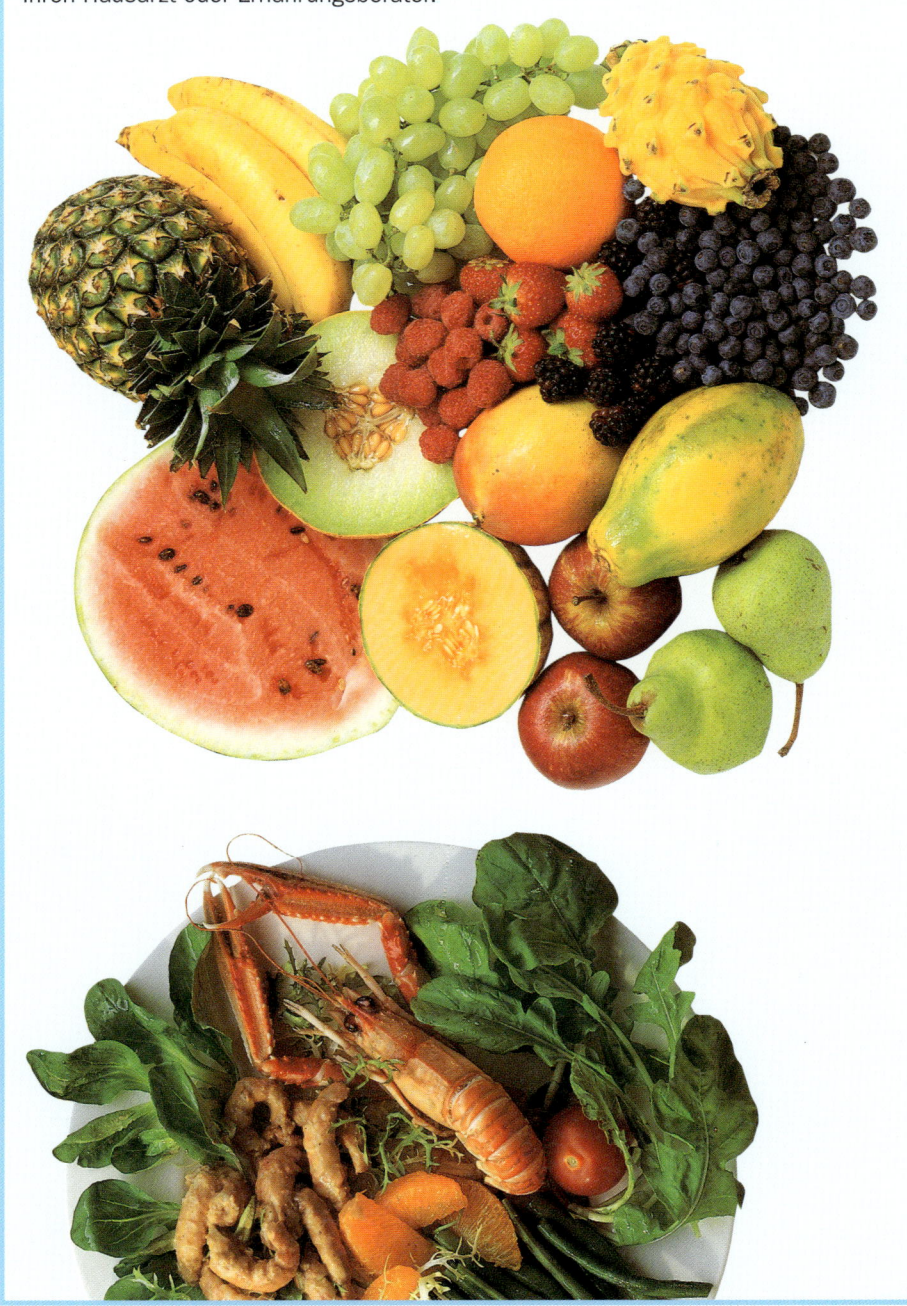

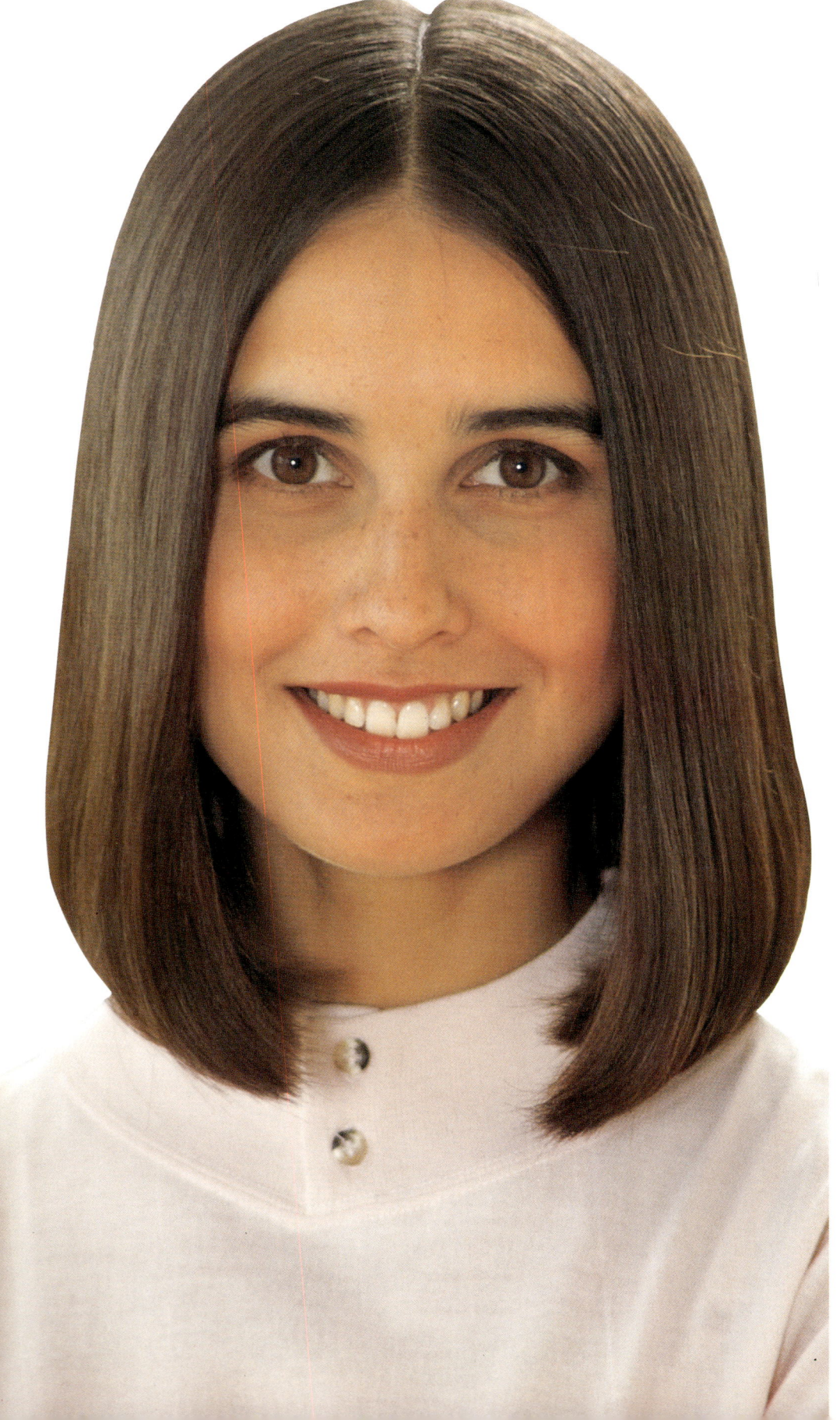

FARBE

Die Haarfarbe ist eng mit der Hautfarbe verbunden, da sie vom selben Pigment bestimmt wird, dem Melanin. Die Anzahl der Melaninkörnchen im Kortex, der Rinde des Haares, und die Form der Körnchen definiert die natürliche Haarfarbe eines Menschen. In den meisten Fällen sind die Melaninkörnchen langgezogen. Menschen mit einer großen Anzahl solcher Melaninkörnchen sind schwarzhaarig. Jene mit einer geringeren Anzahl haben braune Haare, und blonde Menschen haben den geringsten Anteil an Melaninkörnchen. Kugelförmige oder oval geformte Körnchen lassen Haare rot erscheinen.

Wenn kugelförmige oder ovale Körnchen zusammen mit einer geringen Anzahl an verlängerten auftreten, dann haben die Haare eine starke rotbraune Tönung. Treten jedoch runde Körnchen zusammen mit vielen länglichen auf, dann überdeckt die schwarze Haarfarbe beinahe ganz die rote, und nur ein zarter Rotton hebt sie von reinem Schwarz ab.

Die Haare werden zuerst mit dem Alter dunkler, doch in den mittleren Jahren verlangsamt sich die Pigmentbildung, und es zeigen sich silbergraue Haare. Die Produktion von Melanin geht dann schrittweise zurück, und das Haar wird farblos — oder grau.

Fehlen die Melaninkörnchen von Geburt an völlig, wie im Fall des Albinismus, ist das Haar gänzlich weiß.

Die Haarfarbe wird bestimmt von der Anzahl der Pigmente im Haar und von der Form der Pigmentkörnchen. Dunkelhaarige Menschen haben mehr Pigmente als blonde. Bei brünetten und blonden Menschen sind die Pigmentkörnchen langgezogen — rotes Haar bedeutet ovale Körnchen. Foto: Silvikrin.

Rechts: Rotes Haar sieht glatt und gelockt gut aus. Wenn Sie mehr Schwung in Ihrem langen Haar haben wollen, befeuchten Sie es mit Fönschaum und legen Sie es auf Papilloten. Wenn Sie jede Strähne vor dem Einrollen zwirbeln, dann werden die Locken fülliger. Dickes, glattes Haar kann luftgetrocknet werden. Die Glanzpflege kommt als Finish. Von Patrick Cameron bei Alan Paul, Wirral, England.

Links unten: Hübsch für Brünette – ein exakt geschnittener Bubikopf bringt mehr Volumen und Fülle ins Haar. Von Yosh Toya, San Francisco. Foto: Gen.

Rechts unten: Für größtes Volumen wird das naturgewellte blonde Haar trockengeknetet. Von Nicky Clarke, London. Foto: Paul Cox.

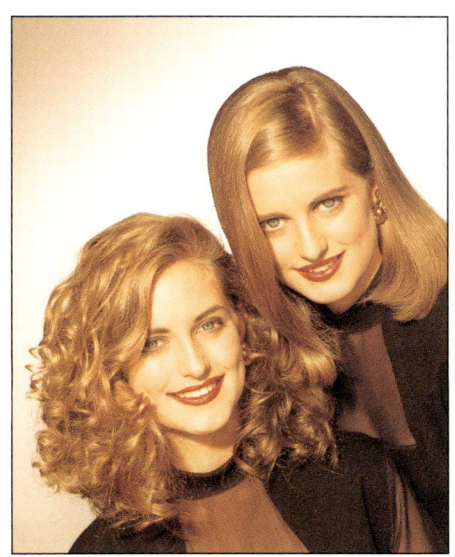

EIGENARTIGE ANSICHTEN

Die alten Griechen betrachteten blond als die Haarfarbe der Götter und Helden. Rothaarigen Menschen gegenüber waren sie mißtrauisch. Fremde, Gauner und Rothaarige wurden in einen Topf geworfen. Der Glaube, Rothaarige wären unzuverlässig, falsch und aufbrausend, war in vielen Kulturen verbreitet. Der christlichen Überlieferung zufolge soll Judas, der Verräter Christi, rothaarig gewesen sein, und die Künstler des frühen Christentums und danach stellten ihn als Rotschopf dar.

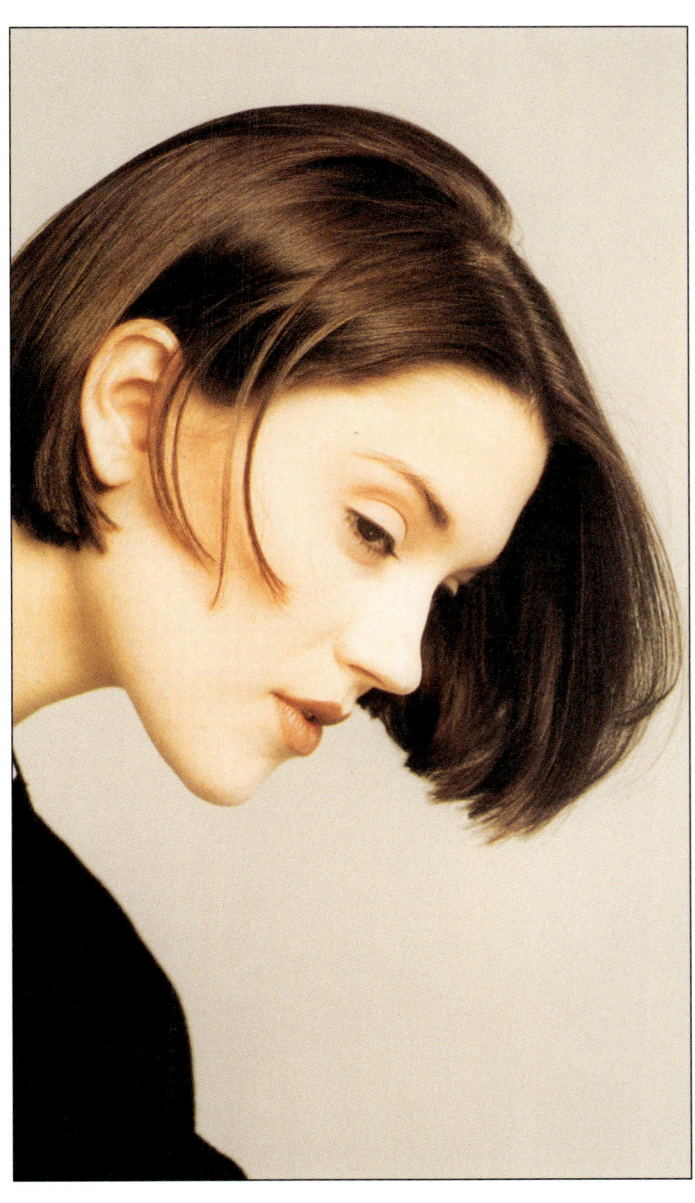

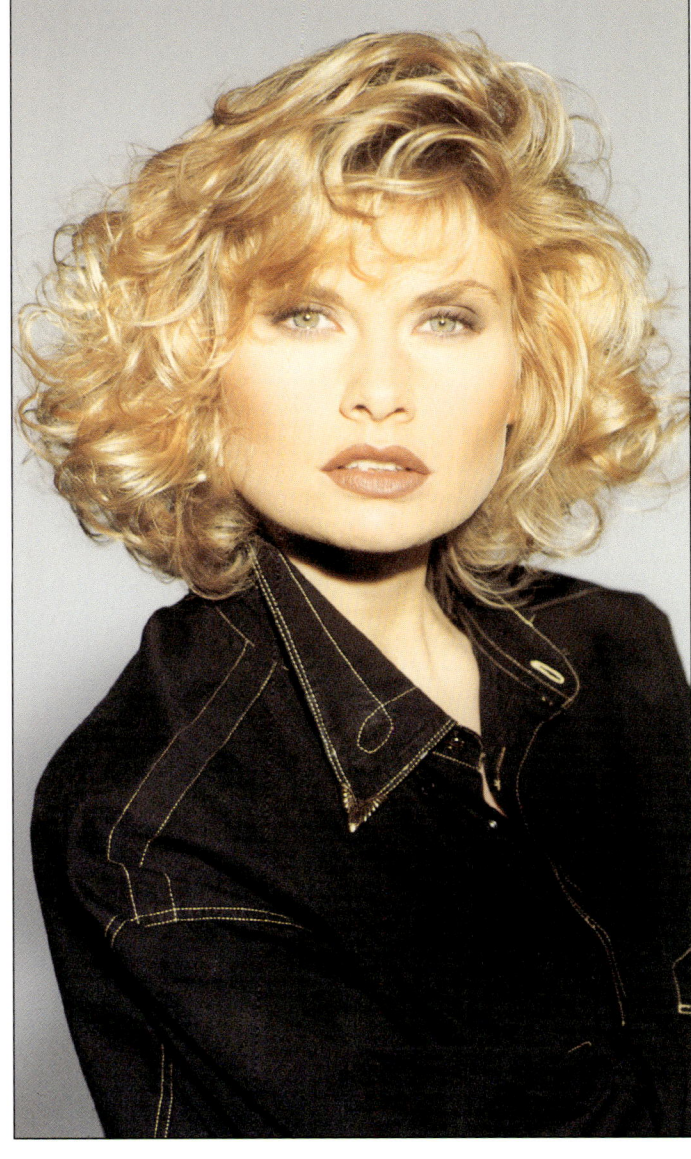

BESCHAFFENHEIT UND TYPUS

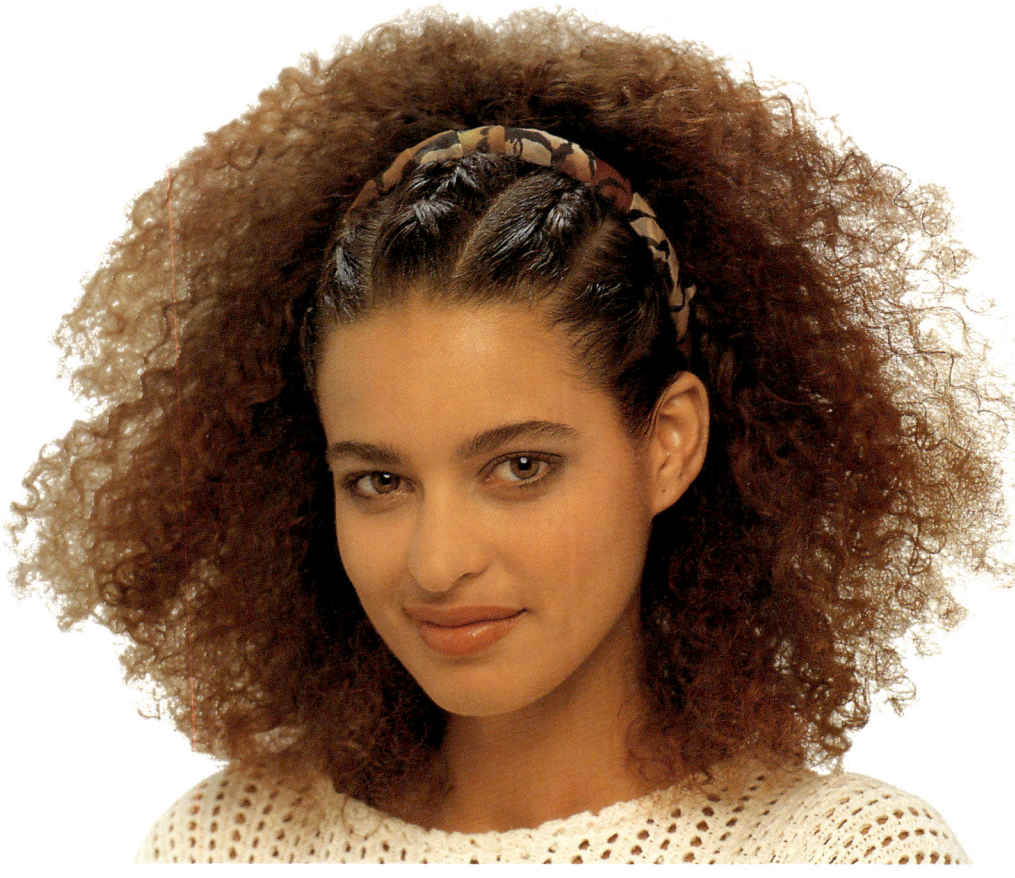

Gekraustes Haar braucht intensive Feuchtigkeitspflege für die Spannkraft der Locken. Für diesen Haartypus sollten Sie einen grobzinkigen Kamm verwenden, niemals ein Bürste, da diese das Haar krausen würde. Gut ist Fönschaum, der nicht ausgespült wird, er hilft die Locken zu trennen. Für die Lockenpracht Haar anfeuchten und mit den Händen trockenkneten.

ETHNISCHE UNTERSCHIEDE

Skandinavier haben für gewöhnlich dünnes, gerades und sehr feines Haar. Das Haar von Mitteleuropäern ist weder zu fein noch zu kräftig. Menschen aus Südostasien haben kräftiges, gelocktes Haar, während die Völker im Nahen Osten festes Haar haben. Grundsätzlich gilt: Je weiter östlich, desto kräftiger die Haare. Chinesen und Japaner haben ganz gerades Haar, bei Latinos und Menschen aus Nordafrika kann das Haar sehr gekraust und dick sein.

Die Struktur Ihres Haares wird bestimmt durch Größe und Form des Haarfollikels, ein genetisches Merkmal, das von Hormonen gesteuert wird und abhängig von Alter und Rasse ist.

Ob Ihr Haar gekraust, gewellt oder glatt ist, hängt von zwei Faktoren ab: von seiner Form beim Herauswachsen aus dem Follikel und von der Verteilung der keratinproduzierenden Zellen an den Wurzeln. Im Querschnitt sieht glattes Haar rund, gewelltes Haar oval, und gekraustes Haar bohnenförmig aus. Glattes Haar bildet sich aus Wurzeln, die rund um den Follikel stets dieselbe Anzahl Keratinzellen bilden. Bei gelocktem Haar ist die Produktion der Keratinzellen jedoch unregelmäßig, d. h., an einer Seite des ovalen Follikels befinden sich stets mehr Zellen als an der anderen. Zudem erfolgt die Produktion von Überschußzellen mal auf der einen, mal auf der anderen Seite. Daher wächst das Haar zuerst in die eine Richtung und dann in die andere. Das Ergebnis ist gelocktes Haar.

Die natürliche Haarfarbe hat auch Einfluß auf seine Beschaffenheit. Naturblonde haben feineres Haar als Brünette, während Rothaarige das stärkste Haar haben.

Ganz allgemein läßt sich das Haar in drei Kategorien einteilen: fein, mittel sowie kräftig und dick. Feines Haar kann stark oder schwach sein – aufgrund seiner Beschaffenheit hat feines Haar jedoch immer eine Eigenschaft: Ihm fehlt das Volumen. Mittleres Haar ist, wie der Name sagt, weder zu dick noch zu dünn. Es ist stark und hat Spannkraft. Dickes, kräftiges Haar ist üppig und schwer und steht oft ab. Es hat häufig keine Spannkraft und kräuselt sich.

Auf einem Kopf können Haare unterschiedlicher Beschaffenheit wachsen: Feines Haar findet sich oft an Schläfen, am vorderen Haaransatz und im Nacken, während das restliche Kopfhaar mittel oder sogar dick sein kann.

NORMAL, TROCKEN ODER FETTIG?

Der Haartypus definiert sich über den natürlichen Haarzustand – das heißt über die Menge an Sebum, die der Körper produziert. Methoden wie Dauerwellen, Färben oder Lockeneisen haben Einfluß auf den Haartypus. In der Folge werden die natürlichen Haartypen angeführt, zusätzlich Hinweise zur Behandlung oder Vermeidung von Schäden.

Trockenes Haar sieht stumpf aus, fühlt sich trocken an, zerzaust sich leicht und ist, besonders im nassen Zustand, schwer zu kämmen oder bürsten. Es ist oft an den Wurzeln dick, an den Spitzen jedoch dünner und manchmal gespalten.

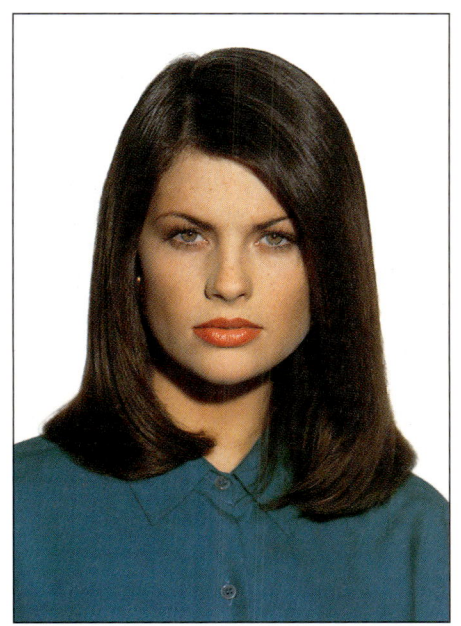

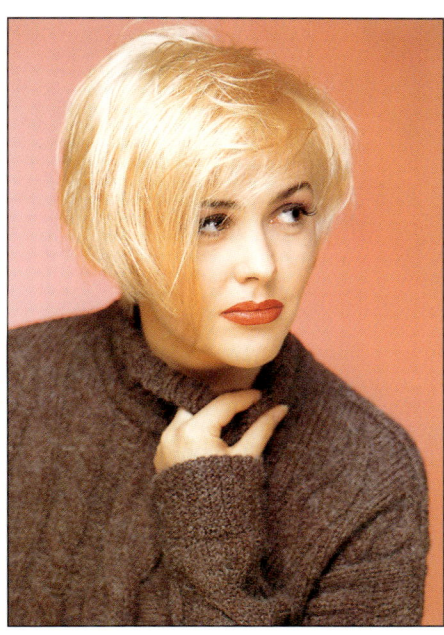

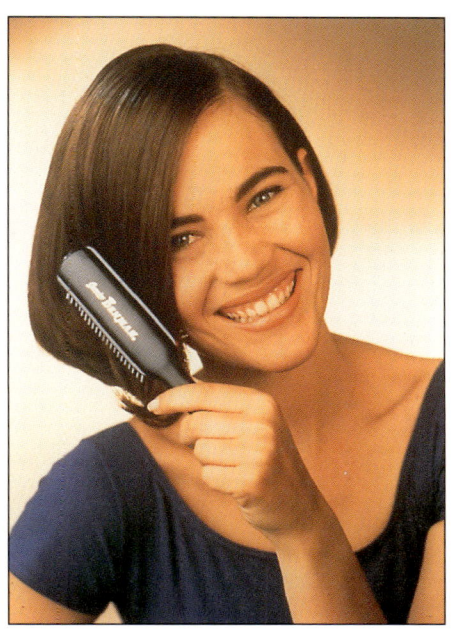

In dickes, glattes Haar bringen Sie mehr Glanz, wenn Sie von oben nach unten fönen. Dadurch liegen die Hornschüppchen flach und reflektieren das Licht. Foto: Braun

Feines Haar braucht einen perfekten Schnitt für optimale Fülle. Mit Spraygel das Haar an den Wurzeln heben, anschließend fönen. Von Taylor Ferguson, Glasgow, Schottland.

Gut für normales Haar ist regelmäßiges Bürsten, Glätten und Auf-Glanz-Bringen. Von Antoinette Beenders bei Trevor Sorbie, London, für Denman. Foto: Son Bottomley.

Ursachen: Übermäßiges Waschen, zu häufiger Gebrauch von Fön bzw. Lockeneisen, Mißbrauch von Färbemittel oder Dauerwelle, Sonnenschäden oder rauhe Wetterbedingungen. Jeder dieser Faktoren entzieht dem Haar Feuchtigkeit, es verliert seinen Schwung, seine Elastizität und Geschmeidigkeit. Trockenheit kann auch von einem Mangel an Sebum an der Haaroberfläche herrühren, als Folge einer verminderten oder fehlenden Talgdrüsensekretion.
Die Lösung: Verwenden Sie ein Nährshampoo und einen Intensivbalsam (siehe Seite 18). Lassen Sie Ihr Haar nach Möglichkeit immer lufttrocknen.

Normales Haar ist weder fettig noch trocken, weder dauergewellt noch gefärbt, die Frisur hält und sieht meist gut aus. Normales Haar ist ideal geeignet für den täglichen Gebrauch von 2-in-1-Shampoos. Solche Produkte bieten zwei Phasen in einer Anwendung. Beim Einschäumen ins nasse Haar beseitigt das Shampoo zunächst Schmutz, Fett und chemische Rückstände. Dabei bleibt der Balsam noch im Schaum. Wird das Haar dann mit Wasser gespült, wird Fett und Schmutz herausgewaschen.

Gleichzeitig gelangen die mikrofeinen Balsamtröpfchen ins Haar.

Fettiges Haar sieht glatt und tranig aus und erfordert häufiges Waschen.
Ursachen: Überproduktion von Sebum als Folge von Hormonstörungen, Streß, heißem und feuchten Klima, übermäßigem Bürsten oder ständigem Durch-die-Haare-Fahren mit den Händen, Schwitzen oder Ernährung mit überwiegend gesättigten Fettsäuren. Das Haar wird in nur wenigen Tagen, manchmal binnen Stunden, fettig, klebrig und unfrisierbar.
Die Lösung: Verwenden Sie ein sanftes Shampoo, das dem Haar auch Volumen verleiht. Eine leichte Dauerwelle hebt das Haar am Ansatz, und Sebum kann sich schlechter im Haar verteilen. Überdenken Sie Ihre Ernährung: Reduzieren Sie Milchfette und fetthaltige Nahrungsmittel. Nehmen Sie nach Möglichkeit viel frische Nahrung zu sich und trinken Sie täglich sechs bis acht Gläser Wasser.

Mischhaar ist an den Wurzeln fettig, an den Spitzen hingegen ist es trocken und manchmal gespalten.

Ursachen: Chemische Behandlung, häufige Verwendung von nicht pH-neutralen Shampoos, zu intensive Sonnenbestrahlung oder übermäßiger Gebrauch von Fön und Lockeneisen. Alle diese Faktoren bewirken oft eine Sekretion von Sebum an den Haarwurzeln und eine teilweise Veränderung der Hornschüppchen. Das Resultat: Die Haarspitzen werden trocken.
Die Lösung: Verwenden Sie Produkte, die nur sanft auf das Haar einwirken. Zu häufiger Gebrauch von Produkten für fettiges bzw. trockenes Haar können das Problem verschlimmern. Ideal sind speziell für Mischhaar entwickelte Produkte. Ist das nicht möglich, verwenden Sie ein Shampoo für fettiges Haar und tragen Sie den Balsam nur von der Mitte bis zum Haarende auf.

Gefärbtes oder dauergewelltes Haar ist sehr häufig brüchiger. Deshalb braucht es eine sanfte Reinigung und guten Pflegebalsam. Produkte für gefärbtes Haar schützen das Haar vor schädlichen Sonnenstrahlen und verhindern so ein Ausbleichen. Spezielle Produkte für dauergewelltes Haar halten die Welle länger in Form.

DER SCHNITT

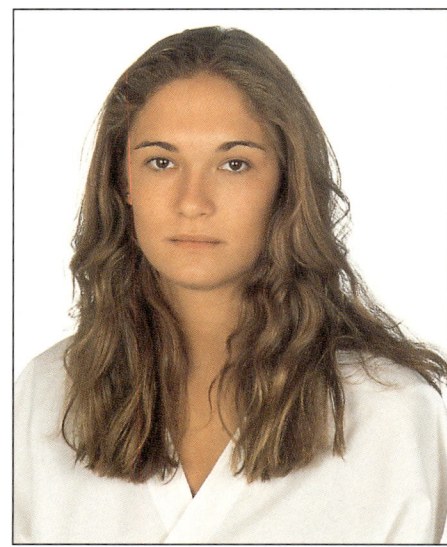

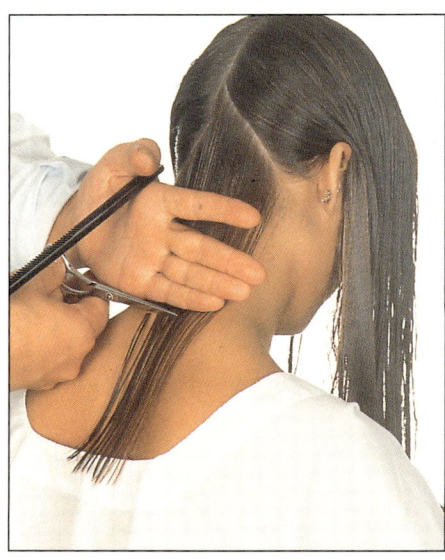

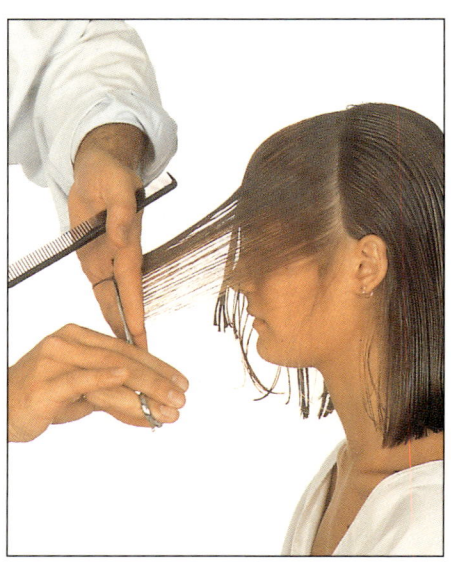

Vor dem Haarschnitt war zwar Schwung im langen Haar, die Fülle brachte jedoch durch ihr Gewicht die Frisur außer Form. Unser Model wünscht sich einen raffinierteren, kürzeren Schnitt, der leicht in Form bleibt.

Nach der Wäsche und Pflege wird das Haar gut durchgekämmt, dann beginnt der Friseur mit dem Haarschnitt: Das vordere Haar wird geteilt, und das Nackenhaar auf die gewünschte Länge gebracht.

Dann wird das vordere Haar in einem Winkel gerade abgeschnitten. Wenn das Haar trocknet, fällt es dadurch leicht von selbst in die gewünschte Form.

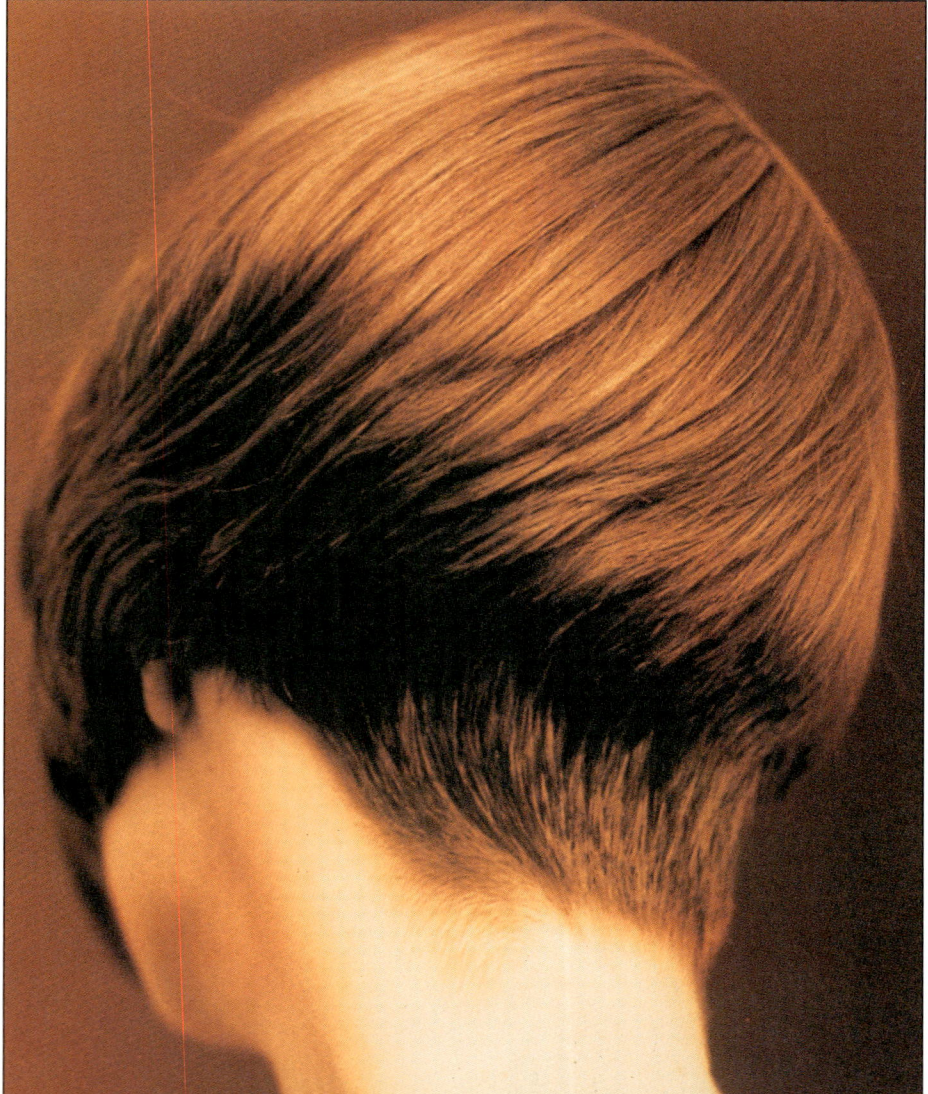

Das Haar wächst nicht überall auf dem Kopf mit der gleichen Geschwindigkeit. Deshalb kann Ihr Haarschnitt bald aus der Form geraten. Als Faustregel gilt: Ein exakter Kurzhaarschnitt sollte alle vier Wochen nachgeschnitten werden, eine längere Frisur alle sechs bis acht Wochen. Selbst wenn Sie Ihr Haar wachsen lassen möchten, ist ein regelmäßiges Nachschneiden wichtig – etwa alle drei Monate –, um gespaltene Spitzen zu vermeiden und einheitliche Länge zu halten.

Friseure haben verschiedene Techniken und Instrumente, um das Haar dicker, voller, gerader oder lockiger aussehen zu lassen. Diese Techniken und Instrumente werden im folgenden beschrieben. **Ein stumpfer Schnitt**, bei dem die Haarenden ganz gerade geschnitten werden, eignet sich für gleich lange Haare. Das gesamte Volumen des Haares verteilt sich rund um den Kopf.

Dieser extrem gestufte Bob wird im Nacken anliegend geschnitten. Mit einer Naturfarbe gewinnt die so entstandene Form noch zusätzlich Glanz und Tönung. Durch das Trockenfönen erhält die Frisur den letzten Schliff. Von Trevor Sorbie, London.

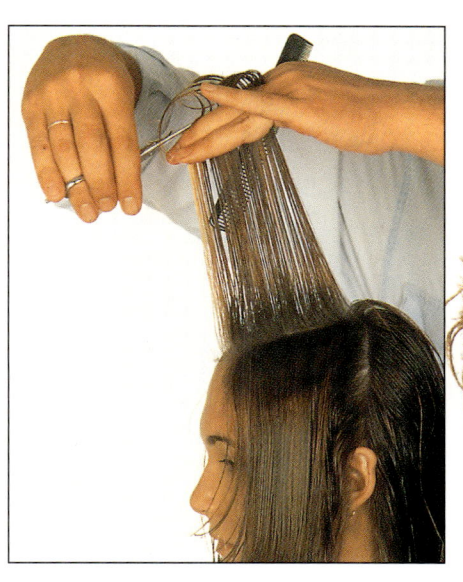

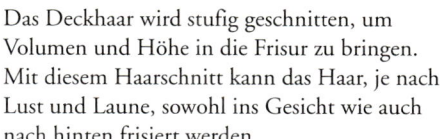

Das Deckhaar wird stufig geschnitten, um Volumen und Höhe in die Frisur zu bringen. Mit diesem Haarschnitt kann das Haar, je nach Lust und Laune, sowohl ins Gesicht wie auch nach hinten frisiert werden.

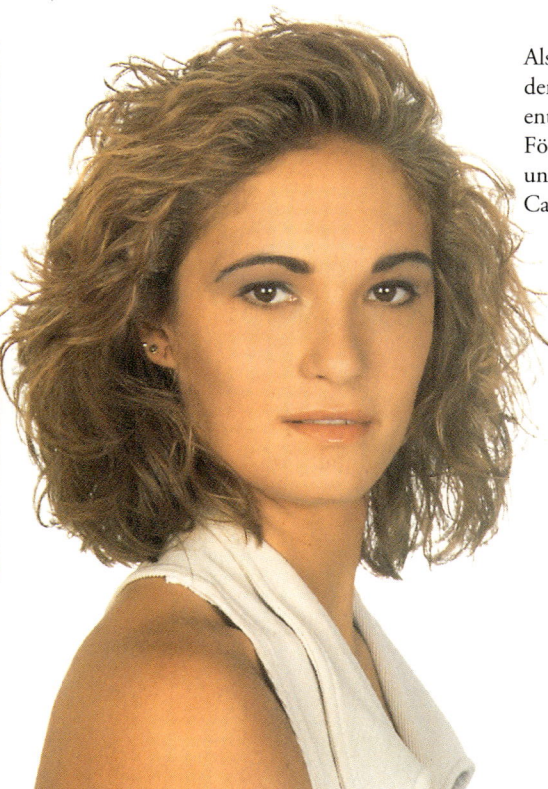

Als Finish knetet der Friseur das Haar unter dem Fön trocken, Fönschaum läßt Locken entstehen. Für diese Frisur eignet sich ein Fönaufsatz, der den Luftstrom besser verteilt und zusätzlich Schwung ins Haar bringt. Von Carlos Galico, Madrid.

Haarschneidemaschinen werden vor allem für Kurzhaarfrisuren verwendet, manchmal auch für das Finish einer Frisur. Rasurschnitte mit der Haarschneidemaschine sind bei Jugendlichen sehr beliebt.

Angraduiertes Haar wird für mehr Fülle in der oberen Partie in einem bestimmten Winkel geschnitten. Das Deckhaar verläuft zum Nacken hin in immer kürzer werdenden Strähnen.

Gleichmäßiger Stufenschnitt verteilt Gewicht und Volumen und verleiht der Frisur ein rundes Aussehen.

Effilierter Schnitt (auch Trense- oder Federschnitt) macht das Haar dünner. Die Schere gleitet dabei schräg nach vorn und nach hinten entlang des Haares. Dieser Schnitt wird vor allem bei trockenem Haar angewendet.

Rasurschnitt bewirkt weiche, sanfte Übergänge und gleichzeitig Bewegung im Haar. Das Haar fällt lockerer. Dieser Schnitt ist auch zum bloßen Kürzen der Haare geeignet.

Ausdünnen mit einer Effilierschere oder einem Rasierer für zu schweres Haar mit zuviel Volumen. Die Haarlänge wird dabei nicht verändert.

PASSENDE SCHNITTE

Feines, dünnes, fliegendes Haar erhält durch einen stumpfen Schnitt mehr Volumen, Schwung und Bewegung. Mittellangem Haar verleiht ein leichter Stufenschnitt mehr Fülle, während kurzes und dünnes Haar stumpf geschnitten und an den Enden angraduiert wird.

Manche Friseure wählen einen Rasurschnitt für feines Haar, um mehr Volumen zu erzielen. Feines Haar sollte man nie zu lange wachsen lassen.

Dickes, kräftiges Haar kann gebändigt werden, indem man vom Volumen etwas wegnimmt. Ein sehr kurzer Schnitt sollte vermieden werden, da das Haar dabei leicht wegsteht. Besser ist in diesem Fall, einen Stufenschnitt mit Schwung zu wählen.

Stufenschnitte verhelfen auch zu mehr Höhe und weniger Gewicht einer Frisur. Bei kürzerem Haar kann die Fülle mit der Effilierschere exakt an den Haarenden ausgedünnt werden.

Wirbel im Haar machen den Haarschnitt schwierig. Sie lassen sich am einfachsten korrigieren, wenn die Haare entgegen der Wachsrichtung gelegt werden. Es sieht dann wie eine natürliche Welle aus.

Dickes Haar kann mit der Schere ausgedünnt werden. Schere von Wella Tondeo.

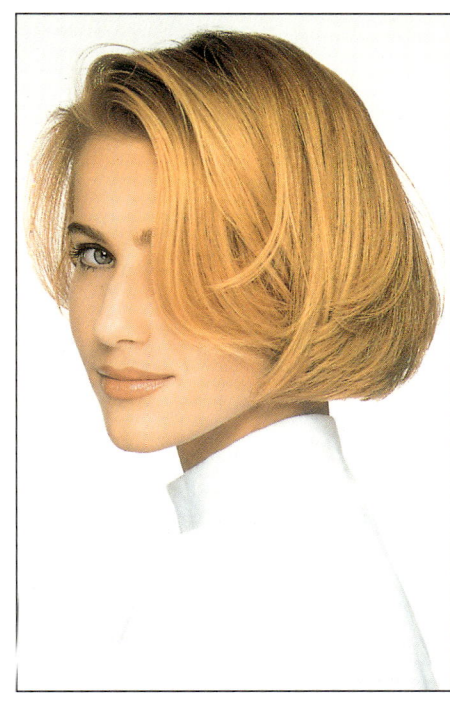

Für diese Frisur wird das Haar so geschnitten, daß es bei jeder Bewegung des Kopfes in seine Form zurückfällt. Der Glanz wird durch eine länger anhaltende Colorierung verstärkt. Von L'Oréal.

HAARWÄSCHE

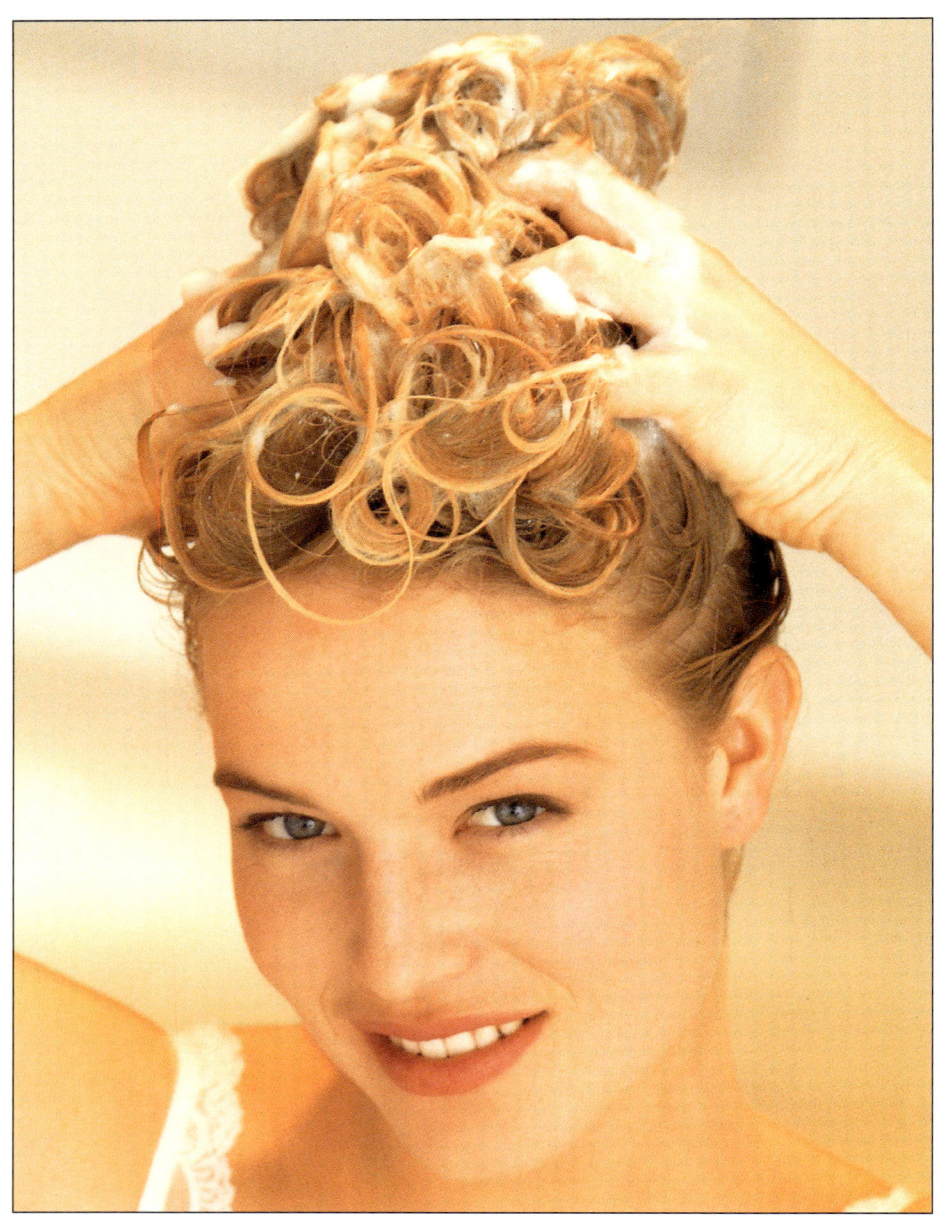

Shampoos dienen der Reinigung von Haar und Kopfhaut, beseitigen leichten und starken Schmutz, ohne dabei zuviel natürliches Sebum wegzuwaschen. Sie enthalten Waschsubstanzen, Parfums, Konservierungs- und Pflegestoffe, die den Haarschaft umgeben und so das Haar dicker erscheinen lassen. Die Pflegestoffe glätten die Hornschüppchen, so daß sich das Haar nicht verheddert, und verhindern somit die statische Aufladung des trockenen Haares.

DER PH-WERT

Die Buchstaben pH beziehen sich auf den Säure/Basen-Gehalt einer Substanz. Die Berechnungsskala reicht von 1 bis 14, wobei die Ziffern unter dem Wert 7 sauer bedeuten, die über 7 basisch. Die meisten Haarshampoos schwanken zwischen einem pH-Wert von 5 und 7; medizinische Shampoos haben einen pH-Wert von 7,3 – was fast neutral ist.

Sebum hat einen pH-Wert zwischen 4,5 und 5,5, ist also leicht sauer. In diesem Milieu können Bakterien nicht überleben, deshalb ist wichtig, diese Schutzschicht für den Optimalzustand von Haut, Kopfhaut und Haaren aufrechtzuerhalten. Viele Shampoos tragen die Aufschrift „auf den

Es gibt verschiedene Shampoos für alle Haartypen und Probleme. Wählen Sie das richtige für die Sauberkeit Ihres Haares und verwenden Sie es so oft wie nötig. Spülen Sie das Shampoo sorgfältig aus. Foto: Silvikrin.

○ Verwenden Sie das richtige Shampoo für Ihren Haartyp (und davon nur wenig). Im Zweifelsfall verwenden Sie das mildeste Shampoo, das Sie finden.
○ Waschen Sie Ihr Haar nicht mit Spülmittel, Seife oder anderen Reinigungsmitteln – sie sind extrem alkalisch und bringen den natürlichen pH-Haushalt Ihres Haares aus dem Gleichgewicht.
○ Lesen Sie zuerst die Gebrauchsanweisungen. Manche Shampoos sollen vor dem Ausspülen ein paar Minuten auf der Kopfhaut einwirken.
○ Kaufen Sie nach Möglichkeit kleine Probepackungen – so können Sie

TIPS FÜRS HAAREWASCHEN

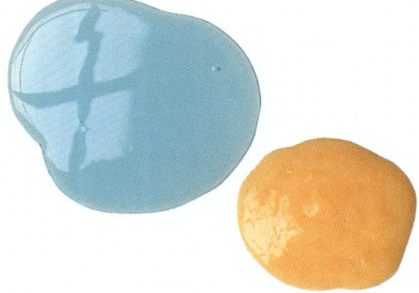

testen, welches Shampoo am besten für Sie geeignet ist.
○ Waschen Sie die Haare nicht in der Badewanne – in schmutzigem Bade-

wasser läßt sich das Haar schlecht reinigen, auch zum Spülen ist die Dusche viel besser geeignet.
○ Waschen Sie immer Bürste und Kamm bei der Haarwäsche mit.
○ Wechseln Sie ab und zu die Marke; die Haare nehmen nach einiger Zeit gewisse Inhaltsstoffe nicht mehr an.
○ Werfen Sie Ihr Shampoo nicht weg, wenn es nicht schäumt. Der Seifenanteil wird von den aktiven Waschsubstanzen des Mittels bestimmt. Auf die Reinigungskraft des Produktes hat das keinen Einfluß. Oft gilt: Je weniger Schaum, desto wirksamer das Shampoo.

pH-Wert abgestimmt". Das bedeutet, sie haben den gleichen Säuregehalt wie das Haar. Menschen mit brüchigem, dauergewellten oder gefärbten Haar sollten solche Shampoos verwenden. Für kräftiges, gesundes Haar ist dies jedoch nicht notwendig. Hier genügen herkömmliche Shampoos und Balsam.

ERFOLG BEIM WASCHEN

Verwenden Sie stets ein auf Ihren Haartyp abgestimmtes Shampoo. Bürsten Sie Ihr Haar vor dem Waschen gut durch, damit es nicht filzt und sich Schmutz und abgestorbene Hautzellen lösen. Waschen Sie mit lauwarmem Wasser, heißes Wasser kann unangenehm sein.

Tragen Sie nicht zuviel Shampoo auf und massieren Sie es sanft mit den Fingerkuppen in die Haarwurzeln ein. Achten Sie besonders auf die Haaransätze, dort sammeln sich Schmutz und Make-up-Reste. Lassen Sie den Schaum bis in die Haarspitzen einwirken. Reiben Sie nicht zu kräftig, sonst überdehnen Sie das Haar.

Spülen Sie das Haar sorgfältig, bis das Wasser ganz klar ist. Ein zweites Mal waschen sollten Sie nur, wenn es unbedingt nötig ist, und dann auf jeden Fall mit wenig Shampoo. Zuletzt frottieren Sie das Haar sanft mit einem Handtuch, bevor Sie ein Pflegemittel auftragen.

KOPFHAUTMASSAGE

Durch eine Kopfhautmassage wird die Durchblutung des Gewebes angeregt, was eine bessere Versorgung des Haarfollikels mit Nährstoffen und Sauerstoff zur Folge hat. Massage hilft auch gegen Verspannungen der Kopfhaut, die mitunter ein Grund für Haarausfall sein können, löst abgestorbene Hautzellen und wirkt gegen die Überproduktion von Sebum.

Eine Kopfhautmassage können Sie leicht zu Hause durchführen. Ist die Kopfhaut trocken oder gespannt, verwenden Sie warmes Olivenöl. Bei fettiger Kopfhaut eignet sich eine Mischung aus gleichen Teilen Hamamelis und Mineralwasser. Für normale Haut empfiehlt sich eine Mischung aus Rosen- und Mineralwasser.

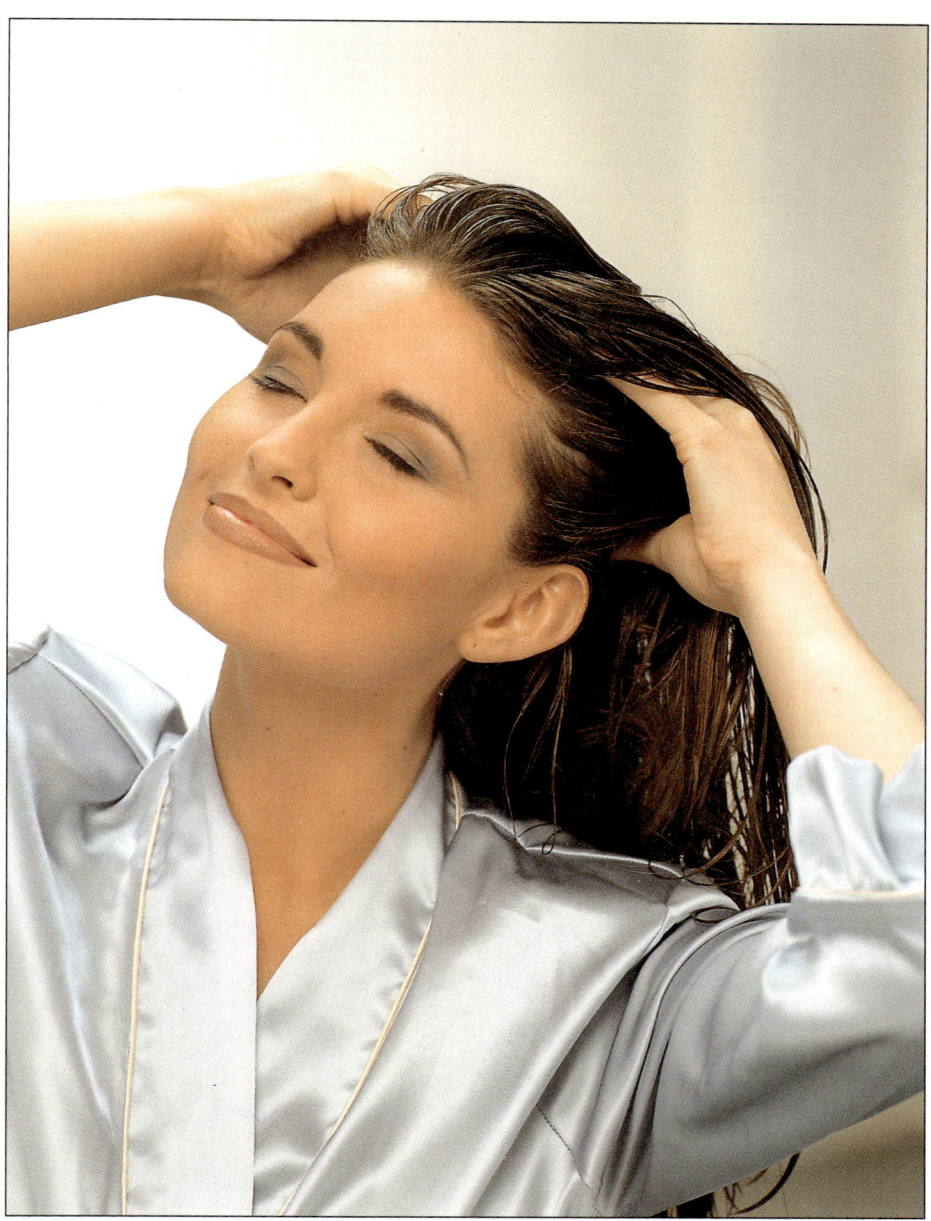

Eine Kopfmassage vertreibt Kopfhautverspannungen und verhilft zu gesundem Haarwuchs. Eine entspannende Übung, mit der Sie sich zu Hause verwöhnen können.

Beginnen Sie die Kopfhautmassage mit sanften, kreisförmigen Bewegungen der Fingerspitzen von der Stirn über die Seitenpartien und arbeiten sich dann vom Scheitel bis in den Nacken. Legen Sie Ihre Fingerspitzen fest an die Kopfhaut, ohne jedoch zu fest zu drücken. Schieben Sie die Finger erst zusammen, dann auseinander, und kneten Sie so durchs Haar, ohne die Finger vom Kopf zu heben. Nach etwa einer Minute wechseln Sie die Stelle, bis Sie die gesamte Kofhaut massiert haben.

KNIFFELIGES STYLING

Im 17. und 18. Jahrhundert war das Haarewaschen ein halbjährliches Ereignis. Die modebewußte Frau ersann aufgetürmte Frisuren, die Gemüse, Früchte, Federn und sogar Blumenvasen zierten. Manche Damen verbrachten die Nacht lieber sitzend, als ihren Kopfschmuck beim Liegen im Bett zu zerstören.

DIE RICHTIGE PFLEGE

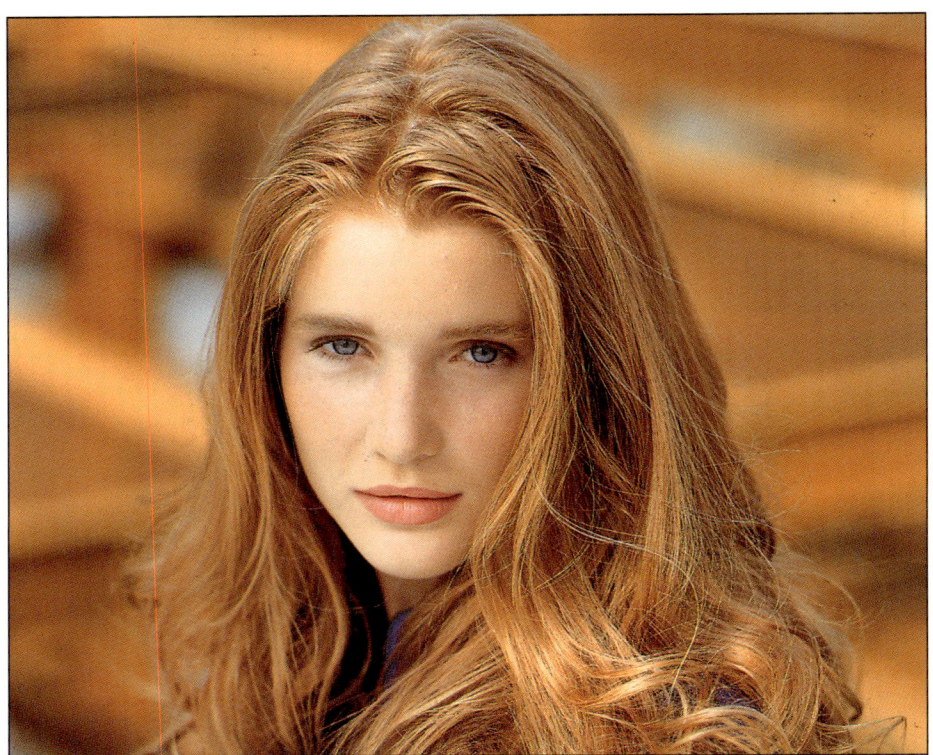

Langes Haar braucht regelmäßige Pflege, damit es gesund und strahlend aussieht.
Von Daniel Galvin, London, für L'Oréal Coiffure. Foto: Jain Philpott.

Unter idealen Voraussetzungen würde ein normales Shampoo eine glänzende Haarpracht bewirken. Leider ist es aber für die meisten Menschen mit dem Waschen allein nicht getan. Die Auswirkungen unseres modernen Lebens hinterlassen auch hier ihre Spuren, ganz zu schweigen von plötzlich auftretenden Problemen, die behandelt werden müssen. Wir haben für Sie einen Leitfaden durch die bunte Palette der Produkte für eine optimale Haarpflege zusammengestellt.

PFLEGEMITTEL

Glänzt das Haar, so liegen die Hornschüppchen flach und ordentlich übereinander und können das Licht reflektieren. Dauerwellen und Färben, grobe Behandlung und zu heißes Styling tragen dazu bei, daß sich die Schüppchen aufrichten, der Kortex verliert an Feuchtigkeit. In weiterer Folge wird das Haar trocken, glanzlos und verheddert sich leicht. Schließlich lösen sich stark geschädigte Hornschüppchen ganz ab, das Haar wird dünner und kann sogar brechen.

Um dem Haar den Glanz zurückzugeben und seinen natürlichen Schimmer wiederherzustellen, ist eine spezielle Pflege notwendig. Pflegemittel, ausgenommen heiße Öle, kommen ins frisch gewaschene Haar, das zuerst mit dem Handtuch leicht trockengetupft wurde.

Die große Anzahl der heutigen Pflegeprodukte ist oft verwirrend. Die folgende Liste beschreibt die gängigsten:

Basispflegemittel überziehen das Haar mit einem feinen Film, glätten die Kutikula vorübergehend, das Haar glänzt und ist leichter frisierbar. Sie bleiben ein paar Minuten im Haar, ehe sie sorgfältig ausgespült werden.

Pflegesprays werden vor dem Styling aufgetragen und bilden eine Schutzschicht gegen die schädigende Hitze. Sie helfen auch gegen die statische Aufladung bei fliegendem Haar.

Heiße Öle bieten eine intensive, tief nährende Behandlung. Vor Gebrauch die ungeöffnete Tube rund eine Minute in heißes Wasser stellen. Dann das Öl in das handtuchtrockene Haar zirka drei Minu-

ten lang einmassieren und gleichmäßig auf der Kopfhaut verteilen. Für eine intensivere Behandlung eine Duschhaube aufsetzen. Anschließend sorgfältig ausspülen und das Haar waschen.

Intensiv-Pflegemittel verhelfen dem Haar zu seinem natürlichen Feuchtigkeitshaushalt und ergänzen nötigenfalls die Feuchtigkeit. Verwenden Sie diese Produkte, wenn Ihr Haar gespalten, trocken, kraus oder schwer zu bändigen ist. Verteilen Sie das Präparat gleichmäßig im Haar und lassen Sie es zwei bis fünf Minuten oder länger einwirken. Spülen Sie danach sehr gründlich mit viel klarem Wasser, heben Sie das Haar von der Kopfhaut weg, damit alle Rückstände entfernt werden.

Pflegemittel, die im Haar bleiben, bewahren die Feuchtigkeit, vermindern Elektrostatik und sorgen für Glanz. Sie sind speziell für feines Haar gut geeignet. Praktisch und einfach in der Anwendung, bieten sie auch eine Schutzschicht gegen heißes Styling. Nach der Wäsche anwenden und nicht ausspülen. Diese Produkte eignen sich für den täglichen Gebrauch.

Pflegeprodukte bei Haarschäden dringen in den Kortex, helfen den inneren Teil des geschädigten Haares wiederherzustellen und zu stärken. Gut für ganz glattes, schlaffes Haar, das seine natürliche Spannkraft aufgrund chemischer Behandlung oder anderer Schäden verloren hat.

Pflegeprodukte für gespaltene Spitzen eignen sich als Zwischenlösung. Sie werden in die frisch gewaschenen Haarspitzen einmassiert, so daß sich ein mikroskopischer Film bildet, der den Haarschaft glättet. Das beste Mittel für gespaltene Spitzen ist ein Nachschnitt, auch wenn damit das Problem nicht immer zufriedenstellend gelöst werden kann, da sich das Haar oft spaltet und an verschiedenen Stellen abbricht.

Pflegemittel für gefärbtes/dauergewelltes Haar sind speziell für chemisch behandeltes Haar. Diese Präparate bilden einen Schutzfilm um die brüchigen Stellen und beugen so dem Verlust von Farbe vor. Sie stabilisieren das Haar und erhalten so die Spannkraft der Locken.

PROBLEME UND LÖSUNGEN

Häufig können gespaltene Spitzen, Schuppen und trockene, juckende Kopfhaut das ansonsten gesunde Haar beeinträchtigen. Mit der entsprechenden Behandlung können diese Probleme meist beseitigt werden.

Schuppen bestehen aus verhornten, ölig glänzenden Zellen nahe an der Haarwurzel. Sie sollten nicht mit schuppiger Kopfhaut verwechselt werden (siehe unten).
Ursachen: Mangelhafte Ernährung, träger Stoffwechsel, Streß, Hormonschwankungen oder eine Infektion. Diese Faktoren bewirken eine vermehrte Zellerneuerung an der Kopfhaut, die oft mit einer erhöhten Talgproduktion verbunden ist. Die Schuppen saugen zwar das überschüssige Fett auf, bei Nichtbehandlung verschlimmert sich jedoch das Problem.
Die Lösung: Überdenken Sie Lebensstil und Ernährung. Lernen Sie, mit Entspannungstechniken Streß zu überwinden. Bürsten Sie die Haare vor dem Waschen und waschen Sie gewissenhaft Kamm und Bürste. Verwenden Sie außerdem ein mildes Shampoo gegen Schuppen und eine Speziallotion, die Sie nach der Haarwäsche mit den Fingerspitzen in die Kopfhaut einmassieren. Die Behandlung wirkt nur bei regelmäßiger Anwendung. Übermäßiger Gebrauch von Elektrostylern ist zu vermeiden. In hartnäckigen Fällen suchen Sie einen Hautarzt auf.

Juckende und schuppige Kopfhaut bildet kleine weiße Teilchen abgestorbener Haut, die als erstes auf den Schultern sichtbar werden. Das wird oft mit Schuppen verwechselt. Die Kopfhaut ist oft gerötet oder juckt und spannt. Das Haar sieht stumpf aus.
Ursachen: Vererbung, Streß, nicht gründliches Spülen nach der Haarwäsche, Sebummangel, zu scharfes Shampoo, Vitaminmangel, Luftverschmutzung, Klimaanlage und Zentralheizung.
Die Lösung: Verwenden Sie ein feuchtigkeitsspendendes Shampoo und einen Balsam mit Kräuterextrakten, der die Kopfhaut beruhigt und ihr Feuchtigkeit gibt.

PROFESSIONELLE TIPS

○ Vor dem Auftragen des Pflegemittels das Haar vorsichtig ausdrücken.
○ Balsam sanft ins Haar massieren oder mit einem grobzinkigen Kamm gleichmäßig verteilen.
○ Lassen Sie die Pflegespülung für die vorgeschriebene Zeit im Haar. Prüfen Sie, ob das Produkt zu den Präparaten gehört, die „im Haar bleiben" oder „ausgespült werden".
○ Wenn nötig, gründlich spülen.
○ Nasses Haar sorgsam behandeln. Es ist äußerst empfindlich und viel verletzlicher.
○ Vermeiden Sie jegliches Rubbeln, Ziepen und Zerren.

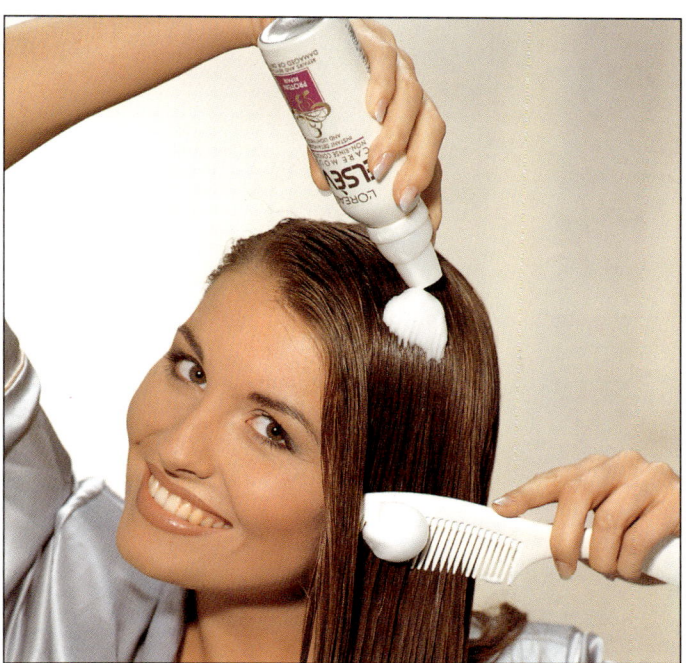

Schaumkuren, die im Haar bleiben, werden direkt aus der Dose aufgetragen.

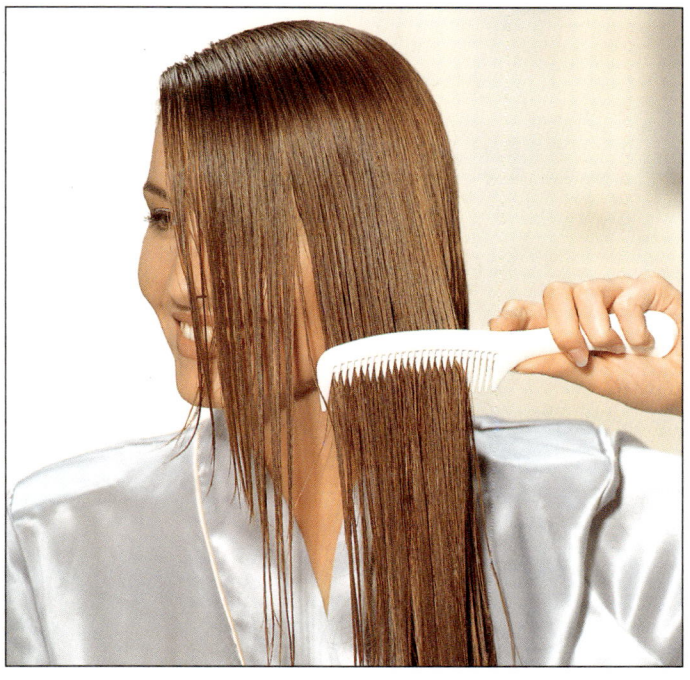

Verteilen Sie den Balsam von der Wurzel bis in die Haarspitzen mit einem Stylingkamm mit weit auseinanderstehenden Zinken. Spülen Sie das Produkt nicht aus, stylen und trocknen Sie das Haar nach Wunsch.

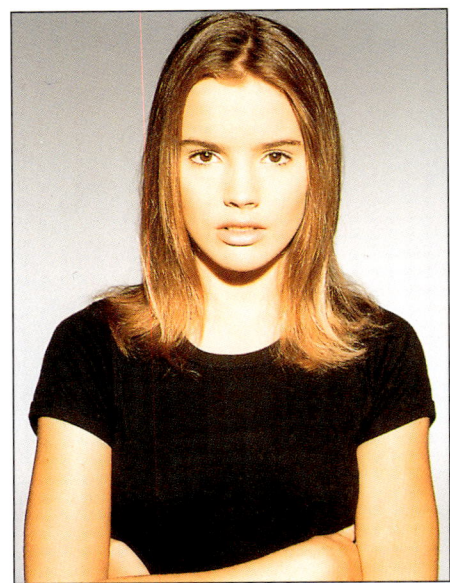

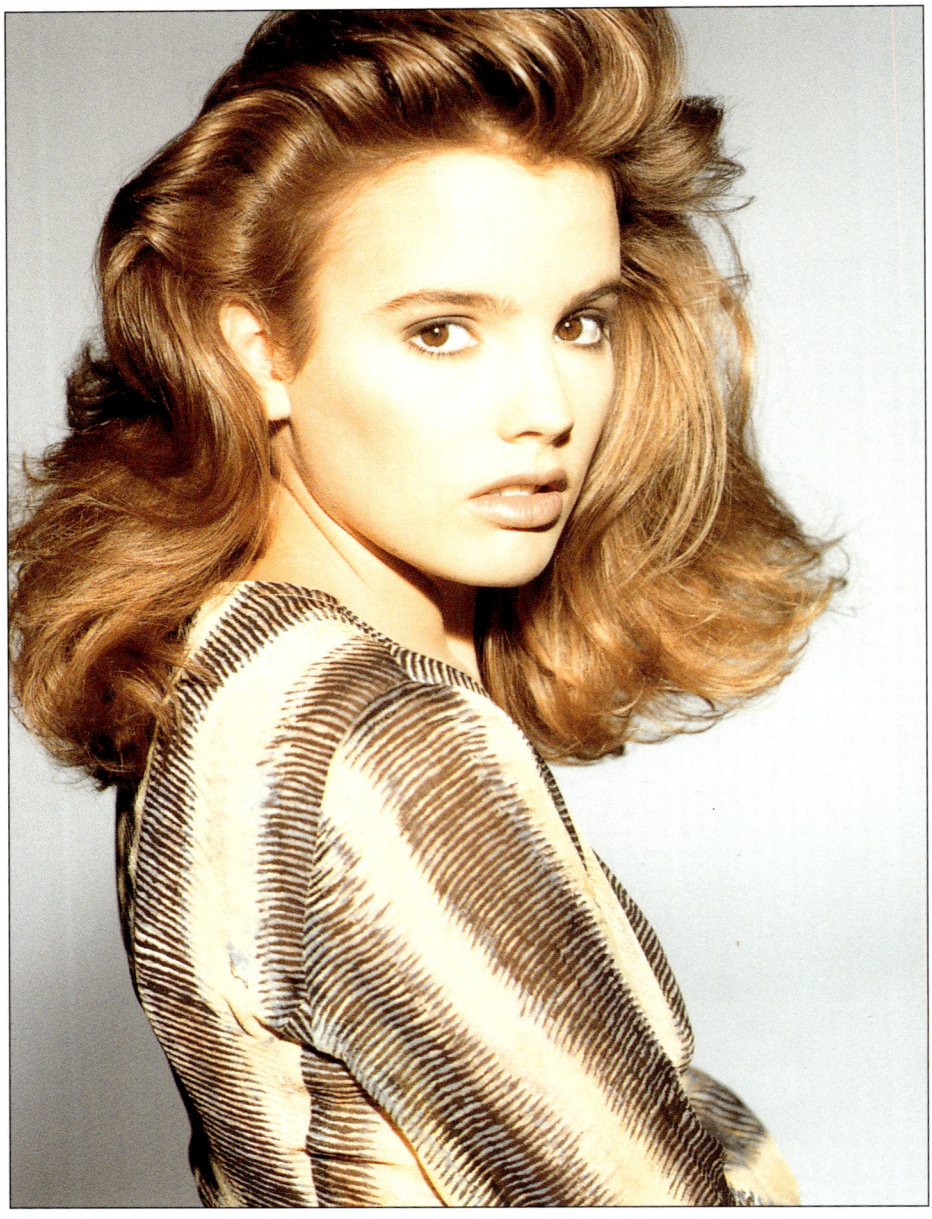

Oben und rechts: Schlaffes, feines Haar kann leicht mit Styling-Spray oder Schaumfestiger verwandelt werden, bevor man es auf große Wickler legt. Wickler erst abnehmen, wenn das Haar vollständig trocken ist. Haare dann leicht durchbürsten. Mit Haarspray fixieren. Von Nicky Clarke, London. Foto: Paul Cox.

Feines Haar sieht oft schlaff und matt aus und ist meist schwierig zu stylen, da keine Frisur hält.

Ursachen: Die Haarstruktur ist erblich, das Problem wird jedoch oft verschlimmert durch zu viele Pflegestoffe, die das Haar schwer machen. Ein Zuviel an Styling-Präparaten zeigt dieselbe Wirkung.

Die Lösung: Waschen Sie das Haar häufig mit einer milden Reinigung und verwenden Sie eine leichte Pflege. Volumenshampoos verhelfen zu Fülle, und eine leichte Dauerwelle läßt das Haar dicker erscheinen.

Kraushaar entsteht oft schon durch Nieselregen oder andere Formen von Luftfeuchtigkeit, die das Haar absorbiert. Es sieht dann trocken und glanzlos aus und ist schwer zu bändigen.

Ursachen: Kraushaar kann durch Vererbung bedingt sein oder durch grobe Behandlung wie zu heftiges Bürsten oder Verwendung von Gummibändern entstehen.

Die Lösung: Beim Haarewaschen Shampoo sanft in die Wurzeln massieren und den Schaum bis in die Spitzen wirken lassen. Pflegespülung von der Haarmitte bis in die Enden geben oder ein Produkt verwenden, das nicht ausgespült wird. Für das Styling verwenden Sie am besten ein Gel, das schon ins nasse Haar eingearbeitet wird. Sie können die Haare auch an der Luft trocknen lassen und dann Styling-Gel, Wachs oder Pomade verwenden. Silikonverbindungen, die die Kutikula mit einem transparenten, ganz feinen Film umgeben, sind ebenfalls hilfreich. Sie glätten den Haarschaft, spenden Feuchtigkeit und verhindern die Aufnahme von Luftfeuchtigkeit.

Spliß entsteht bei Schädigung der Kutikula, wenn sich die Schuppenschicht der Rinde aufrauht. Das Haar ist trocken, spröde und zerzaust sich leicht. Es kann sich an den Spitzen oder am Haarschaft spalten.

Ursachen: Zu starkes Dauerwellen oder Färben, unzureichende Pflege, zu viele Kamm- oder Bürstenstriche mit minderwertigen Kämmen oder Bürsten, unachtsamer Gebrauch von Haftwicklern oder Haarnadeln, übermäßiges Elektro-Styling sowie nachlässiger Nachschnitt.

Die Lösung: Gespaltene Spitzen lassen sich zwar kitten, die einzige Langzeitlösung

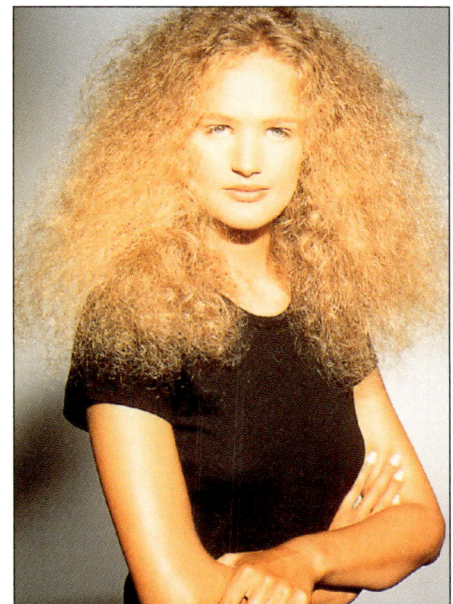

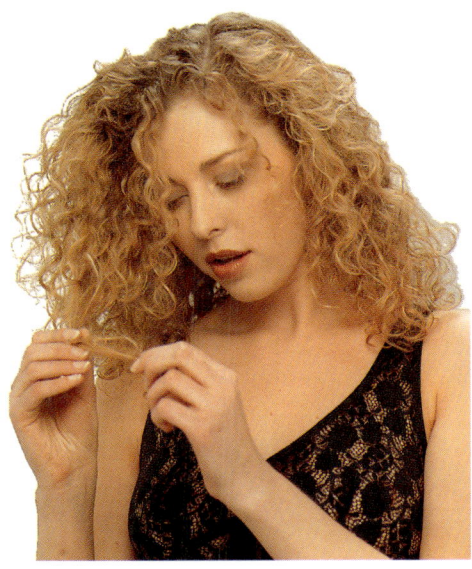

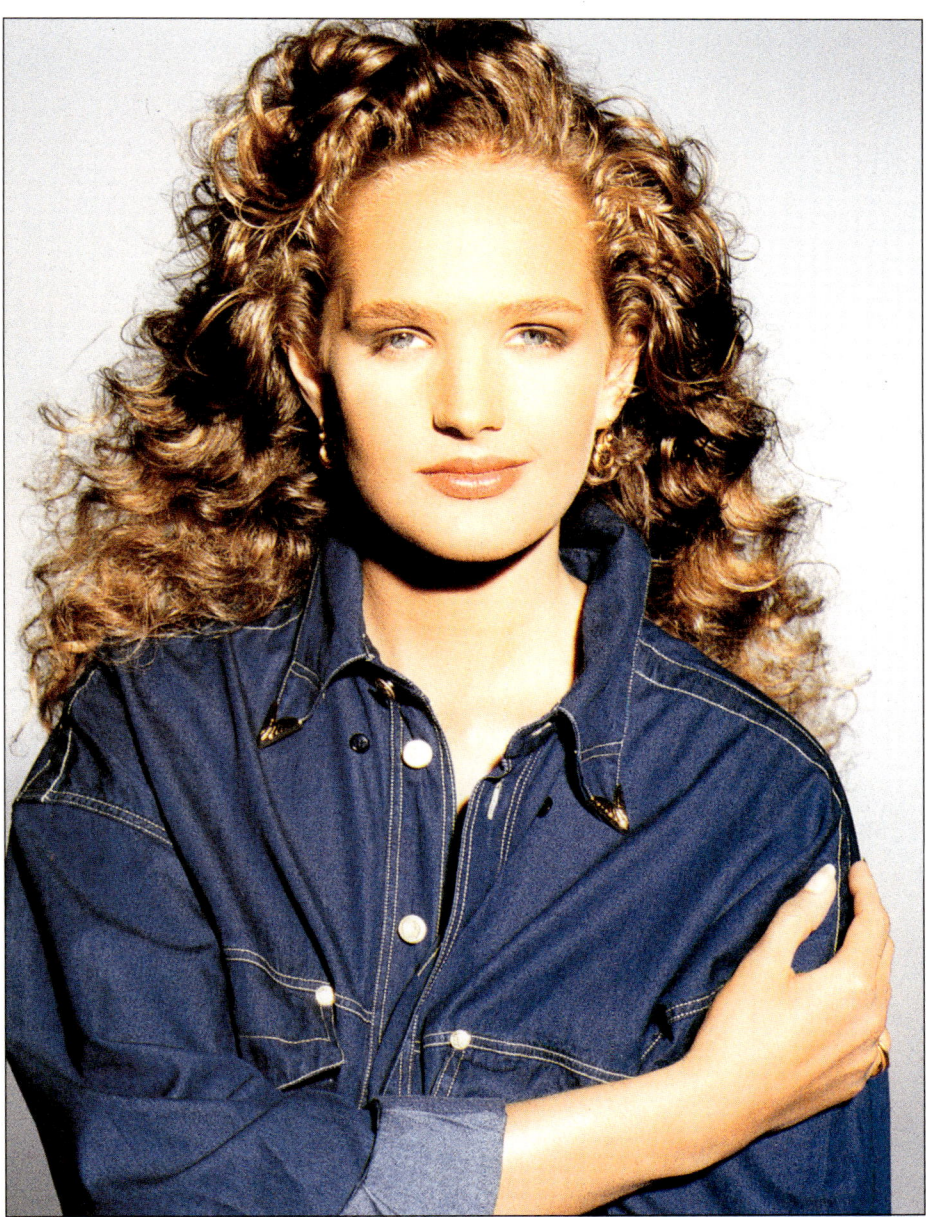

ist aber ein Spliß-Schnitt. Was Sie an Länge verlieren, gewinnen Sie an Aussehen. Waschen Sie Ihr Haar nicht zu häufig, da das Haar dadurch belastet wird und sich bis zum Schaft spalten kann. Achten Sie auch sorgsam darauf, nie zu nahe am Haar oder zu heiß zu fönen. Reduzieren Sie Elektro-Styling und verwenden Sie regelmäßig Balsam oder Kurpackungen, die gespaltene Spitzen vorübergehend behandeln und ein weiteres Spalten verhindern.

Produktüberlagerung: Rückstände von Styling-Produkten und 2-in-1-Shampoos auf dem Haarschaft.

Ursachen: Kommen diese Rückstände mit den im Wasser gelösten Mineralen in Verbindung, so entsteht die Überlagerung, gründliches Spülen und Pflegen wird verhindert. Das Haar sieht stumpf und glanzlos aus. Dauerwelle oder Färben gelingen schlecht oder gar nicht, weil die Chemikalien nicht bis in den Haarschaft dringen können. Die Farbe wird scheckig, die Dauerwelle unregelmäßig.

Die Lösung: Verwenden Sie eines der Peeling-Shampoos, die das Haar von übermäßig angelagerten Pflegestoffen befreien. Das ist besonders wichtig vor dem Dauerwellen oder Färben.

Ganz oben links und oben: Gekraustes Haar kann mit Feuchtigkeitsshampoo und Pfleger in Form gebracht werden. Styling mit einem Schaumfestiger für krauses Haar verhindert Filzen und elektrostatische Aufladung. Nehmen Sie am Schluß ein paar Tropfen Fluid, um einen Hauch von Glanz zu erzielen. Von Nicky Clarke, London. Foto: Paul Cox.

Oben links: Gespaltene Spitzen können nur vorübergehend „gekittet" werden. Einziges auf Dauer wirksames Mittel: regelmäßiges Nachschneiden.

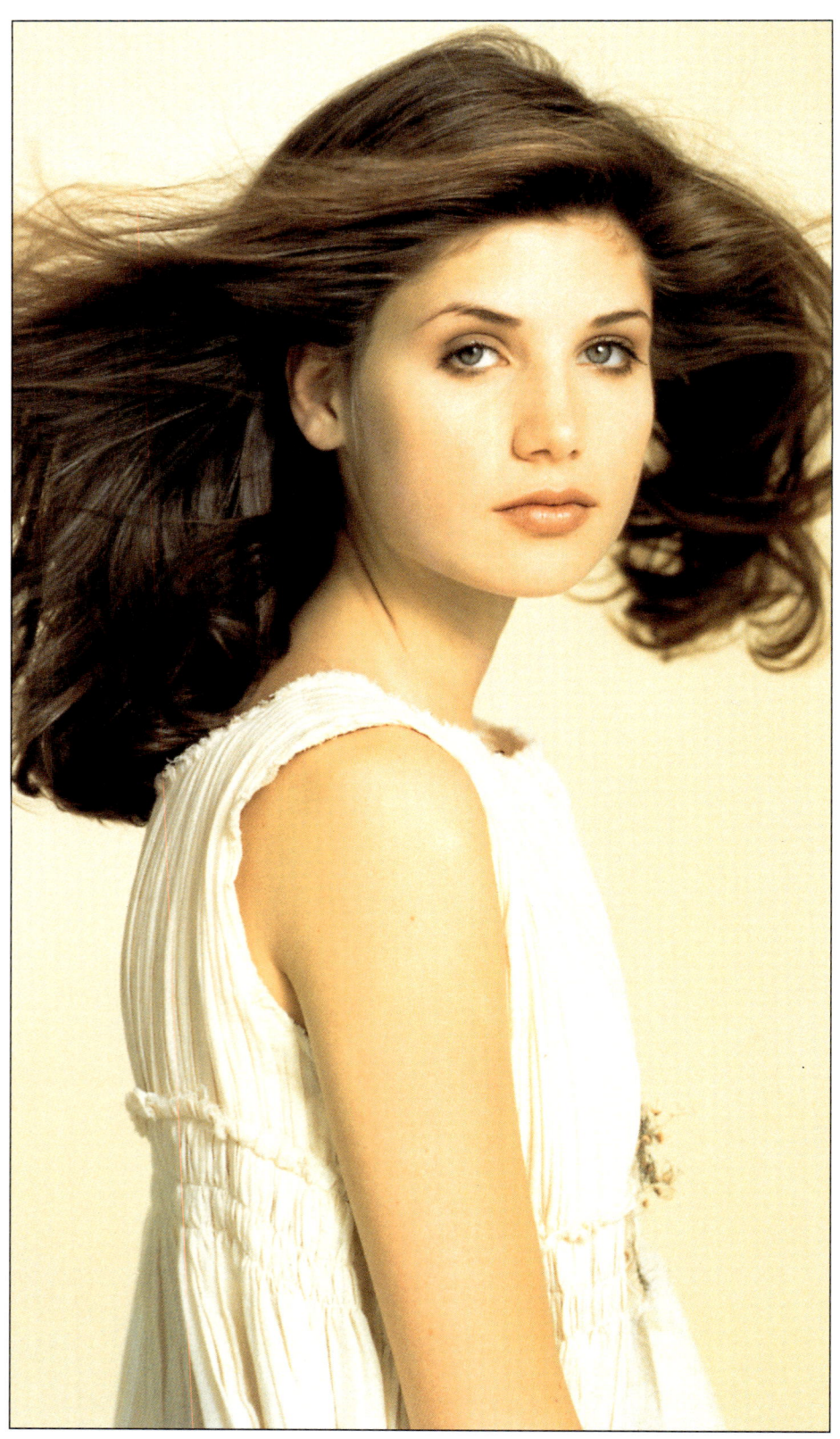

Natürliche Bestandteile wie Kräuter und Ölessenzen können das Haar wirksam pflegen.
Hier sorgt eine heiße Ölbehandlung für Glanz und guten Sitz. Natürliche Öle, die für Haar und
Kopfhaut geeignet sind, enthalten Pflanzenöle; Rosmarin-, Ylang-Ylang- und Lavendelöl-Essenzen
sind wohlriechende Alternativen. Bitte beachten Sie die Gebrauchsanweisungen.
Von Daniel Galvin, London.

NATÜRLICHE LÖSUNGEN

Kräuter und Pflanzen dienen seit Urzeiten zum Heilen, Verwöhnen und Verschönern. Viele dieser Uralt-Haarkurrezepte verwendet man noch heute. Im folgenden werden einige beschrieben, die Sie zu Hause ausprobieren können. Sie sind für die sofortige Verwendung gedacht und nicht haltbar.

Schuppenlösung

Mischen Sie ein paar Tropfen Rosmarinöl mit 30 ml Olivenöl und reiben Sie es vor dem Zubettgehen in die Kopfhaut ein. Am Morgen gründlich waschen und spülen.

Ei-Shampoo

Zwei kleine Eier mit 50 ml kohlensäurearmem Mineralwasser und einem Eßlöffel Apfelessig oder Zitronensaft in eine Schüssel geben. Mit einem Mixer 30 Sekunden auf niedriger Stufe vermengen. Gut in die Kopfhaut einmassieren, gründlich mit lauwarmem Wasser ausspülen (heißes Wasser würde das Ei zersetzen).

Kräuter-Shampoo

Zerdrücken Sie ein paar trockene Lorbeerblätter und mischen Sie sie mit jeweils einer Handvoll Kamillenblüten und Rosmarin. In eine Kanne geben, mit einem Liter kochenden Wasser übergießen. Nach zwei bis drei Minuten abseihen und einen Teelöffel Flüssigseife zugeben. Gut ins Haar einmassieren und sorgfältig spülen.

Heißes Öl

Zur Pflege eignet sich jedes Pflanzenöl. Erwärmen Sie es leicht. Massieren Sie damit erst sanft Ihre Kopfhaut, dann das gesamte Haar. Bedecken Sie das Haar 20 Minuten mit einer Duschhaube. Durch die Wärme dringt das Öl in den Haarschaft. Danach gründlich auswaschen und spülen.

Intensive Pflegebehandlung

Jeweils einen Eßlöffel Weizenkeime und Olivenöl erwärmen und in die Kopfhaut einmassieren. Ein vorgewärmtes Handtuch um den Kopf drapieren. Nach zehn Minuten mit Wasser und dem Saft einer Zitrone ausspülen.

Haartonic

150 ml Naturjoghurt mit einem Ei ver-
rühren, jeweils einen Teelöffel Seetangpul-
ver und fein geraspelte Zitronenschale zu-
fügen. Gut mischen und ins Haar massieren. Eine Duschhaube aufsetzen und nach
40 Minuten waschen und spülen.

Verwendung von Ölessenzen

Reine Öle aus der Aromatherapie können
für die Haarpflege verwendet werden. Die
folgenden Öl-Kombinationen stammen
von Robert Tisserand, einem weltberühm-
ten Aromatherapeuten. Das reine Öl wird
am besten in zwei Eßlöffel Pflanzenöl gelöst, das als Trägersubstanz dient.

Trockenes Haar: neun Tropfen Rosenholz,
sechs Tropfen Sandelholz.

Fettiges Haar: neun Tropfen Bergamott,
sechs Tropfen Lavendel.

Schuppen: neun Tropfen Eukalyptus, sechs
Tropfen Rosmarin.

Die gewünschte Mischung auf das trockene oder nasse Haar auftragen. Die Kopfhaut mit den Fingerspitzen massieren.
Zwei bis fünf Minuten einwirken lassen.
Dann waschen und sorgfältig spülen.

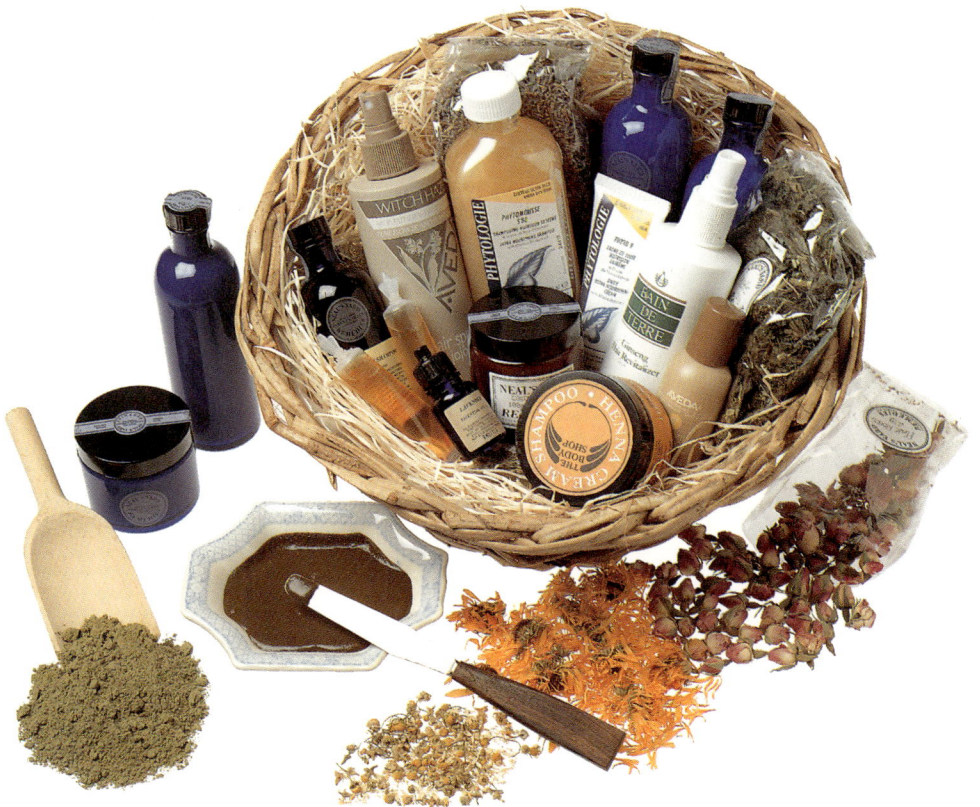

Sie können Kräuter selbst ziehen oder, wie beispielsweise Henna oder verschiedene Ölessenzen, in Reformhäusern oder Apotheken kaufen. Sie sind auch in Spezialgeschäften für Natur- und Kosmetikprodukte erhältlich. Viele Haarkuren können Sie aber auch ohne weiteres billig und einfach zu Hause machen.

HAARSPÜLUNGEN

Klares Wasser mit Zitronensaft hellt blondes Haar auf, und
mit zwei Eßlöffel Apfelessig erhält jedes Haar Form und Glanz.
Andere Spülungen (werden nach dem Waschen verwendet)
können eine Vielfalt von Haarproblemen lösen. Zuerst wird ein
Absud gemacht, indem Sie zwei Eßlöffel der frischen Kräuter
in einer Glas- oder Porzellanschüssel mit 600 ml kochendem
Wasser überbrühen. Frische Kräuter eignen sich am besten.
Getrocknete sind intensiver, man benötigt daher nur die halbe
Menge. Zugedeckt drei Stunden ziehen lassen. Je länger Sie
die Kräuter ziehen lassen, desto stärker wird der Sud. Vor
Gebrauch abseihen. Folgende Kräuterspülungen eignen sich
für den speziellen Gebrauch:

❍ Stabwurz gegen fettiges Haar.

❍ Nessel fördert Haarwuchs.

❍ Rosmarin verhindert Elektrostatik.

❍ Lavendel gegen gespannte Kopfhaut.

Für ein Petersilie-Haartonikum (siehe rechtes Foto) wird eine
gute Handvoll Petersilie mit Stielen und 30 ml (etwa zwei
Eßlöffel) Wasser in einem Mixer zu Püree verarbeitet. Auf die
Kopfhaut auftragen, Duschhaube aufsetzen und eine Stunde
einwirken lassen. Danach sorgfältig ausspülen.

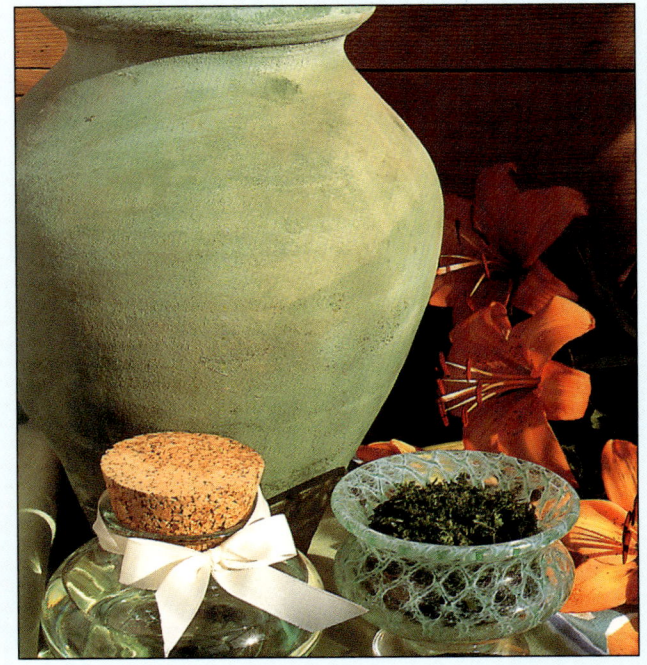

DAS HAAR IM LAUF DES LEBENS

Auch das Haar verändert sich während des Lebens und durchlebt einige Stadien. Jedes dieser Stadien verlangt eine eigene Haarpflege. Die wichtigsten Entwicklungsstufen werden hier beschrieben, zusammen mit Empfehlungen für die richtige Haarpflege.

DIE ANFÄNGE: DAS BABY UND DAS KLEINKIND

Die Merkmale der Babyhaare sind bereits zum Zeitpunkt der Empfängnis festgelegt. Während der sechzehnten Woche der Schwangerschaft ist der Fötus mit feinen, flaumigen Haaren bedeckt, die vor der Geburt gewöhnlich ausfallen. Um die zwanzigste Schwangerschaftswoche erscheint das erste Haar auf dem Kopf. Zu dieser Zeit bestimmt das Pigment Melanin die Farbe des Haares.

Einige Wochen nach der Geburt fällt das ursprüngliche Haar des Babys aus. Das neue Haar unterscheidet sich stark von den flaumigen Härchen zu Beginn. Wenn ein Baby mit wenigen blonden Locken geboren wird, kann es innerhalb von sechs Monaten dunkles, glattes Haar bekommen.

Milchschorf, der in dichten gelben Schuppen fleckenartig die Kopfhaut bedeckt, beunruhigt viele Mütter. Der Schorf entsteht durch natürliche Verdichtung von Hautzellen und ist kein Grund zur Besorgnis. Am besten behandelt man ihn, indem man abends die Kopfhaut mit ein wenig Babyöl einreibt und es am nächsten Tag wieder auswäscht. Diese Prozedur kann mehrere Tage lang wiederholt werden, bis alle Schuppen abgelöst und weggewaschen sind.

Mütter schneiden das Haar ihres Babys oft selbst. Frühestens ab dem zweiten Lebensjahr ist ein Besuch beim Friseur angesagt. Normalerweise ist Kinderhaar in gutem Zustand und wird einfach geschnitten und gestylt.

Zu Beginn der Pubertät wird es plötzlich für die Teenager viel interessanter, mit dem Haar zu experimentieren – besonders wenn fettiges Haar und unreine Haut zu stören beginnen. Shampoos und Pflegemittel sollten oft gewechselt werden, um das Haar gut aussehen zu lassen.

KINDHEIT UND JUGEND

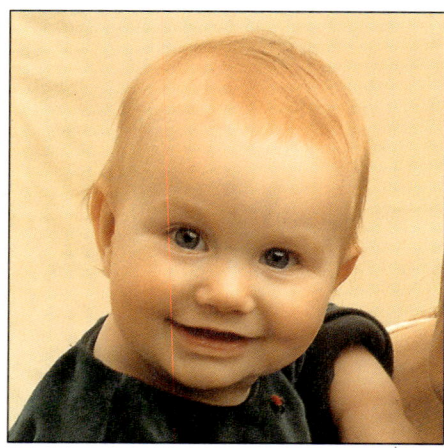

Das Haar eines Babys ist weich und flaumig. Die individuellen Eigenschaften zeigen sich innerhalb von sechs Monaten nach der Geburt.

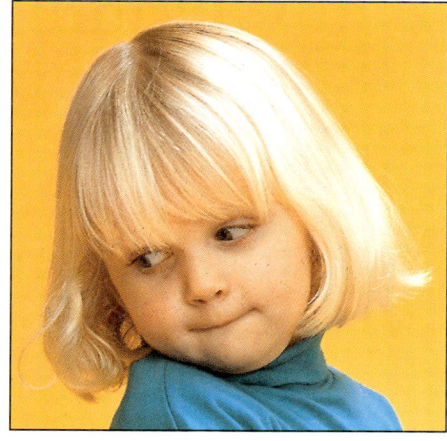

Das Haar eines Kleinkinds erfordert einen einfachen Schnitt. In diesem Alter wird das Kind das erste Mal zum Friseur mitgenommen.

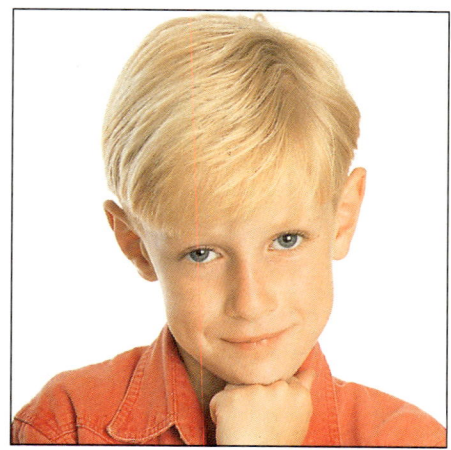

Jungen brauchen einen Haarschnitt, der leicht gekämmt werden kann und unkompliziert ist. Von Regis, Europa.

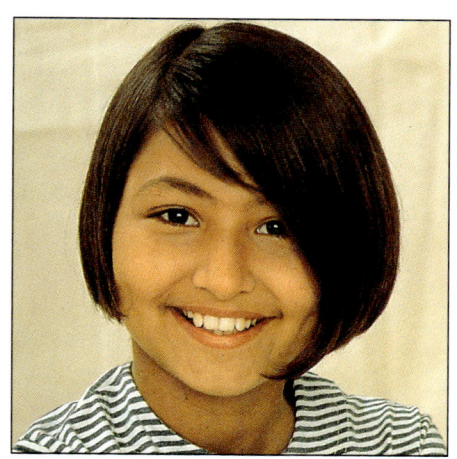

Bobs passen den meisten Mädchen, sind perfekt für gerades Haar, müssen aber regelmäßig nachgeschnitten werden. Von Regis, Europa.

HAARPFLEGE WÄHREND DER SCHWANGERSCHAFT

Während der Schwangerschaft sieht das Haar oft am besten aus. Jedoch nach der Geburt oder nach Beendigung der Stillzeit leidet etwa die Hälfte der jungen Mütter unter übermäßigem Haarausfall. Dies liegt aber an den drei Stadien des Haarwachstums (siehe Seite 8). Während der Schwangerschaft und der Stillzeit lassen Hormone das Haar länger als gewöhnlich wachsen, so erscheint es dichter und voller. Einige Zeit nach der Geburt – gewöhnlich zwölf Wochen später – tritt eine Wachstumspause ein, an deren Ende Haare ausfallen. Was zuerst als übermäßiger Haarausfall erscheint, ist nur das Ergebnis des Aufschubs, ein Zustand, der bekannt ist als Alopecia post partum.

Ein größeres Problem, das während der Schwangerschaft auftreten kann, beruht auf dem Schwund des Proteinanteils im Haar. Das Haar wird dadurch trockener und poröser. Beugen Sie dem durch häufige Behandlung mit einem Intensiv-Pflegemittel vor.

Lassen Sie sich während der Schwangerschaft keine Dauerwellen legen, weil das

HAARAUSFALL UND HET

Es gibt unterschiedliche medizinische Ansichten bezüglich des Effektes einer Hormon-Ersatz-Therapie (HET) für das Haar. In den meisten Fällen kann sie jedoch nützlich sein. Hautärzte sagen aber, daß die Therapie bei Frauen mit Haarausfall das Problem verstärken kann. Am besten bespricht man dieses Problem mit dem Hausarzt.

Haar nicht im Normalzustand ist und sich das Ergebnis nicht vorhersehen läßt. Eine neue Farbe kann jedoch Ihrem Haar und Ihrer Psyche Auftrieb geben.

WENN SIE ÄLTER WERDEN

Im Alter verlangsamt sich die Regeneration des Körpers. Auch die Haarfollikel sind nicht mehr so leistungsfähig und produzieren Haare, die feiner im Umfang und kürzer sind. Dieser Prozeß erfolgt allmählich, und das Haar beginnt, geringfügig dünner zu werden und weniger Volumen und Dichte zu haben. Zur gleichen Zeit erzeugen die Talgdrüsen weniger Haarfett, und der Rückgang der Melaninproduktion führt dazu, daß das Haar langsam seine Farbe verliert.

Blondes Haar verblaßt, brünettes Haar verliert seinen natürlichen Glanz, und rotes Haar bekommt bräunliche Schatten im Ton. Wenn die Melaninproduktion gänzlich versiegt, werden die neu wachsenden Haare weiß und nicht grau, wie allgemein angenommen wird. Die Erzeugung von Melanin wird von genetischen Faktoren bestimmt. Abgesehen von der Haarfarbe, sorgt das Pigment auch dafür, daß die Haarsträhnen weich und beweglich bleiben. Deshalb neigt weißes Haar dazu, drahtiger und gröber in seiner Struktur zu werden.

Durch die veränderte Struktur nehmen die Haare Staub und Rauch aus der Luft auf und erscheinen verfärbt und schmutzig. Zusätzliche Einflüsse wie Zigarettenrauch, Gasöfen bzw. Umweltver-

schmutzung vor allem in der Stadt verfärben weißes Haar und lassen es gelb erscheinen. Mineralablagerungen von gechlortem Wasser können weißem Haar einen grünlichen Stich geben. In diesem Fall helfen Spezialshampoos, die Ablagerungen aus dem Haar zu waschen.

Um Austrocknung, die mit dem Altern verbunden ist, entgegenzuwirken, benutzen Sie reichhaltigere Shampoos und Pflegemittel. Außer regelmäßiger Verwendung von Pflegemitteln ist eine intensive wöchentliche Behandlung nötig, um den Feuchtigkeitsverlust in den Griff zu bekommen.

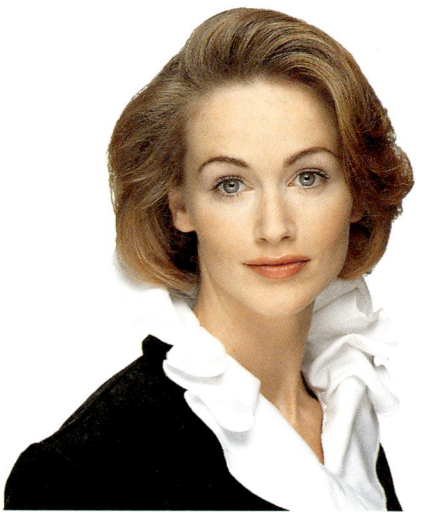

Wenn eine Frau älter wird, werden die Haare dünner. Ein halblanger oder kurzer Schnitt läßt die Haare fülliger aussehen. Von Joseph und Jane Harling, Avon, England.

WENN DIE JAHRE VERGEHEN

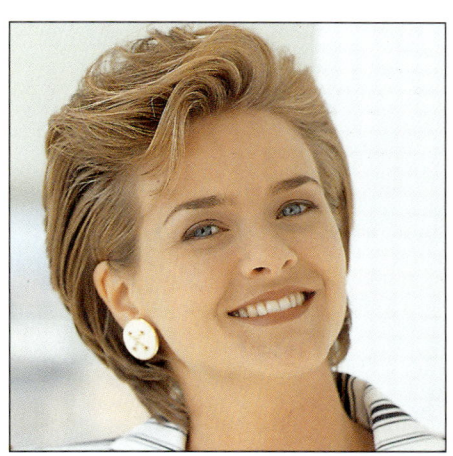

Halblanges Haar erhält Stand und Volumen durch eine Ansatzdauerwelle. Von Paul Falltricks, Essex, England, für Clynol.

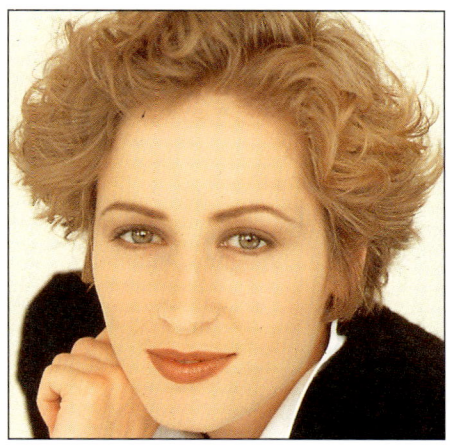

Hier sorgt der Schnitt für mehr Bewegung und Sanftheit. Das Haar wird trockengeknetet und mit Wachs gestylt. Von Regis, Europa.

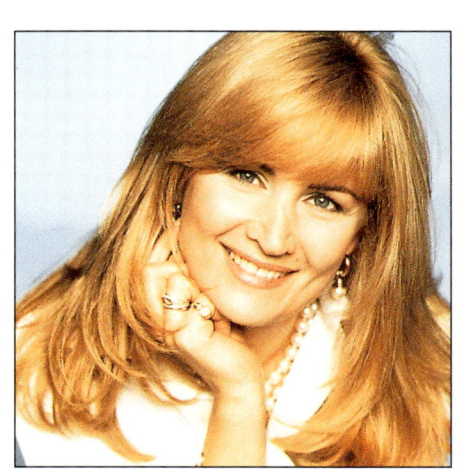

Langes Haar fällt weicher mit fedrig geschnittenen Seiten und vollem Pony. Eine kräftige Tönung gibt Glanz. Von N. Clarke, London.

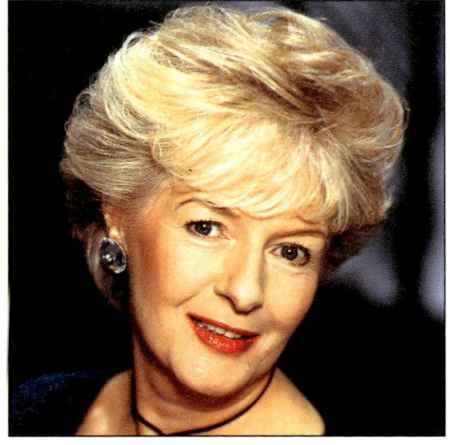

Feines graues Haar wird aufgehellt, mit einer Spülung getönt und dann über eine Rundbürste trockengefönt. Von Essanelle Salons, GB.

RICHTIGE HAARPFLEGE IM URLAUB

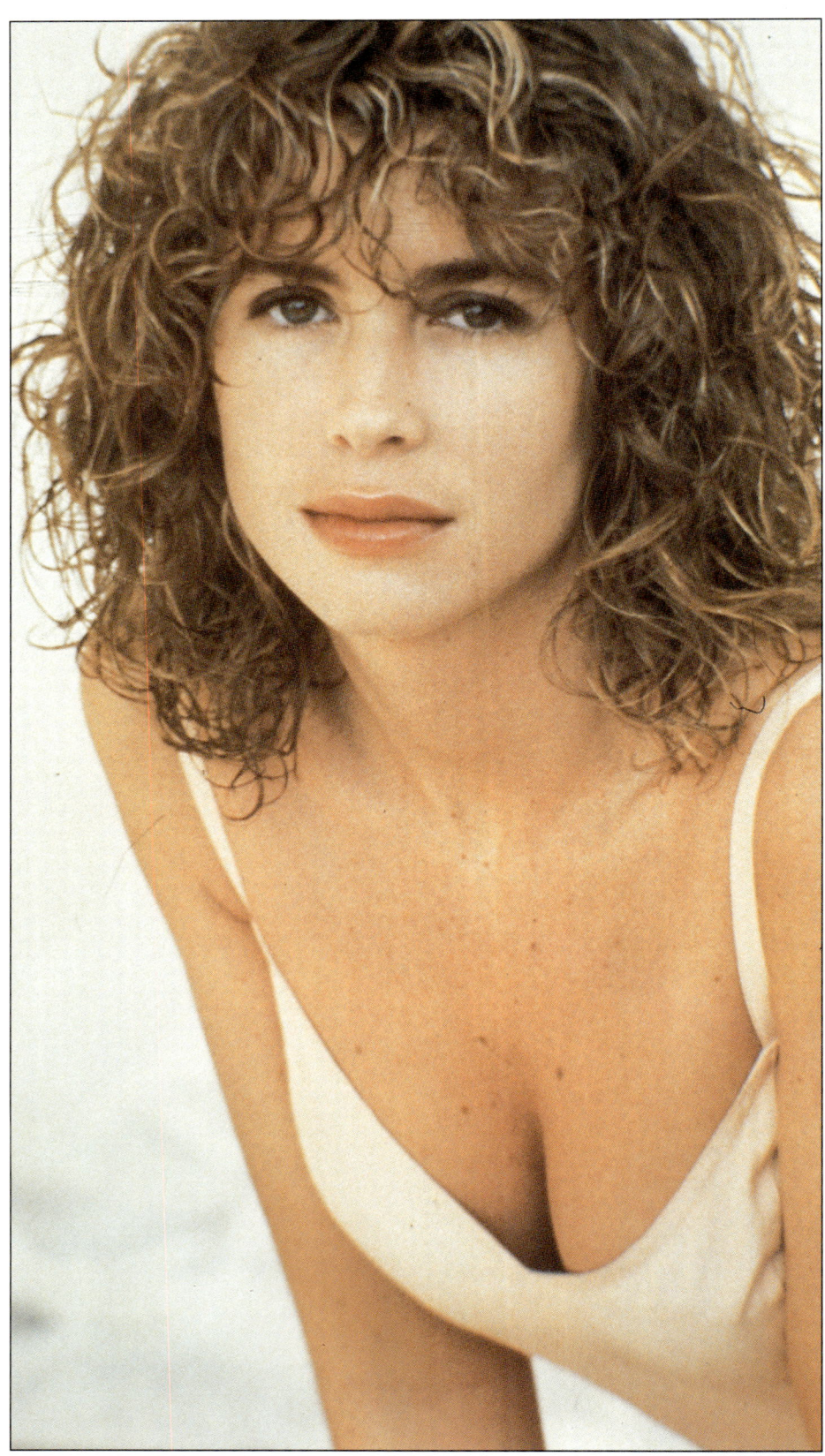

Dauergewelltes Haar braucht einen Extraschutz vor Sonne, Salz, Chlor und Wind. Benutzen Sie genügend Pflegemittel und spülen Sie Ihr Haar immer nach dem Schwimmen. Lockenauffrischer geben dem Haar Feuchtigkeit und helfen, Locken elastisch zu halten. Foto: Bain de Terre Spa Therapy.

Das Haar kann während eines zweiwöchigen Urlaubs in der Sonne mehr geschädigt werden, als während des gesamten restlichen Jahres. Die ultravioletten Strahlen (UV-Strahlen) der Sonne können nicht nur Schäden an der Haut, sondern auch an den Haaren verursachen, indem sie natürliche Öle und Feuchtigkeit entziehen. Starke Winde können bei ungeschützten Haaren Haarbruch sowie gespaltene Enden hervorrufen. Chlor- und Salzwasser lassen die Farbe ausbleichen und lösen Dauerwellen.

Dauergewelltes und gefärbtes Haar, das durch Chemikalien geschwächt ist, verliert schneller Feuchtigkeit als unbehandeltes Haar. Weißes Haar ist besonders empfindlich gegen Sonnenlicht, weil es seine natürliche Pigmentierung (Melanin) verloren hat, die unter anderem hilft, schädliche UV-Strahlen zu filtern.

IM SOMMER

Es ist genauso wichtig, die Haare, wie auch die Haut, vor schädlichen Sonnenstrahlen zu schützen. Tragen Sie am Strand einen Hut oder ein Halstuch oder benutzen Sie einen Sonnenschutzspray, wenn Sie sich länger im direkten Sonnenlicht aufhalten. Nach dem Schwimmen spülen Sie mit viel frischem, reinen Wasser das Salz oder das gechlorte Wasser aus dem Haar. Falls frisches Wasser nicht verfügbar ist, nehmen Sie Wasser in Flaschen mit oder benutzen Sie schon abgefülltes Wasser.

Sonnen-Gel für das Haar bietet ebenfalls einen guten Schutz. Kämmen Sie das Gel an allen Urlaubstagen durch Ihr Haar und lassen Sie es während des ganzen Tages oben. Vergessen Sie nicht, nach dem Schwimmen wieder Gel aufzutragen. Als Alternative können Sie ein wasserfestes Präparat benutzen, das das Haar gleichzeitig gegen UV-Strahlen schützt.

Binden Sie an windigen oder föhnigen Tagen langes Haar zusammen, damit es nicht zerzaust wird. Langes, nasses Haar kann geflochten und tagsüber als Zopf getragen werden. Abends, wenn Sie die Zöpfe aufmachen, werden Sie staunen, wie prächtig Ihre Haare gelockt sind.

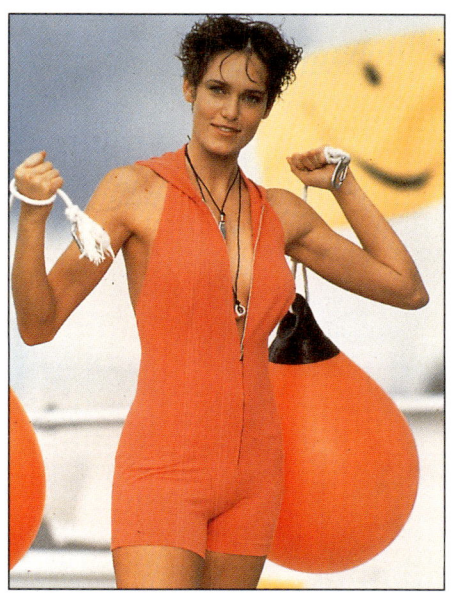

Oben: Glätten Sie kurzes Haar mit Gel und lassen Sie es den ganzen Tag in den Haaren. Am Abend herausspülen und die Haare stylen. Foto: Bain de Terre Spa Therapy.

VOR DER REISE

○ Wenn Sie sich die Haare färben lassen wollen, sollten Sie es spätestens eine Woche vor Ihren Ferien tun. Dann ist noch Zeit, die Farbe kann sich „setzen", und etwaige trockene Spitzen können mit intensiven Pflegemitteln behandelt werden.

○ Falls Sie vor dem Urlaub noch eine Dauerwelle planen, achten Sie darauf, sich mindestens drei Wochen vor Reiseantritt einen Termin geben zu lassen, damit sich die Haare wieder beruhigen können.

○ Denken Sie daran, alles mitzunehmen, was Sie für die Haare im Urlaub brauchen: Ihre Lieblingsshampoos, Pflegemittel und Stylingprodukte. Packen Sie eine Auswahl von Tüchern und Haaraccessoires für Experimente ein.

○ Nehmen Sie, wenn möglich, einen Reisefön mit einstellbarer Voltzahl und Reiseadapter mit.

○ Gasstyler sind geeignet für die Ferien, doch bedenken Sie, daß sie im Flugzeug nicht im Handgepäck transportiert werden können. Nachfüllpatronen sind in Flugzeugen verboten, besorgen Sie sich deshalb vor der Reise eine neue Kartusche.

○ Weiche, biegsame Wickler sind eine Alternative zu Heizwicklern, außerdem sanfter zu den Haaren.

○ Lassen Sie sich vor der Reise die Haare façonieren, doch versuchen Sie keinen neuen Haarschnitt, an den Sie sich erst gewöhnen müssen. Was auch immer Sie tun, lassen Sie sich Ihre Haare nicht auswärts schneiden. Warten Sie, bis Sie zu Hause sind und Ihren gewohnten Friseur besuchen können.

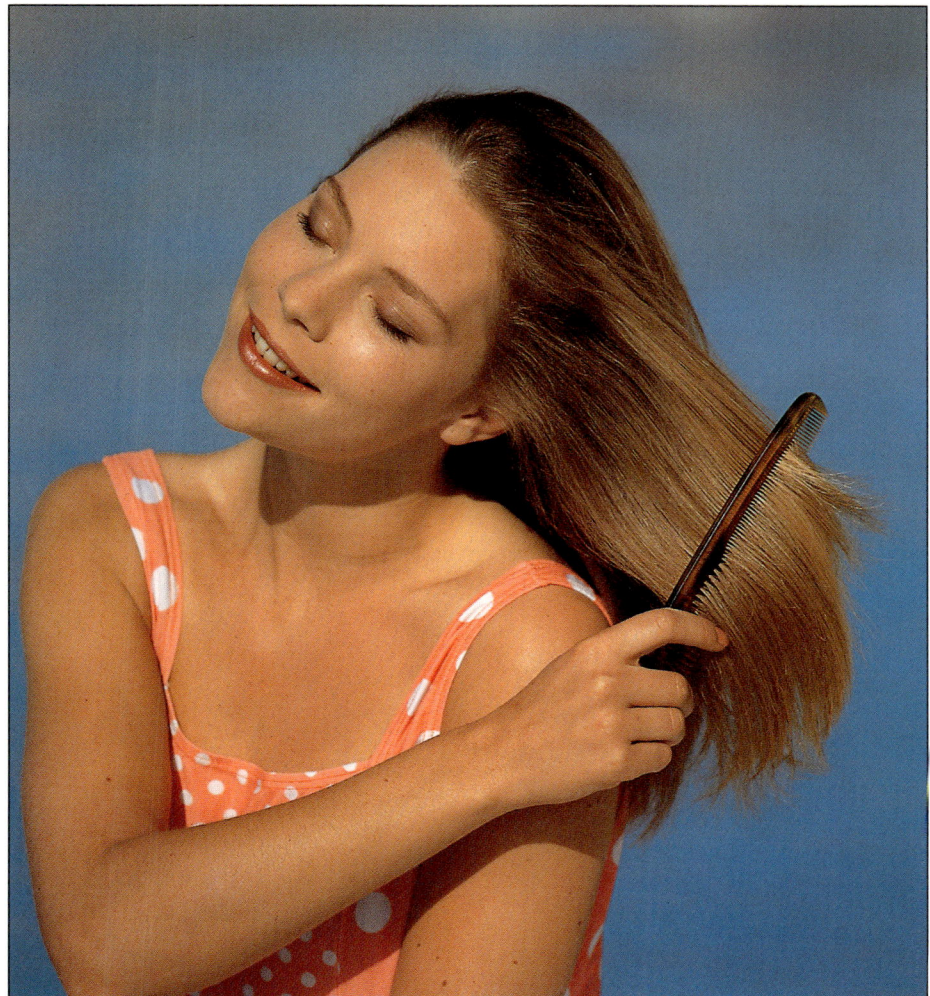

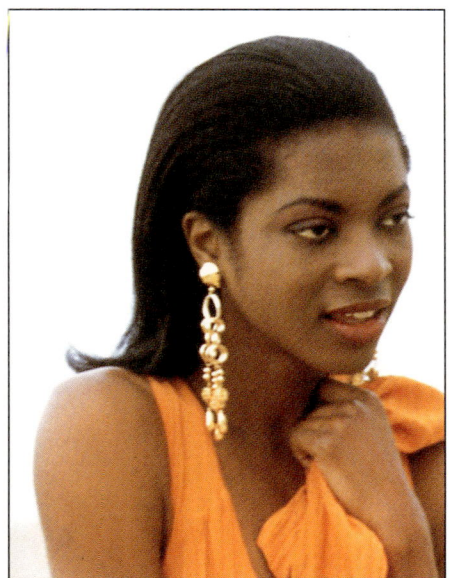

Oben: Geben Sie am Abend Schaum auf die geglätteten Haare und kämmen Sie sie hinter die Ohren, die Enden aufgedreht. Dann lassen Sie die Haare an der Luft trocknen. Von Jon Pereira-Santos, Montage: Hair Factory, Windsor England. Foto: Suzy Corby.

Links: Windige Tage am Strand zerzausen die Haare. Nehmen Sie sich Zeit und kämmen Sie Ihre Haare mit einem grobzinkigen Kamm sorgfältig durch. Längeres Haar kann geflochten oder am Nacken zu einem Knoten gesteckt werden, um es zu schützen. Foto: Silvikrin.

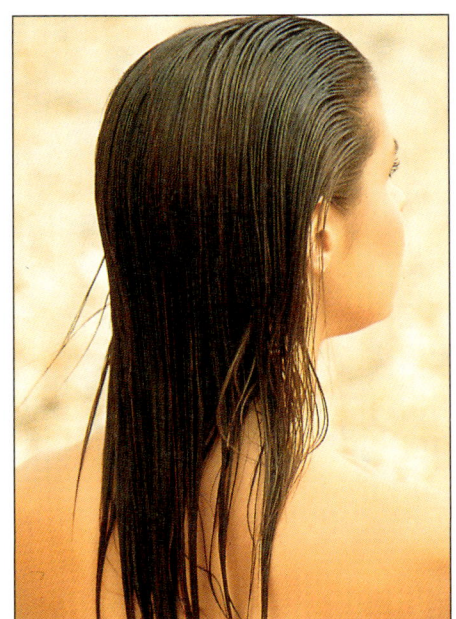

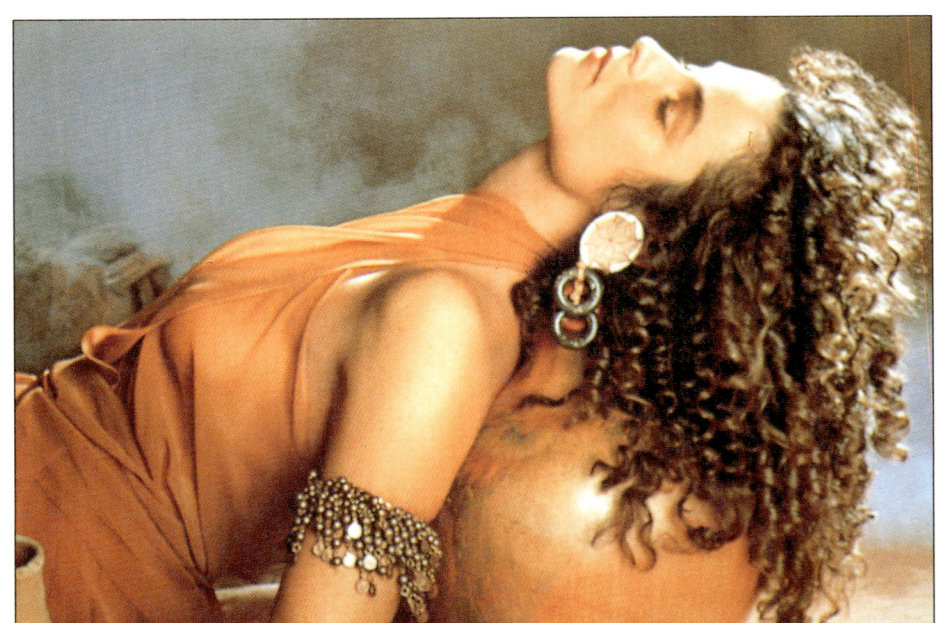

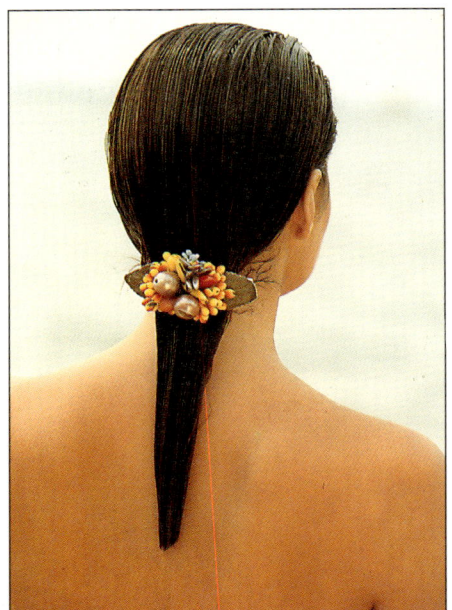

Ganz oben: Die Haare nach dem Schwimmen in reinem, klaren Wasser spülen und mit einem grobzinkigen Kamm kämmen. Benutzen Sie nach Möglichkeit ein Gel mit dem höchsten UV-Schutzfaktor. Von Daniel Galvin, London.

Oben: Eine hübsche Haarspange hilft, das Haar in Ordnung zu halten. Bunte Accessoires passen gut für den Strand. Suchen Sie sich einige aus, die zu Ihrer Badekleidung passen. Von Daniel Galvin, London.

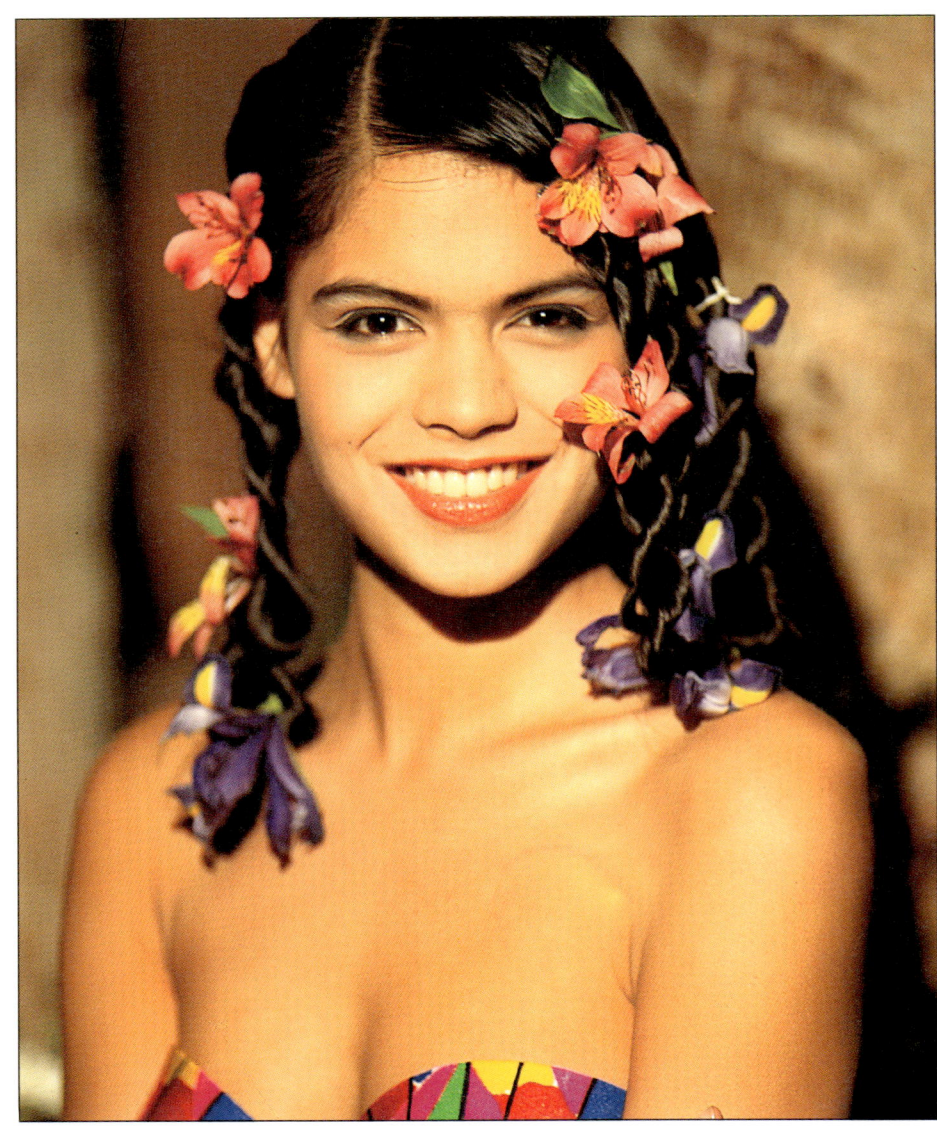

Gegenüber: Um lange Locken zu trennen, mischen Sie ein wenig Pflegemittel mit Wasser und besprühen damit Ihr Haar. Kneten Sie für ein lässiges Aussehen die Haare mit Ihren Händen. Foto: Bain de Terre Spa Therapy.

Gegenüber unten: Stecken Sie sich für ein verlockend weibliches Sonnenuntergangs-Styling frische Blumen ins Haar. Von Joseph und Jane Harling, Avon, England.

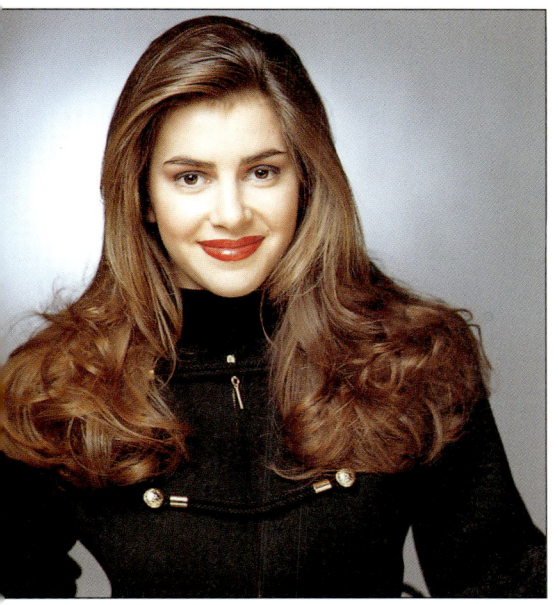

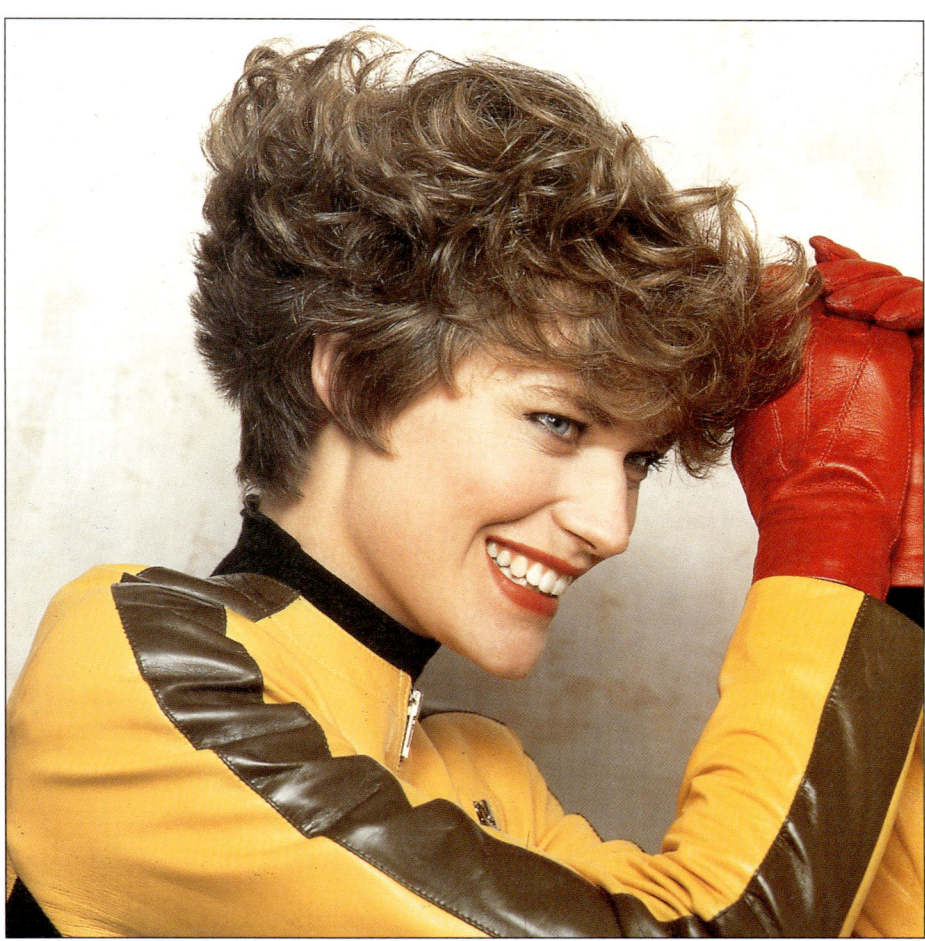

Falls Ihr Haar durch den Wind zerzaust ist, entwirren Sie es sanft von den Spitzen bis zu den Wurzeln mit einem breitzinkigen Kamm.

Schützen Sie Ihren Kopf und Ihre Haare, auch wenn Sie nicht am Strand sind. Tragen Sie, besonders mittags, einen Sonnenhut beim Einkaufen oder bei Besichtigungen. Waschen und pflegen Sie Ihr Haar am Abend und lassen Sie es, wenn möglich, an der Luft trocknen. Verwenden Sie in dieser Zeit keine Elektro-Styler.

HAARPFLEGE IM WINTER

Während des Winters ist Ihr Haar rauhen, beißenden Winden und der trockenen Luft von niedrigen Temperaturen oder einer Zentralheizung ausgesetzt. Die Zentralheizung entzieht dem Haar und der Kopfhaut Feuchtigkeit; klirrende Kälte läßt die Haare brechen und austrocknen. Feuchtes Wetter macht gelocktes Haar kraus und glattes Haar schlapp.

Links oben: Langes, leicht gestuftes Haar erhält Stand am Oberkopf und Bewegung in den Spitzen. Für diese Frisur werden die Haare vorgetrocknet und mit Fönlotion besprüht, dann auf große Wickler gerollt. Das trockene Haar leicht durchbürsten. Von Taylor Ferguson, Glasgow, Schottland.

Oben: Eine schwungvolle Frisur für kurzes, naturgewelltes Haar: Die Haare werden mit einer kleinen Rundbürste nach oben gefönt. Von Andrew Collinge, Liverpool, und Harrods, London. Foto: Iain Philpott.

Diesen widrigen Umständen können Sie mit einfachen Maßnahmen begegnen. Um den Effekt einer Zentralheizung zu reduzieren, stellen Sie Schüsseln voll Wasser neben die Heizkörper oder verwenden Sie einen Luftbefeuchter. Benutzen Sie im Winter ein intensiveres Pflegemittel für Ihr Haar. Bei feuchtem Wetter verwenden Sie Pflegeschaum, Gel oder Haarspray. Sie sind unverzichtbar, um eine Frisur gestylt zu halten, und geben einigen Schutz.

AUF DER PISTE

○ Die Sonnenstrahlen werden vom Schnee reflektiert und sind deshalb intensiver. Die Haare benötigen aus diesem Grund einen Extraschutz in Form einer Schirmkappe.

○ Wind, Schneegestöber und Sonnenschein sind eine schädliche Kombination für die Haare. Tragen Sie deshalb, wenn möglich, immer eine Kopfbedeckung.

○ Bei Frost werden die Haare elektrostatisch aufgeladen, das läßt sie fliegen und schwer bändigen. Besprühen Sie dagegen Ihre Haarbürste mit Haarspray.

○ Temperaturschwankungen und Kopfbedeckungen machen eine tägliche Haarwäsche unverzichtbar. Benutzen Sie daher ein mildes Shampoo und ein sanftes Pflegemittel.

FÄRBEN UND AUFHELLEN

Haare zu färben war von der Technik her niemals leichter als heute. Es ist eine einfache Sache, dem Haar für kurze Zeit eine bestimmte Tönung und Glanz zu geben oder sich für eine dauerhaftere Veränderung zu entscheiden. Dafür gibt es eine breite Palette von Färbeprodukten für zu Hause.

DIE MÖGLICHKEITEN

Kurzzeitige Tönungen arbeiten auf Wasserbasis und werden auf vorgewaschenem, nassen Haar angewendet. Sie überziehen nur die äußere Schicht des Haares. Die Farbe wäscht sich bei der nächsten Haarwäsche

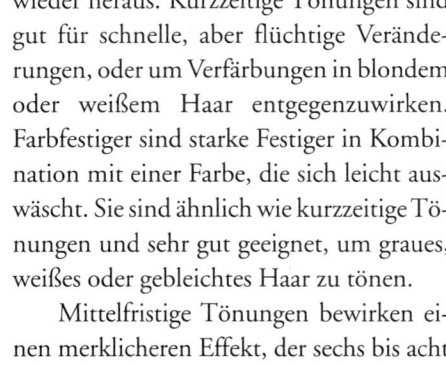

FAKTEN

❍ Färben läßt den Haarschaft anschwellen. Feines Haar erscheint dadurch dichter.

❍ Weil Farbe die Durchlässigkeit des Haares verändert, kann es bei fettigen Haaren helfen.

❍ Kräftige Töne reflektieren leichter und lassen das Haar dichter erscheinen.

❍ Farbreflexe geben feinem Haar zusätzliche Struktur und lassen dichtes Haar weniger schwer erscheinen.

❍ Bei einer zu hellen Haarfarbe kann das Haar dünner erscheinen.

wieder heraus. Kurzzeitige Tönungen sind gut für schnelle, aber flüchtige Veränderungen, oder um Verfärbungen in blondem oder weißem Haar entgegenzuwirken. Farbfestiger sind starke Festiger in Kombination mit einer Farbe, die sich leicht auswäscht. Sie sind ähnlich wie kurzzeitige Tönungen und sehr gut geeignet, um graues, weißes oder gebleichtes Haar zu tönen.

Mittelfristige Tönungen bewirken einen merklicheren Effekt, der sechs bis acht Haarwäschen überdauert. Sie können dem Haar mehr und reichere Farbe hinzufügen oder es dunkeln, sie können es jedoch nicht aufhellen. Mittelfristige Tönungen durchdringen das Oberhäutchen, die Kutikula, und bedecken den äußeren Rand des Kortex (die innere Schicht des Haares). Die Farbe verblaßt allmählich und ist ideal für jene, die zwar experimentieren wollen, aber sich doch nicht zu einer dauernderen Veränderung entschließen können.

Intensivere Tönungen überstehen zumeist zwölf bis zwanzig Haarwäschen und sind perfekt, um die ersten grauen Haare zu überdecken. Die Farbe dringt tiefer in die Rinde ein als dies mittelfristige Tönungen tun. Diese Variante ist geeignet für eine dauerhafte Veränderung.

Mit dem Färben oder Colorieren können Haare heller oder dunkler werden. Die Farbe tritt während der Einwirkzeit (rund 30 Minuten) in den Kortex ein, dabei läßt Sauerstoff die Pigmente im Färbemittel anschwellen, die dadurch stabilisiert werden. Der Ansatz sollte möglichst alle sechs Wochen nachgefärbt werden. Beim Nachfärben ist wichtig, nur die nachgewachsenen Haare zu färben. Wenn die neue Farbe schon früher behandeltes Haar überlappt, kommt es zu einer Farbüberlagerung von der Haarmitte bis zu den Spitzen. Das Haar wird dadurch brüchiger.

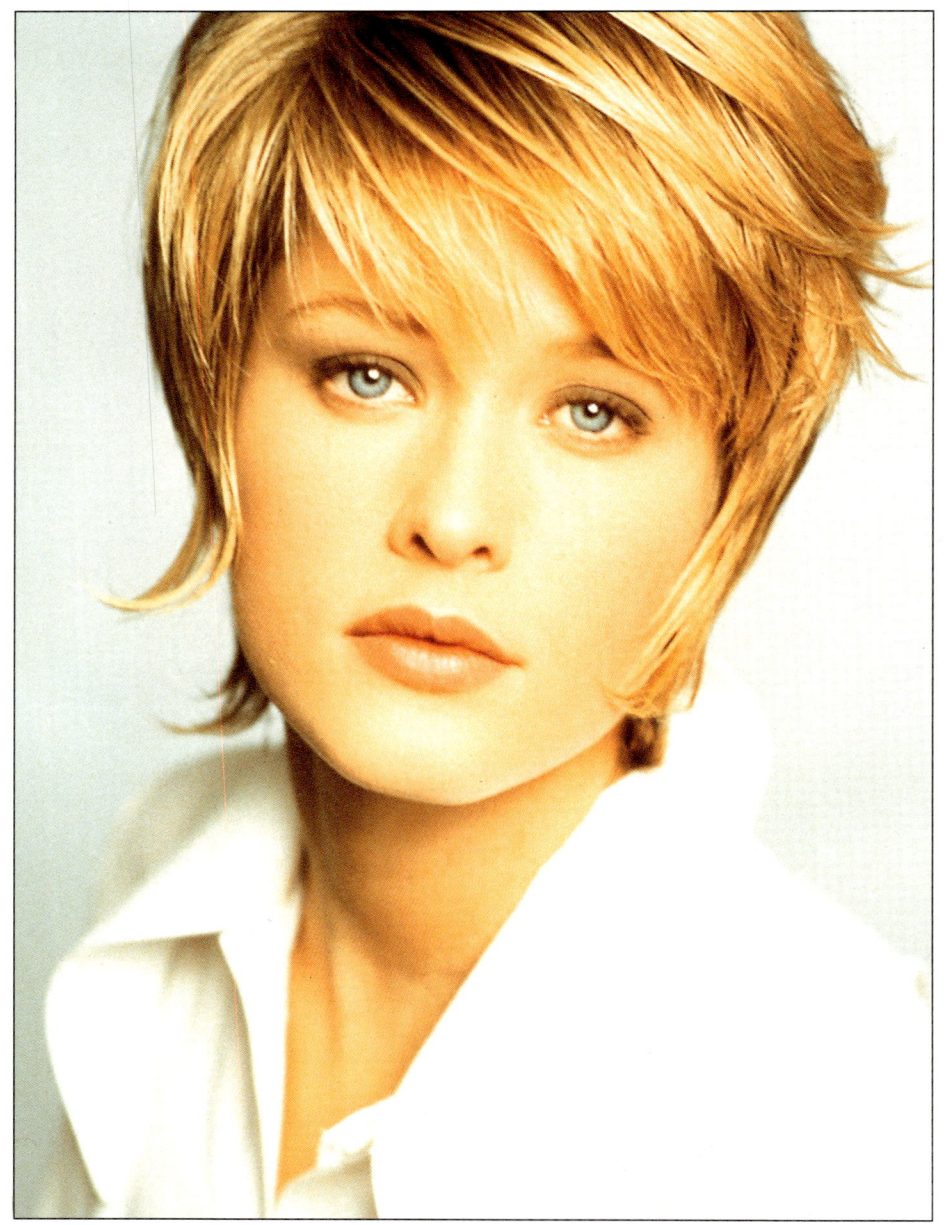

Das feine Haar des Models erhält durch sanfte Lichtreflexe verschiedener Farbabstufungen ein dichteres Aussehen. Der fedrige Schnitt wird nach vorn gestylt und in Form geföhnt. Um weitere Struktur zu geben, ein wenig Wachs zwischen den Handflächen verteilen und mit den Fingerspitzen ins Haar einarbeiten. Von Nicky Clarke, London.

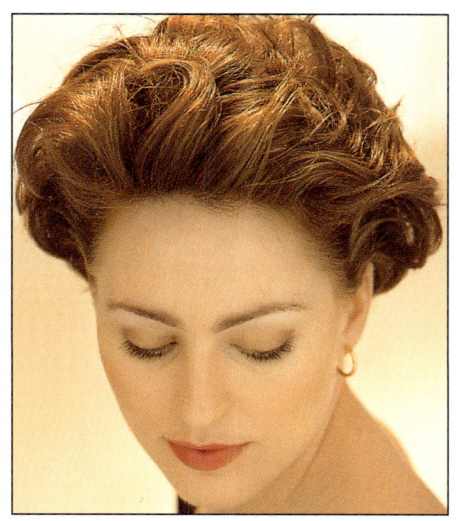

Unten: Aschblondes Haar wird an den Seiten ausgedünnt, so daß es fedrig ins Gesicht fällt. Fein strukturiertes Haar wie dieses braucht ein sanftes Styling und regelmäßige Pflegebehandlungen, besonders nach dem Färben. Von Steven Carey, London.

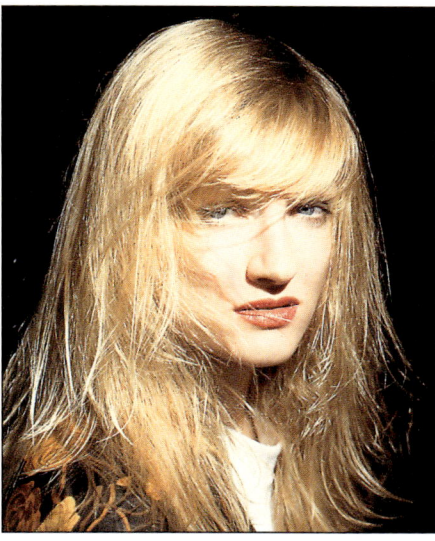

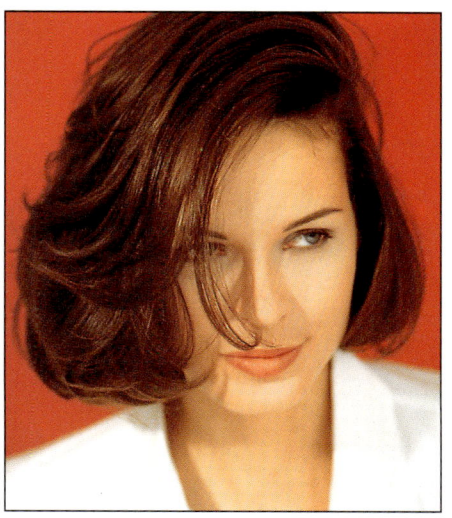

Oben: Die Kupfertöne werden durch Colorieren erzielt. Durch den Gebrauch einer heißen Luftbürste bekommen die Haare mehr Volumen, es kann aus dem Gesicht gestylt werden. Den gleichen Effekt erreichen Sie, wenn Sie einige Zeit an einem Teil des Haares arbeiten. Finish mit kräftigem Haarspray. Foto: BaByliss.

Oben: Hier werden die rötlichen Schattierungen mit einer dauerhaften Tönung geschaffen, die tiefe Töne und Leuchtkraft hinzufügt. Das Haar wird gerade gefönt, wobei die Düse nach unten gerichtet ist, um den Schimmer zu verstärken. Von Yosh Toya, San Francisco. Foto: Gen.

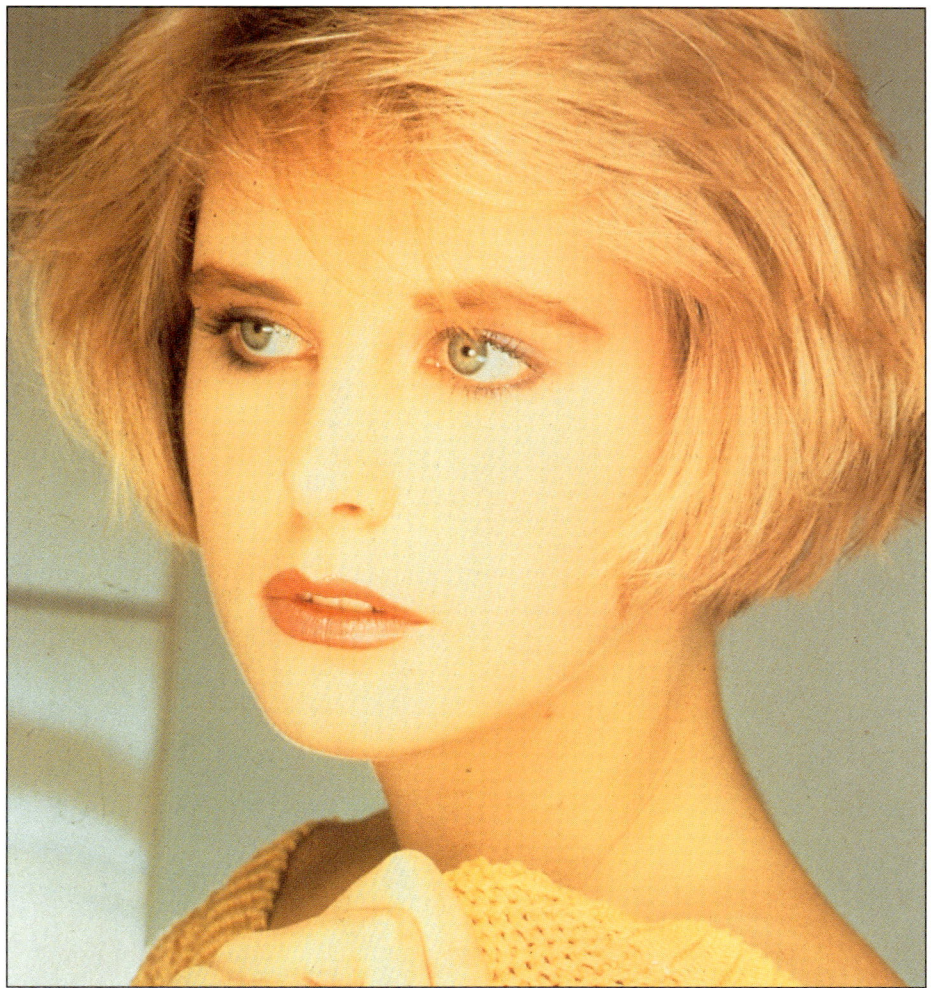

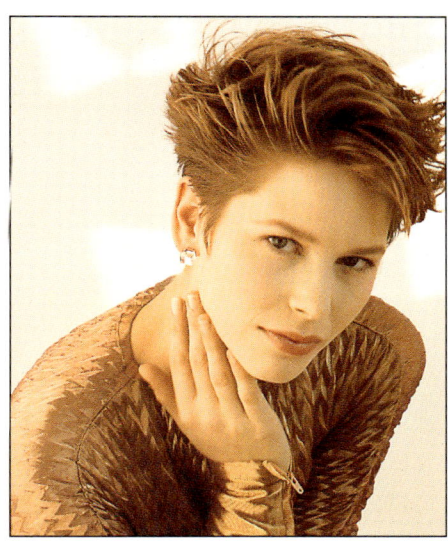

Oben: Rostbraune Töne werden stärker betont durch das Einweben einiger heller Stellen in das Deckhaar. Das Haar wird mit Styling-Gel trockengefönt, um am Ansatz Höhe zu bekommen. Von Daniel Galvin, London.

Links: Um diese weiche Blondschattierung zu erzielen, wird das Haar des Models aufgehellt. Denken Sie daran, Ihre Haarfarbe nur um ein oder zwei Nuancen zu verändern, und vergessen Sie nicht, daß der Haaransatz regelmäßig neu behandelt werden muß. Für diese Frisur wird das Haar angraduiert und in Form gefönt. Von Daniel Galvin, London.

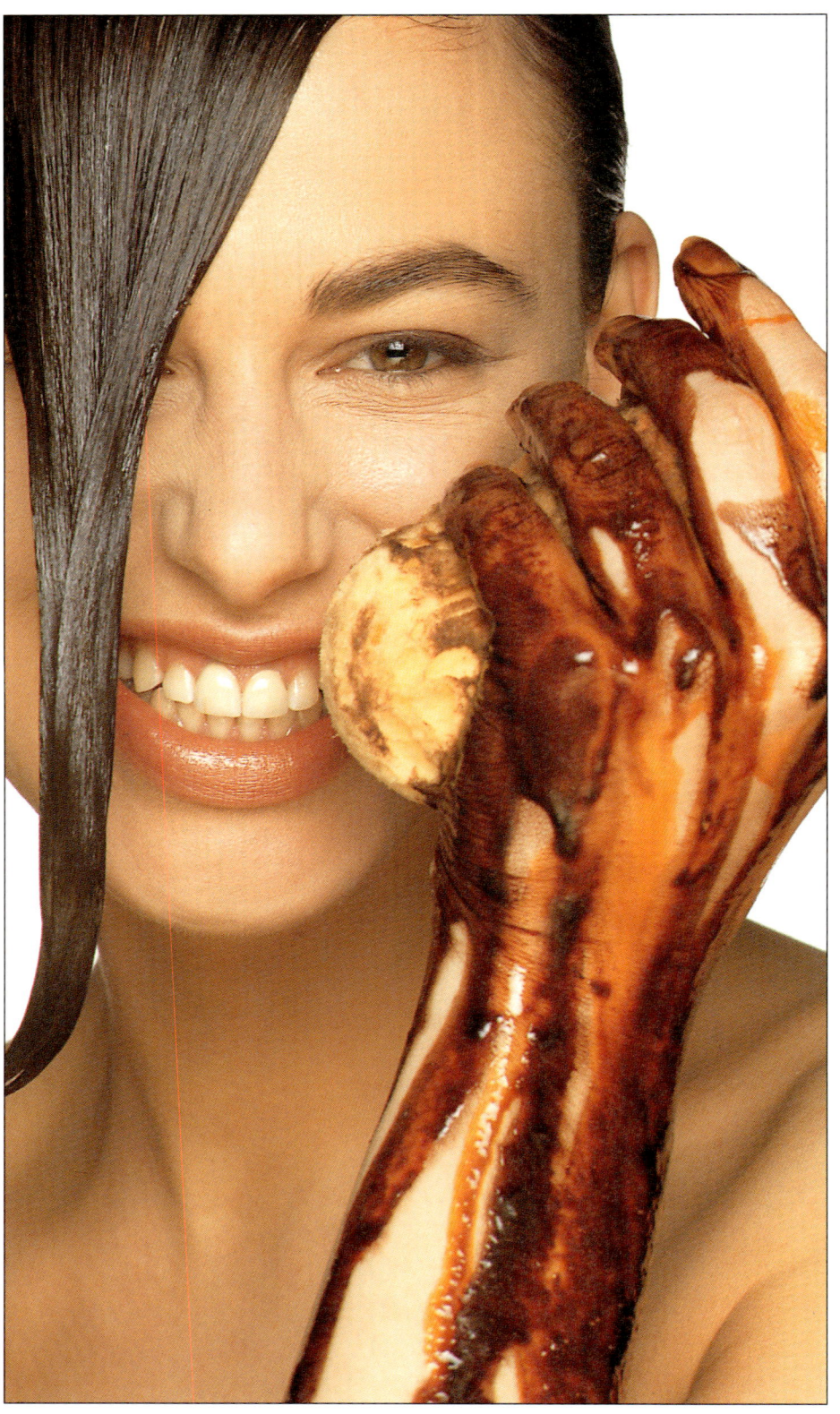

NATÜRLICHE FÄRBEMITTEL – HENNA

Pflanzliche Farbstoffe wie beispielsweise Henna und Kamille werden seit langer Zeit benutzt, um Haare zu färben. Insbesondere Henna war schon im alten Ägypten populär. Obwohl Henna der verbreitetste natürliche Farbstoff ist, können auch andere aus einer Vielzahl von Pflanzen gewonnen werden. Dazu zählen die Blütenblätter der Ringelblume, Gewürznelken, Rhabarberstiele und sogar Teeblätter. Natürliche Farbstoffe wirken ähnlich wie die mittelfristigen Tönungen, indem sie das Äußere des Haares abdecken. Die Ergebnisse sind jedoch unterschiedlich, und manchmal bleiben Rückstände, die künftiges Färben oder Aufhellen erschweren.

Henna steigert den natürlichen Glanz und läßt die Farbe kräftiger erscheinen. Es ist heute in Pulverform erhältlich, das mit Wasser abgemischt wird, um eine Paste zu erzeugen. Die Farbe verblaßt allmählich, aber häufige Anwendungen geben einen stärkeren, dauerhaften Effekt. Das Ergebnis hängt von der natürlichen Farbe des Haares ab. Auf brünettem oder schwarzem Haar erzeugt es einen warmen rötlichen Glanz, während helleres Haar zu einem schönen Tizianrot wird. Henna hellt die Haare nicht auf und sollte auf blondem Haar auch nicht angewendet werden. Haare, die mehr als 20 Prozent grau, weiß, getönt, gebleicht oder aufgehellt sind, werden orange.

Je länger das Henna im Haar bleibt, desto intensiver wird das Ergebnis. Die Zeitangaben variieren zwischen ein und zwei Stunden, aber manche Inderinnen lassen es 24 Stunden lang einwirken. Sie salben ihre Köpfe mit Öl, um die Paste geschmeidig zu halten.

Der Zustand des Haares, das behandelt wird, hat auch Auswirkungen auf die Farbintensität. Die Spitzen von langen Haaren sind immer etwas heller als der Haaransatz, da sie mehr der Sonne ausgesetzt sind und Henna diesen Effekt noch verstärkt. Das Farbergebnis wird vom Ansatz zur halben Länge dunkler und in den Spitzen heller sein.

Eine große Anzahl von Kräutern und anderen Pflanzen sind von alters her benutzt worden, um Haare zu färben, und viele von ihnen sind bis heute populär geblieben. Diese natürlichen Farbstoffe sorgen für eine haltbare Tönung, obwohl die Ergebnisse höchst unterschiedlich ausfallen. Sie hängen von der Qualität der Ausgangsmaterialien ab, von der natürlichen Farbe des Haares und seiner Porosität. Viele Spitzenfriseure mischen ihre eigenen pflanzlichen Farbstoffe aus vielen Bestandteilen, jedoch benutzen sie auch handelsübliche Farben. Von Daniel Galvin, London.

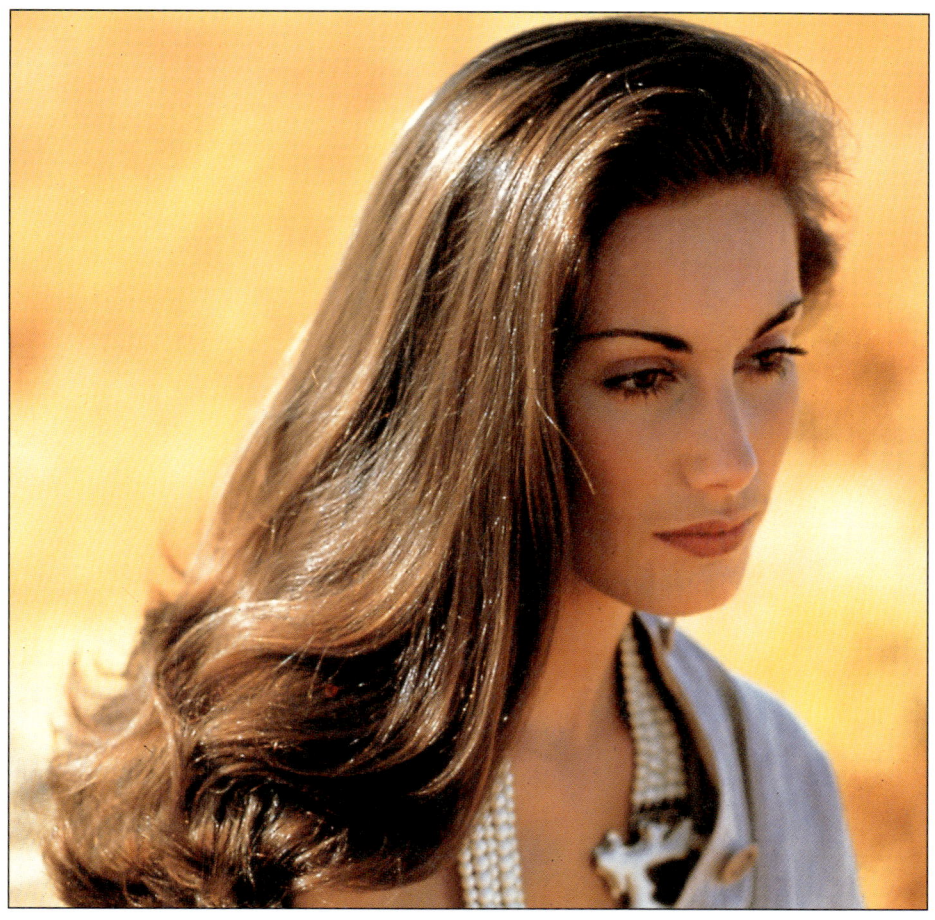

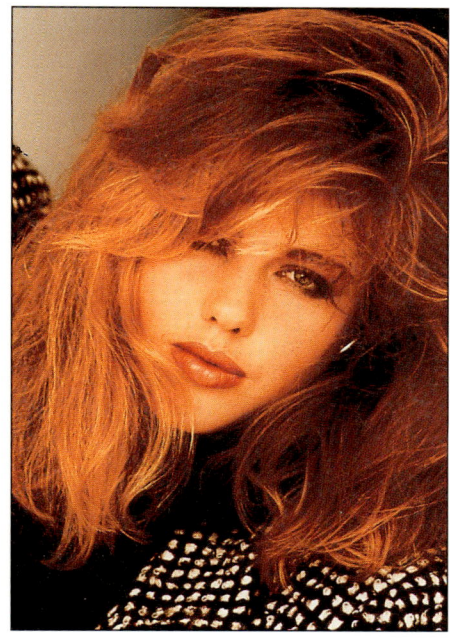

Es ist immer gut, das jeweilige Henna, das Sie benutzen möchten, an einzelnen Haaren auszuprobieren. Die Haare in Ihrer Haarbürste werden genügen. Beachten Sie die Zeit, die für das gewünschte Ergebnis nötig ist.

Farbloses Henna gibt dem Haar mehr Glanz und Leuchtkraft, ohne es zu färben. Mischen Sie Henna mit Wasser zu einer kräftigen Paste. Rühren Sie noch ein Eigelb für die Extra-Pflege und ein wenig Milch hinzu, die die Paste geschmeidig hält. Das Ganze im Haar verteilen und eine Stunde einwirken lassen, bevor Sie es gründlich ausspülen. Wiederholen Sie den Vorgang alle zwei bis drei Monate.

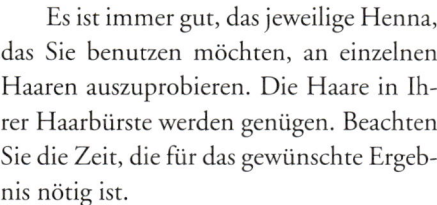

KAMILLE

Kamille hellt das Haar leicht auf und ist gut für sonnengebleichtes blondes und hellbraunes Haar. Der Vorteil von Kamille gegenüber chemischen Aufhellern ist, daß sie durch ihre sanfte Wirkung keinen Messing- oder gelben Ton ergibt.

Oben: Brünette sind sehr geeignete Kandidaten für gefärbtes Haar. Ihr Haar kann durch Henna voller und glänzender werden. Von Wella Living Colours.

Oben rechts: Diese leuchtenden Rottöne werden durch eine Mischung pflanzlicher Farbstoffe erzeugt. Zusätzlich werden hellere Farbreflexe eingearbeitet. Das Haar wird dann in Form gefönt. Von Daniel Galvin, London.

Für eine Kamillenspülung geben sie zwei Eßlöffel getrocknete Kamillenblüten in 600 ml kochendes Wasser, 15 Minuten ziehen lassen, abseihen und vor Gebrauch abkühlen. Ein noch besseres Ergebnis erzielen Sie mit 125 g getrockneten Kamillenblüten in 300 ml kochendem Wasser, 15 Minuten einweichen, ziehen lassen, abkühlen und abseihen. Fügen Sie den Saft einer frischen Zitrone und zwei Eßlöffel eines kräftigen Pflegemittels hinzu. Kämmen und, wenn möglich, in der Sonne trocknen lassen. Anschließend waschen und pflegen Sie Ihr Haar wie gewöhnlich.

GEBOTE UND VERBOTE

○ Waschen Sie das Henna gut aus, denn sonst werden sich Haar und Kopfhaut sandig anfühlen.

○ Setzen Sie hennagefärbtes Haar nicht zu starker Sonnenbestrahlung aus und spülen Sie Salz und Chlor nach dem Schwimmen sofort aus.

○ Benutzen Sie ein Henna-Shampoo zwischen den Farbtönungen, um den Ton zu verstärken.

○ Benutzen Sie keine Shampoos und Pflegemittel, die Henna enthalten, für blondes oder graues Haar oder Haar, das chemisch behandelt wurde.

○ Benutzen Sie immer das gleiche Henna-Produkt.

○ Benutzen Sie keine Hennazusammensetzungen, z. B. in Kombination mit metallischen Salzen. Sie können langfristige Probleme hinsichtlich des Färbens verursachen.

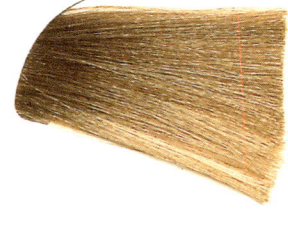

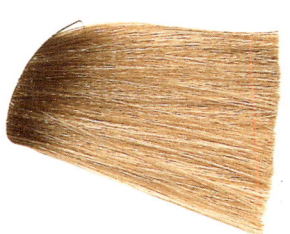

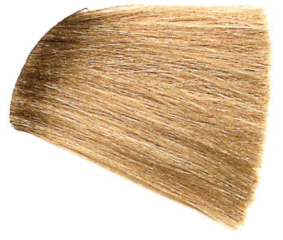

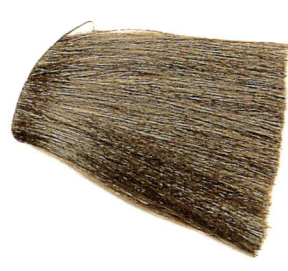

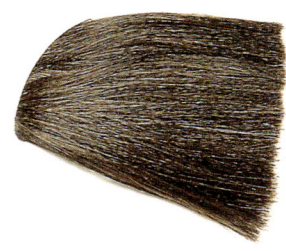

EINE NEUE FARBE

Wenn Sie sich für eine neue Farbe entscheiden, halten Sie sich an eine Grundregel: Gehen Sie nie mehr als zwei Nuancen von Ihrem natürlichen Farbton weg. Es ist wahrscheinlich am besten, zuerst einmal eine kurzfristige Tönung zu versuchen. Wenn Ihnen das Ergebnis gefällt, können Sie das nächste Mal eine längerfristige Tönung benutzen oder sich überhaupt für eine Coloration entscheiden. Falls Sie platinblond werden möchten und von Natur aus brünett sind, sollten Sie sich an einen geübten Friseur wenden.

Zwei wichtige Punkte sollten Sie beachten, wenn Sie sich für eine neue Farbe entscheiden. Erstens sollte Ihr Haar in sehr gutem Zustand sein, denn trockenes und poröses Haar absorbiert die Farbe zu schnell und führt zu einem scheckigen Ergebnis. Außerdem sollte Ihr Make-up der neuen Farbe angepaßt werden.

SPEZIELLE TECHNIKEN

Friseure haben eine Reihe von Methoden für das Färben entwickelt, um verschiedenste Effekte zu erzielen:

Bei **fliegenden Farben** wird eine Farbkombination mit Kämmen und Bürsten von der halben Länge bis zu den Spitzen aufgetragen.

Bei **helleren** oder **dunkleren Farbreflexen** werden einzelne Haarsträhnen heller oder dunkler gefärbt, oder es wird eine andere Farbe benutzt, um einen wechselnden Farbton im Haar zu erzeugen. Diese Technik wird manchmal als Meschen bezeichnet, besonders wenn Aufheller benutzt werden, um einen insgesamt helleren Effekt zu erzeugen.

Slizen ist eine Technik, bei der abgestimmte Farben im Haar verwendet werden, um einen Schnitt und eine bestimmte Bewegung zu betonen.

WIE VERSCHWINDEN WEISSE HAARE?

Falls Sie einige weiße Haare kaschieren wollen, benutzen Sie eine kurzfristige oder mittelfristige Tönung, die sechs bis acht Wochen anhält. Wählen Sie eine Tönung, die Ihrer ursprünglichen Haarfarbe ähnlich ist. Wenn Sie braunes Haar haben, nehmen Sie eine warme braune Farbe für die weißen Stellen. Dadurch setzen Sie leichte kastanienfarbene Akzente. Als Alternative sorgt Henna für ein glänzendes Finish und erzeugt leuchtend rote Akzente. Für Haare im „Salz-und-Pfeffer-Ton", d. h. mit einem kleinen Anteil von Weiß in der ursprünglichen Farbe, versuchen Sie eine dauerhafte Farbe. Diese hält bis zu zwanzig Haarwäschen und sorgt auch noch für einen schönen Glanz.

Wenn das Haar völlig weiß ist, kann es ganz gefärbt werden. Doch diese Art der Färbung muß alle vier bis sechs Wochen erneuert werden. Diese Tatsache sollten Sie in Ihren Überlegungen berücksichtigen. Jene, die es vorziehen, bei Ihrer weißen Haarfarbe zu bleiben, können Ihre Farbe durch Verwendung von Tönungs-Shampoos, Pflegemittel, und Styling-Präparaten verbessern, die jeden Messington entfernen und schöne Silbertöne erzeugen.

RICHTIGE PFLEGE VON GEFÄRBTEM HAAR

Chlor- und Salzwasser, Schweiß und ungünstiges Wetter haben sich alle verschworen, um gefärbtes Haar, insbesondere rotes Haar, blaß werden zu lassen. Spezielle Produkte können dem Ausbleichen entgegenwirken, z. B. durch UV-Filter, die gefärbtes Haar vor Sonnenbestrahlung schützen. Eine andere Schutzmaßnahme ist das gründliche Spülen des Haares nach dem Schwimmen und die Verwendung eines Shampoos, das für gefärbtes Haar entwickelt wurde, in Kombination mit einem eigenen Pflegemittel. Tupfen Sie die Haare leicht ab nach dem Waschen, denn zu kräftiges Reiben könnte die Oberfläche aufrauhen, und das Ergebnis wäre, daß die Farbe „entkommt". Benutzen Sie schließlich mindestens einmal im Monat ein intensives Pflegemittel.

AUFHELLEN

In unserem Zusammenhang bezieht sich Aufhellen speziell auf jene Behandlungen, die die Farbe aus den Haaren entfernen. Es

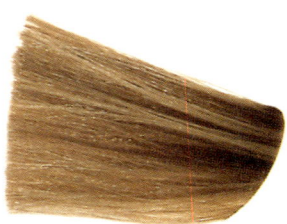

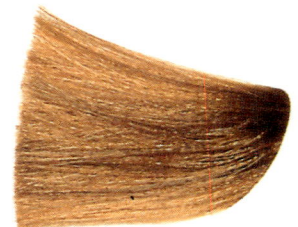

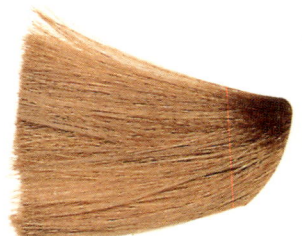

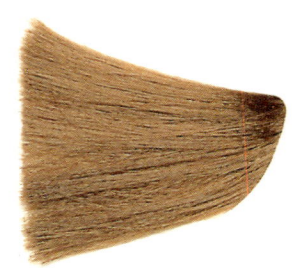

Links: Sie können unter einer großen Auswahl natürlicher Farbtöne entscheiden, wenn Sie eine neue Haarfarbe suchen.

Oben: Die Alternative sollte für einen modischen Einschlag sorgen. Farben von L'Oréal Coiffure.

gibt mehrere Typen von Aufhellern mit unterschiedlichen Wirkungsweisen auf dem Markt.

Vor dem Aufhellen sollte Ihr Haar in gutem Zustand sein. Wenn das Haar gebleicht ist, ist eine regelmäßige intensive Pflegebehandlung unerläßlich.

FARBKORREKTUR

Falls Sie Ihr Haar gefärbt haben und wieder zu Ihrer ursprünglichen Farbe zurückwollen, lassen Sie sich von einem guten Friseur beraten. Einer dunkleren Tönung wird durch ein Bad mit einem Bleichmittel die Farbe entzogen. Haar, das gebleicht oder aufgehellt worden ist, wird neu pigmentiert und getönt, bis die ursprüngliche Farbe erreicht wird. Für den optimalen Effekt sollten diese Techniken in einem Friseursalon ausgeführt werden, wo die Fachleute Zugang zu einer Vielzahl von Spezialprodukten haben.

NÜTZLICHE HINWEISE, WENN SIE SELBST FÄRBEN

Lesen Sie vor Beginn immer die Packungsbeilagen und beachten Sie diese genau. Testen Sie anhand einer Strähne und prüfen Sie die Reaktion Ihrer Haut, wie es in den Anweisungen beschrieben wird.

Falls Sie den Ansatz von getöntem oder aufgehelltem Haar auffrischen wollen, benutzen Sie neue Farbe nur bei den nachwachsenden Haaren. Jede Überdeckung führt zu ungleichmäßiger Farbe, und die Haare werden porös.

Färben Sie weder gespaltenes oder sichtbar geschädigtes noch mit Bleichmittel oder Arten von Henna behandeltes Haar zu Hause. Lassen Sie früher behandeltes Haar auswachsen, bevor Sie wieder färben. Bedenken Sie, daß Medikamente das chemische Gleichgewicht Ihres Haares ändern. Besprechen Sie sich vor dem Färben mit Ihrem Hausarzt.

Wenn Ihr Haar dauergewellt ist, lassen Sie sich vor der Benutzung eines Haarfärbemittels von Ihrem Friseur beraten. Bei Zweifel hinsichtlich der Verwendung einer Farbe fragen Sie Ihren Friseur oder bei der Erzeugerfirma nach.

FAKTEN

Im Mittelalter wurde Safran und eine Mischung aus Schwefel, Alaun und Honig für das Bleichen und Färben von Haaren benutzt. Diese Gebräue waren aber nicht immer frei von Nebenwirkungen, und 1562 schrieb ein gewisser Dr. Marinello aus Modena in Italien eine Abhandlung über die möglichen und unerwünschten Folgen des Bleichens. Er warnte: „Die Kopfhaut kann ernsthaft geschädigt und das Haar an den Wurzeln zerstört werden und ausfallen."

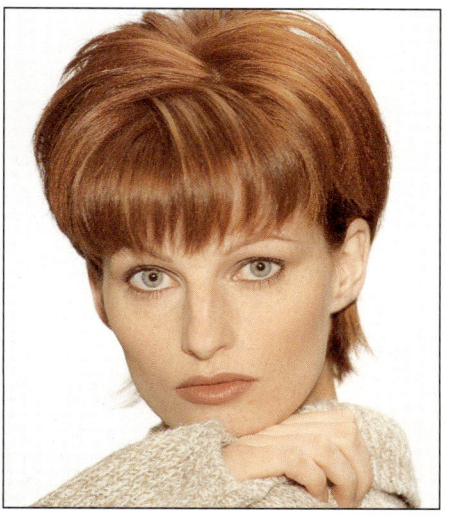

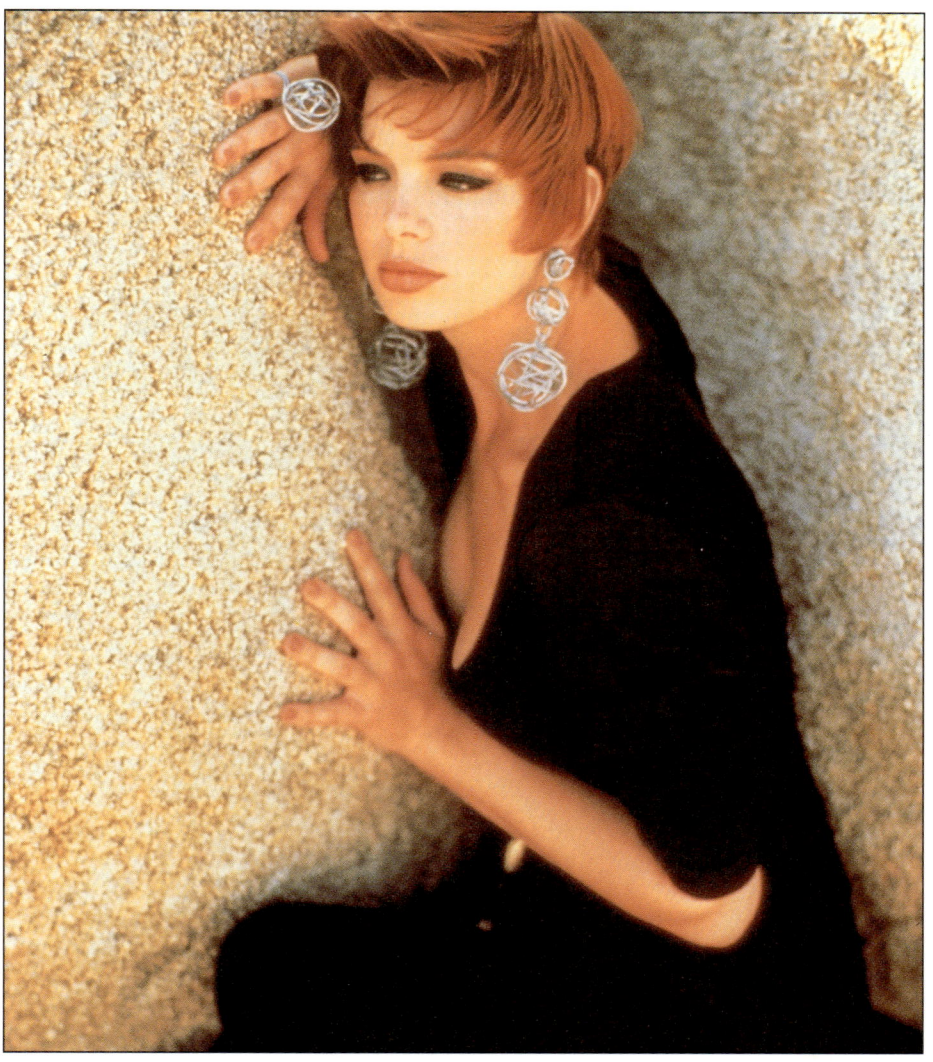

Ganz oben und oben: Feuriges Tizianrot gibt einen guten Effekt, wenn es auf natürlich braunem Haar angewendet wird. Rötliche Farbtöne sollten vor der Sonne geschützt werden, da sie leicht dazu neigen auszubleichen. Benutzen Sie deshalb Spezialshampoos und Pflegemittel, um die Farbe zu stabilisieren. Fotos: Mark Hill für Wella (*ganz oben*), Zotos (*oben*).

DAUERHAFTE LÖSUNGEN

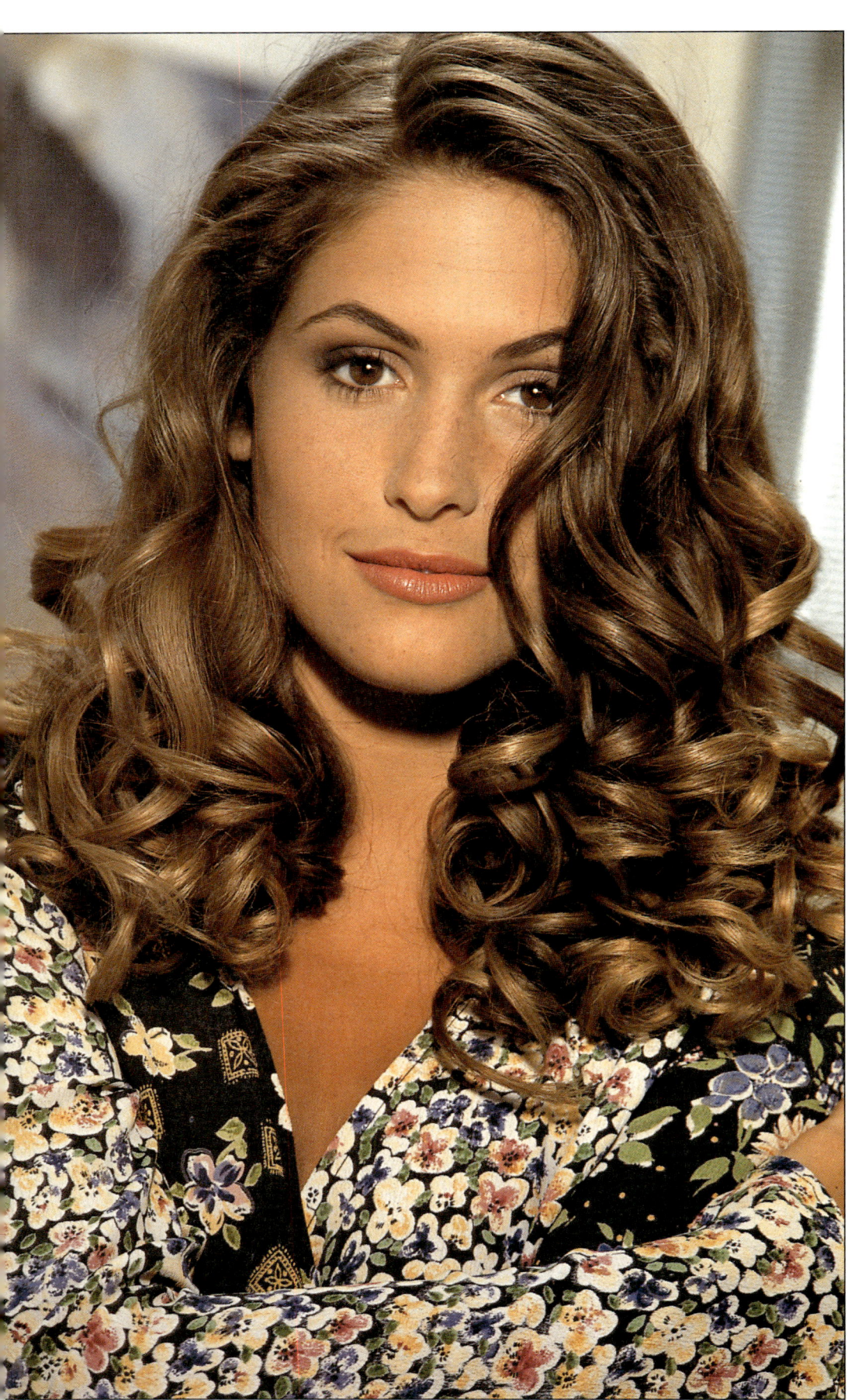

Die Idee, glattes Haar in Locken zu verwandeln, ist nicht neu. Frauen im alten Ägypten klebten Schlamm in ihre Haare, drehten sie um hölzerne Stäbe, und unter der Hitze der Sonne entstanden die Locken.

Wellen, die sich nicht gleich auswaschen, sind eine jüngere Erfindung. Ein Wegbereiter für die moderne Dauerwelle war A. F. Willat, der die Technik der „kalten Dauerwelle" 1934 erfand. Seither haben verbesserte Formeln und noch ausgefeiltere Techniken die Dauerwelle zur vielseitigsten Haarstyling-Methode gemacht.

DAS PRINZIP

Dauerwellen wirken, indem sie die inneren Strukturen des Haares (Brücken) auflösen. Die erweichte Faserschicht paßt sich der Form des Wicklers an – neue Locken entstehen. Das Haar wird zuerst gewaschen, damit sich die Hornschüppchen aufrichten und die Wellflüssigkeit schneller in den Haarschaft dringt. Diese Substanz verändert das Keratin und öffnet die Schwefelbrücken, chemische Strukturen, die die Zellen der Faserschicht zusammenhalten. Wenn sich diese Fasern lösen, beginnt der Prozeß der Umformung, das Haar paßt sich der Form des Wicklers an.

Sitzen die Wickler einmal, so wird noch mehr Wellpräparat aufgetragen. Die Einwirkzeit muß genau auf die Haarqualität abgestimmt werden. Hat das Wellmittel seine Aufgabe erfüllt, so ist der Prozeß der Umformung abgelaufen, und das Haar hat seine neue Form. Auf das umgeformte Haar kommt jetzt die Fixierung. Das Fixierpräparat enthält ein Oxidationsmittel, das im wesentlichen die Schwefelbrücken wieder schließt und so für die Wellen oder Locken konserviert.

Spezialpräparate ermöglichen eine Dauerwelle in langem Haar, ohne den optimalen Haarzustand zu verändern. Für eine sanfte Welle – wie auf diesem Bild – wird das Haar auf große Wickler gelegt. Foto: Clynol.

Die Form der Welle hängt von einer Anzahl von Faktoren ab. Ganz entscheidend ist die Größe der Wickler, sie bestimmen das Aussehen der Welle. Grundsätzlich gilt: Je kleiner die Wickler, desto kleiner und krauser die Dauerwelle. Mittlere bis große Wickler verleihen einen großzügigeren Effekt. Die Intensität des Wellmittels sowie die Struktur des Haares und der Haartyp sind ebenfalls wichtig. Haar in gutem Pflegezustand verkraftet eine Dauerwelle am besten, feines Haar kringelt sich stärker als kräftiges.

Nach dem Wellprozeß benötigt das Haar 48 Stunden, um das Keratin wieder zu stabilisieren. In dieser Phase ist das Haar sehr leicht angreifbar und muß mit Sorgfalt behandelt werden. Deshalb die Haare nicht waschen, heftig mit Kamm oder Bürste bearbeiten, fönen oder legen. Dadurch könnte die Welle zusammenfallen.

Dauergewelltes Haar bleibt lockig und in der vorgegebenen Form, obwohl der Nachwuchs gerade ist. Mit der Zeit können sich die Wellen aushängen. Langes Haar hat durch sein Gewicht wesentlich losere Locken und Wellen.

FRISEUR ODER HEIMWELLE

Dauerwellen sind eine sehr heikle Angelegenheit, weshalb sich viele Frauen lieber in die Hände eines erfahrenen und professionellen Friseurs begeben. Das hat viele Vorteile. Eine vorangehende Haardiagnose zeigt, ob die Haare eine Dauerwelle überhaupt vertragen. Gefärbtes, strapaziertes oder überbeanspruchtes Haar ist möglicherweise nicht geeignet. Eine professionelle Dauerwelle bietet auch mehr Auswahl bei der Form der Locken – verschieden starke Wellpräparate und unterschiedliche Wickeltechniken schaffen eine Palette, die die Heimdauerwelle nicht bietet.

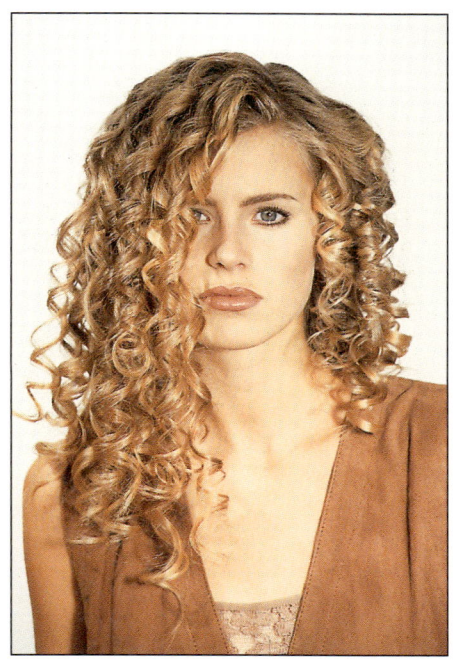

Oben: Die Korkenzieherwelle sorgt für Kringeleffekt in langem Haar. Wichtig für diese Haarlänge: Legen Sie nur eine Ansatzwelle, so daß das Haar, wenn die Dauerwelle auswächst, durch die Zweitwelle keinen Schaden nimmt. Von Terence Renati, London und Melbourne.

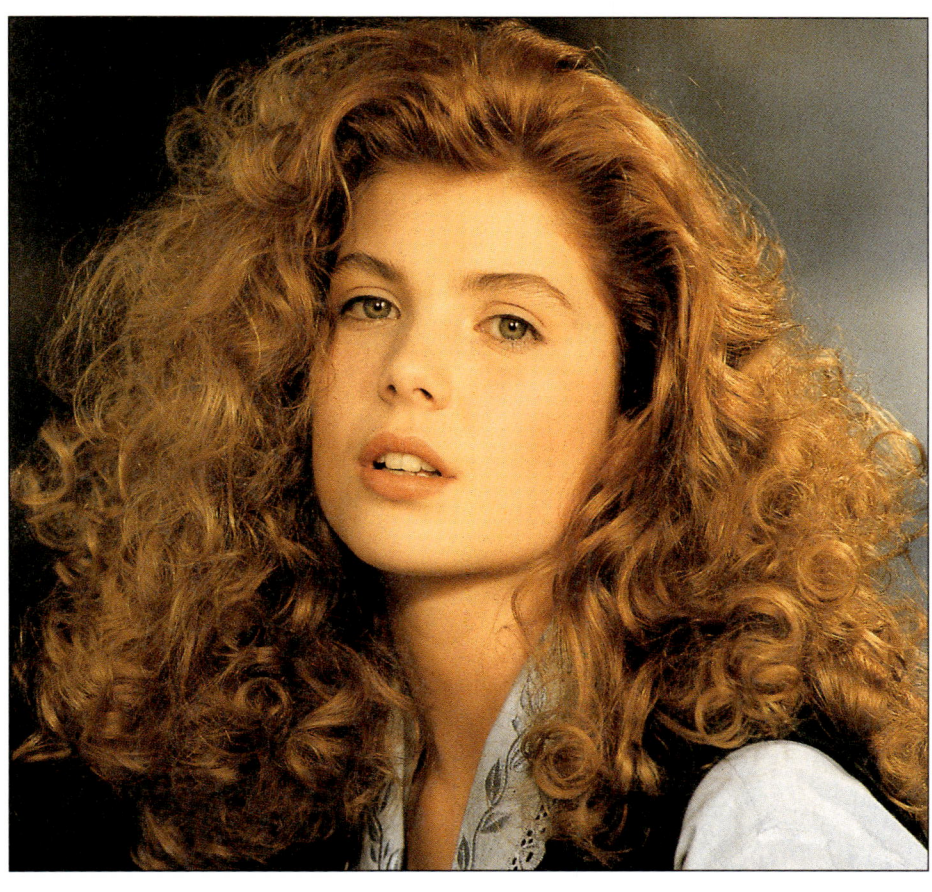

Rechts: Eine Volumendauerwelle für dickes Haar sorgt für eine verblüffende Frisur mit optimaler Fülle. Von Kevin Murphy International für Clynol. Foto: Martin Evening.

TIPS FÜR ZU HAUSE

Wenn Sie Ihre Dauerwelle selber machen, lesen und befolgen Sie unbedingt die Gebrauchsanweisung. Testen Sie Ihr Haar mit einem Probewickler und vergewissern Sie sich, daß genug Wickler im Haus sind. Außerdem ist die Hilfe einer Freundin ratsam, denn die Haare am Hinterkopf sind sehr schwer allein auf Wickler zu drehen.

Von entscheidender Bedeutung ist die Einwirkzeit: Spülen Sie das Wellmittel nicht vor der angegebenen Zeit aus, aber lassen Sie es auch auf keinen Fall länger als vorgegeben im Haar.

HÄNDE WEG VON DER HEIM-DAUERWELLE, WENN ...

❍ Ihr Haar sehr trocken ist oder Schäden aufweist;
❍ Ihr Haar gebleicht oder aufgehellt ist: Es kann zu porös sein. Im Zweifelsfall Ihren Friseur fragen.
❍ die Reste einer alten Dauerwelle noch im Haar sind.
❍ Ihre Kopfhaut nicht intakt ist, Ekzeme hat oder rissig und entzündet ist.

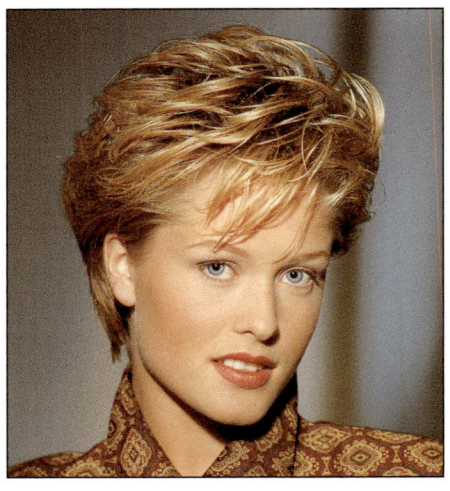

Oben: Gerades, kurzes Haar wird am Ansatz dauergewellt, dann fönfrisiert. Von Paul Falltrick, Falltricks, für Clynol.

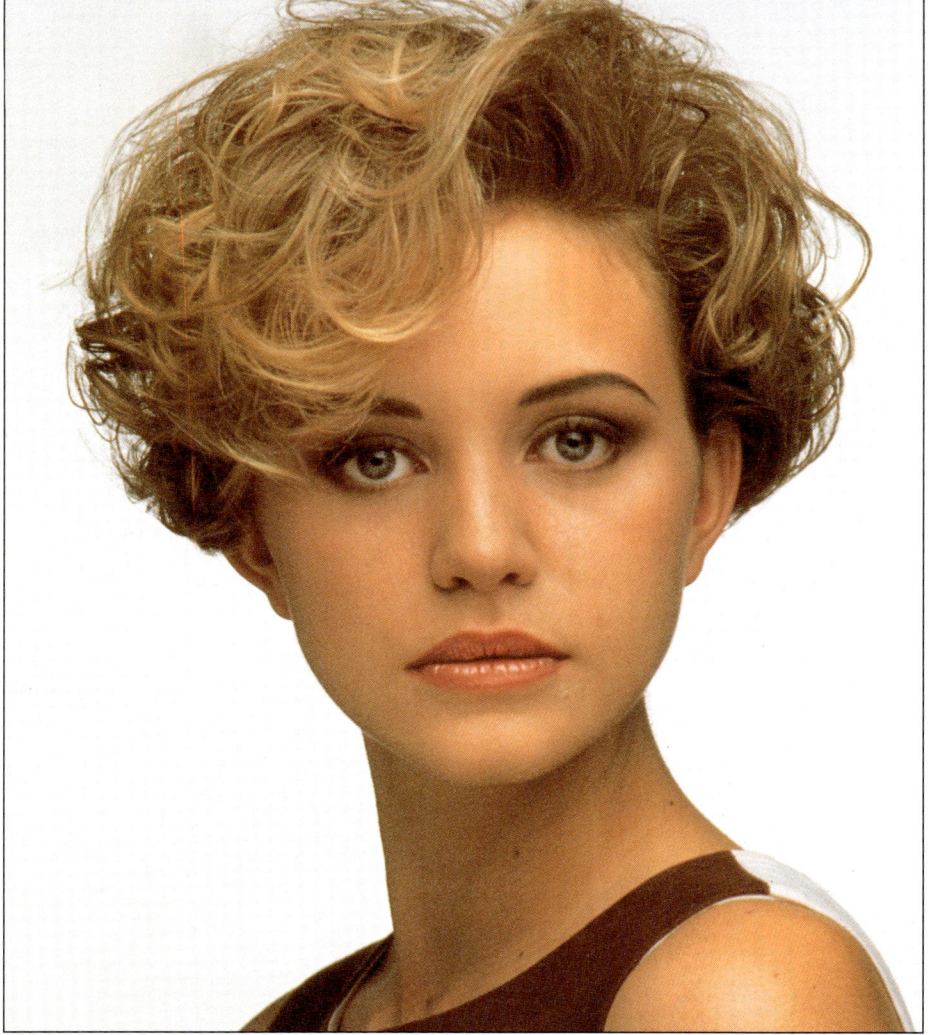

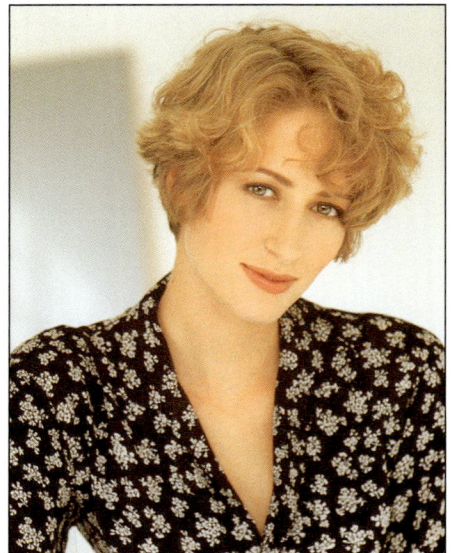

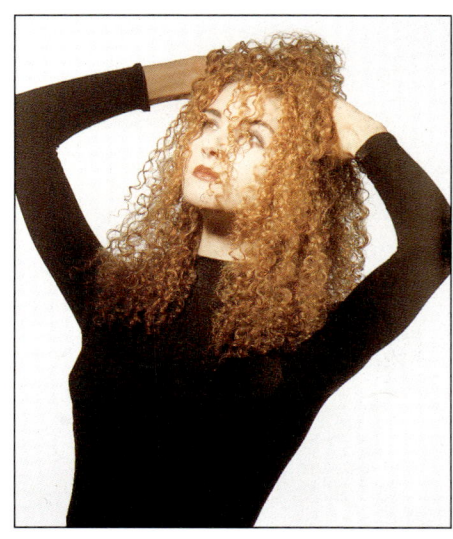

Oben: Eine leichte Dauerwelle bringt Volumen in kurzes Haar. Das Haar auf Wickler legen, damit es möglichst angehoben wird. Von Regis, Europa.
Rechts oben: Auch getöntes Haar läßt sich mit dem richtigen Präparat dauerwellen. Lassen Sie sich vom Friseur beraten. Von Regis, Europa.
Rechts: Für optimalen Effekt von Korkenzieherlocken wird das Haar leicht angraduiert. Von Patrick Cameron für Alan Paul, Wirral, England.

DAUERWELLEN IM SALON – EINE AUSWAHL

Profifriseure bieten eine Anzahl verschiedener Dauerwellen an, die Sie zu Hause nicht machen können:

Eine **saure Dauerwelle** ist sehr schonend und ergibt weich fließende Locken. Sie ist bestens geeignet für feines, sensibles, poröses und getöntes Haar, weil durch die leicht sauren Reduktionsmittel das Risiko der Haarschädigung geringer ist.

Eine **alkalische Dauerwelle** führt zu einem kräftigen, haltbaren Wellergebnis bei normalem, gesundem Haar.

Eine **thermogesteuerte Dauerwelle** ergibt elastische, federnde Locken. „Thermogesteuert" bezieht sich auf die leichte Erwärmung, die durch die chemische Reaktion bei der Mischung des Wellpräparates entsteht. Durch die Hitze dringt die Wellflüssigkeit in die Kutikula und stärkt das Haar von innen, während es durch das Präparat umgeformt wird.

DAUERWELLTECHNIKEN

Jede der oben beschriebenen Dauerwelltypen kann durch verschiedene Techniken ganz unterschiedliche Resultate erzielen.

Volumendauerwellen sind ganz leicht und lose. Sie entstehen durch große Wickler. Das Ergebnis: mehr Volumen und ein Hauch von Welle und Bewegung.

Ansatzwellen heben das Haar am Ansatz und geben lockere Fülle. Ideal für kurzes Haar, das leicht platt aussieht.

Dauerwellen für vorgeformte Locken ergeben weiche, natürliche Wellen, indem kleine Haarpartien dauergewellt werden, die vorher bereits zu Locken geklemmt wurden.

Pyramidendauerwellen verleihen gleich langem Haar Locken und Volumen durch Verwendung von verschieden großen Wicklern. Das Oberkopfhaar wird ausgelassen, Locken und Bewegung sitzen in der Mitte und in den Enden.

Korkenzieherdauerwellen erzeugen romantische Locken. Der Effekt wird durch lange Spezialwickler erzielt. Durch die Lockenmenge sieht langes Haar wesentlich dicker aus.

Teildauerwellen stützen dort, wo sie angewendet werden. Soll das Haar angehoben werden, wird die Dauerwelle nur am Scheitel gelegt. Sie können aber auch für die Fransen oder die Seitenpartien eingesetzt werden.

Bei **verwobenen Dauerwellen** werden nur bestimmte Haarpartien dauergewellt, der Rest bleibt glatt. Dadurch entsteht eine gemischte Haarstruktur, natürliche Fülle und Elastizität, besonders an den Konturen.

AUSWACHSEN DER DAUERWELLE

Wächst die Dauerwelle aus, so können die nachwachsenden Ansätze dauergewellt werden, wenn Wellflüssigkeit und Fixierer der neuen Dauerwelle von der Restdauerwelle mittels Spezialcreme oder Plastikschutz getrennt werden. Ihr Friseur hat Präparate, die eine zweite Dauerwelle über die gesamte Haarlänge ermöglichen, ohne die Haarstruktur zu schädigen.

So erhalten Sie das optimale Aussehen Ihrer Dauerwelle: waschen, Fönschaum verwenden, dann mit einem Aufsatz trockenfönen oder das Haar auf Wickler legen. Von L'Oréal.

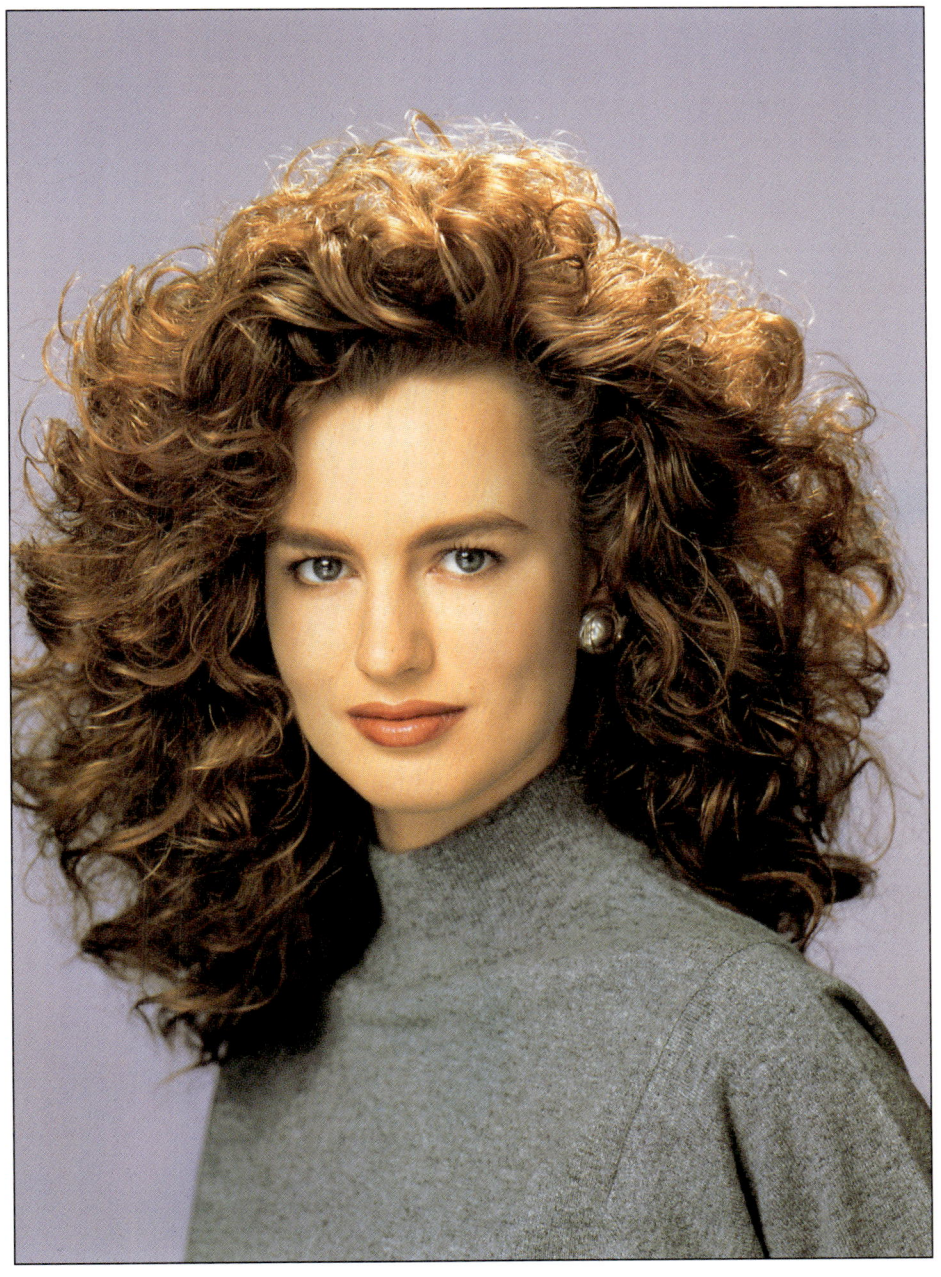

„SCHWARZES" HAAR

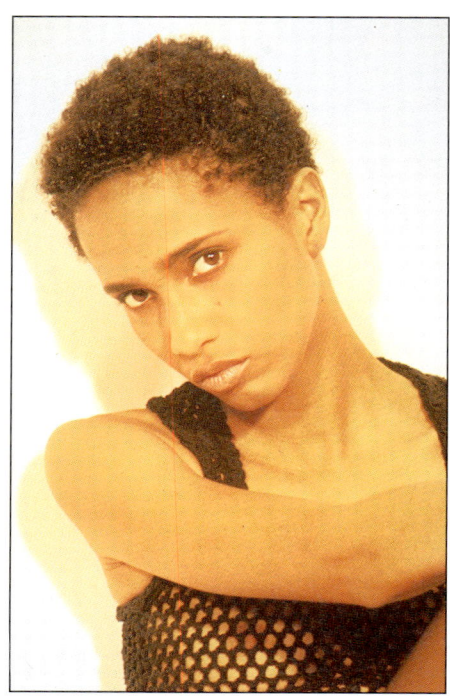

Eine der wirksamsten Methoden bei starken Locken: extrem kurzgeschnittenes Haar. Bei diesem Schnitt genügt Waschen, Pflegen und zum Schluß ein weiches Haarwachs. Von Macmillan, London.

Schwarze haben sprödes Haar, das schwer zu bändigen ist und deshalb fachmännisch gepflegt und verwöhnt werden will.

Dieser Haartyp ist fast immer gelockt, obwohl das Ausmaß der Wellen extrem variiert. Grundsätzlich neigen Schwarze zu sprödem Haar, das sich leicht spaltet und bricht, weil die Talgdrüsen zuwenig Haarfett produzieren, um das Haar geschmeidig zu halten. Weil das Haar zudem gekraust ist, gelangt das Sebum nicht bis in die Spitzen und kann so das Haar nicht natürlich einfetten. Wenn die Locken Knicke bilden, wird das Haar dünner und an jeder Krause schwächer.

Schwarze können auch sehr feines Haar haben, was das Styling erschwert und der Frisur keinen Halt gibt.

Zur Behandlung der extremen Trockenheit nehmen Sie ein Spezialprodukt, das den Mangel an natürlichen Ölen im Haar von Schwarzen ausgleicht. Wird das Produkt täglich oder nach Bedarf einmassiert, so ist das Haar einfacher zu frisieren, besser gepflegt, und es glänzt. Regelmäßige Tiefenpflege ist ebenfalls wichtig.

GLÄTTEN DER HAARE

Glattziehen oder Entspannen der Haare ist eigentlich die Umkehr der Dauerwelle. Ein Glättungspräparat wird ins Haar gekämmt oder eingearbeitet, um die chemische Haarstruktur zu verändern und das Haar zu glätten. Das Resultat ist von Dauer, es verschwindet nur mit dem Nachwachsen. Solche chemischen Präparate gibt es in verschiedenen Stärken, für verschiedene

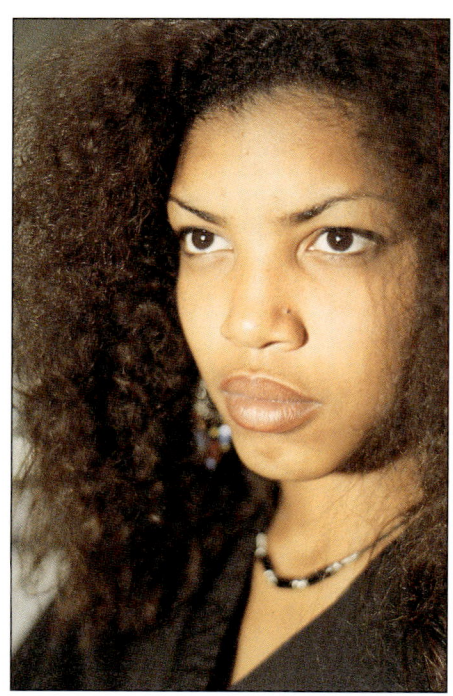

Vorher: Langes, dickes Naturhaar kann mit einer speziellen Technik, dem sogenannten Einweben, völlig verwandelt werden. Dabei wird das Haar in Ährenform geflochten, daran wird angewebt.

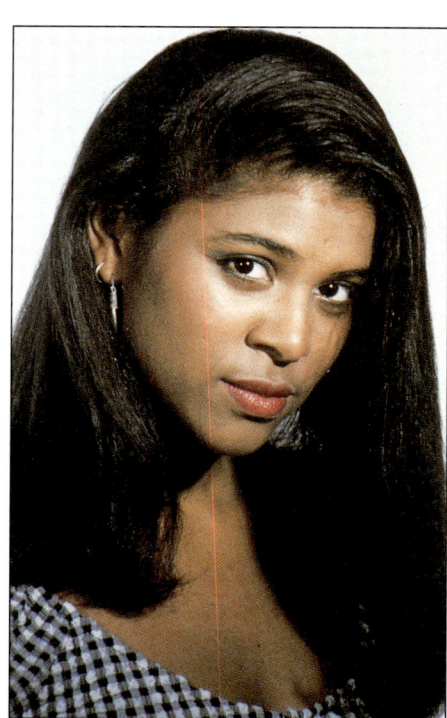

Glattgezogenes Haar wird mit der Fönbürste getrocknet. Denselben Erfolg erzielen Sie bei Verwendung eines Glatteisens. Von Richard M. F. Mendleson von David's Hair Designers, Maryland, USA.

PROFITIP

Nur gesundes, starkes Haar verträgt chemische Behandlung. Um die Haarstärke und Elastizität zu testen, nehmen Sie ein Haar und halten es fest zwischen den Fingern beider Hände. Ziehen Sie leicht. Reißt das Haar sofort, so ist es geschwächt und in schlechtem Zustand. Jede Form chemischer Behandlung sollte daher vermieden werden.

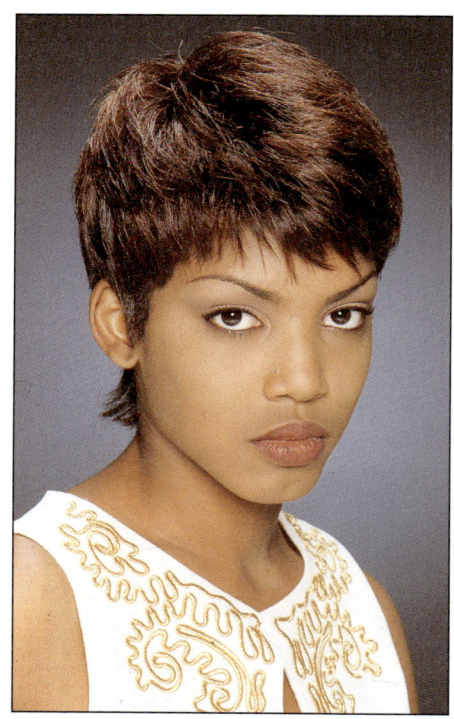

Nachher: Nach dem Anweben wird das neue Haar geschnitten und nach Wunsch gestylt. Das Resultat dieser mühevollen Arbeit ist ein völlig anderes Aussehen. Von Eugene bei Xtension Masters, London.

Haarstrukturen und Frisuren. Besonders wirksam sind sie bei Langhaarfrisuren, weil sich die Haare durch ihr Gewicht leichter glätten lassen. Wenn Sie selbst die Haare glätten wollen, lassen Sie sich zuerst beraten und befolgen Sie die Gebrauchsanweisungen ganz genau.

MINIDAUERWELLE

Stark gelocktes Haar kann durch eine Minidauerwelle gebändigt werden. Dabei werden die Kringel durch größere, losere Locken ersetzt. Halbdauerwellen verleihen kurzem Haar eine gepflegtere Form, längeres Haar sieht weicher und geschmeidiger aus. Neuere Dauerwellen machen das Haar weich, indem es zuerst auf Wickler gedreht und dann fixiert wird – so erhalten die Locken stets ihre neue Form.

Um Kraushaar zu vermeiden und die Locken beizubehalten, kann eine spezielle Lotion, ein Lockenauffrischer, verwendet werden. Auch Feuchtigkeitssprays dienen der Auffrischung.

Wie alle chemischen Behandlungen kann auch Glätten und Dauerwellen dem Haar schaden, seine natürliche Feuchtigkeit rauben und das Haar matt werden lassen. Deshalb ist professionelle Hilfe angebracht.

HEISSES KÄMMEN

Vor den chemischen Haarglättern war die beliebteste Methode das „Heißpressen"; mit einem vorgewärmten Stahlkamm wurden die Locken gelöst. Moderne Versionen, sogenannte Thermoglätter, sind elektrische Kämme mit ähnlicher Wirkung gegen stark gelocktes Haar.

FÄRBEN

Weil es so trocken und porös ist, sollte schwarzes Haar mit Vorsicht gefärbt werden, am besten von einem erfahrenen Friseur. Wurde es glattgezogen oder dauergewellt, ist es möglicherweise zu schwach fürs Färben.

Techniken wie Aufhellen, Farbreflexe durch minimale Farbveränderung oder Spitzenaufhellen eignen sich für diesen Haartyp am besten.

SPEZIELLE PROBLEME

Haarverlust durch Haarbruch wird durch zu strenges Flechten oder Legen verursacht. Häufiges und wildes Ziehen am Haar zerreißt die Haarfollikel, die Struktur wird brüchig, und die Haare fallen aus. Vermeiden Sie daher zu strenges Flechten und das Ziehen zu festen Zöpfe. Ähnliche Probleme können bei unsachgemäßer Verwendung von Chemikalien für Dauerwellen oder zum Glätten der Haare entstehen.

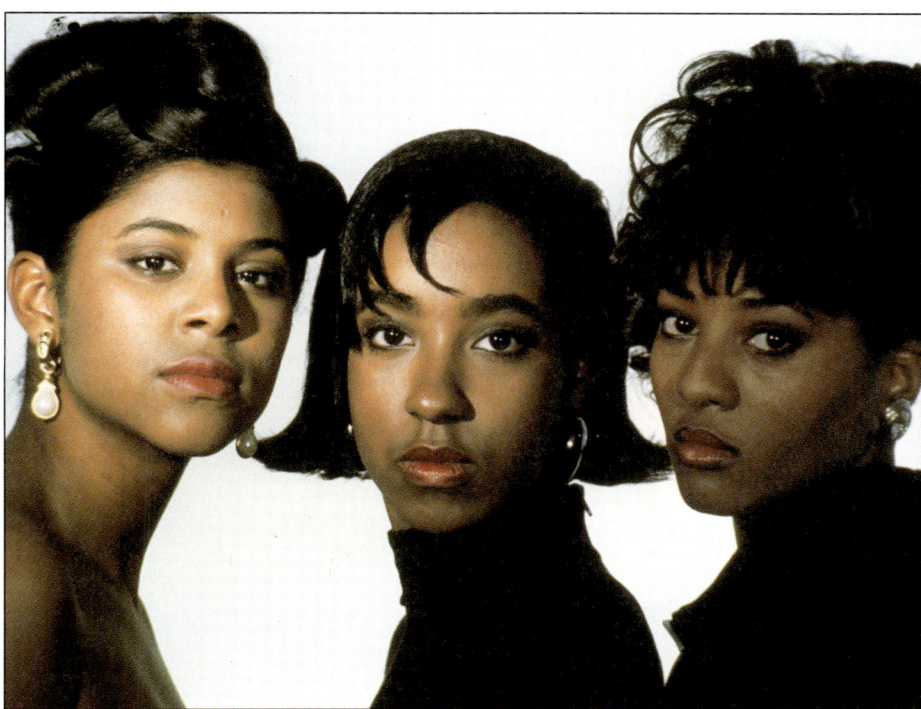

Nach dem Glattziehen kann das Haar durch Föntechniken weich gestylt werden. *Links:* Das Haar wird in weiche Wellen gelegt. *Mitte:* An den Enden aufgedreht, Seitenwellen am Haaransatz. *Rechts:* In weichen Wellen hochfrisiert, der Pony wird dadurch fülliger. Von Richard M. F. Mendleson, David's Hair Designers, Maryland, USA.

SO BLEIBT „SCHWARZES" HAAR SCHÖN

❍ Verwenden Sie einen Afro-Kamm mit weit auseinanderstehenden Zinken für Locken und eine Bürste mit Naturborsten für geglättetes Haar. Kämmen bringt die natürlichen Öle ins Haar. Es glänzt und sieht gesünder aus. Die Haare bereits vor dem Waschen mit Intensiv-Pflegepräparaten behandeln.

❍ Regelmäßige Kopfhautmassage regt die Fettprodukion an.

❍ Nur sooft wie nötig waschen und nur einmal mit wenig Shampoo einschäumen. Gründlich spülen. Trockentupfen, auf keinen Fall zerren.

❍ Einmal pro Monat eine warme Ölpackung gegen trockene Kopfhaut und sprödes Haar verwenden.

❍ Bei problematischen Fransen oder babyfeinem Haar an den Ansätzen (vererbt oder durch Haarbruch) eine kleine Rundbürste verwenden.

❍ Gels sind gut für die Form. Wählen Sie auf jeden Fall nichtfettende Produkte, die dem Haar gesunden Schimmer verleihen.

❍ Bei Verwendung von Lockeneisen oder Eisenkämmen schützende Haarcreme einkneten.

❍ Für Extra-Halt und Glanz verwenden Sie einen Spray.

❍ Geflochtenes Haar braucht Elastizität verleihende Shampoos, die den Feuchtigkeitshaushalt regeln und trockene Kopfhaut verhindern.

ERFOLGREICH STYLEN

ERFOLGREICH STYLEN BEDEUTET DIE WAHL EINER FRISUR, DIE DEM TYP UND DEM EIGENEN LEBENSSTIL ENTSPRICHT, UND DAS ERLERNEN DER NÖTIGEN TECHNIKEN, UM DER FRISUR DEN RICHTIGEN PEPP ZU VERLEIHEN. HEUTE IST IM HANDEL EINE FAST UNÜBERSCHAUBARE PALETTE AN UTENSILIEN, HAARPRODUKTEN UND ELEKTRISCHEN STYLING-GERÄTEN ERHÄLTLICH, DIE BEI RICHTIGER ANWENDUNG UNGLAUBLICHE VERÄNDERUNGEN BEWIRKEN KÖNNEN. DER TRICK LIEGT DARIN, ZU WISSEN, WAS WANN VERWENDET WERDEN SOLL, UM DAS GEWÜNSCHTE ERGEBNIS ZU ERZIELEN.

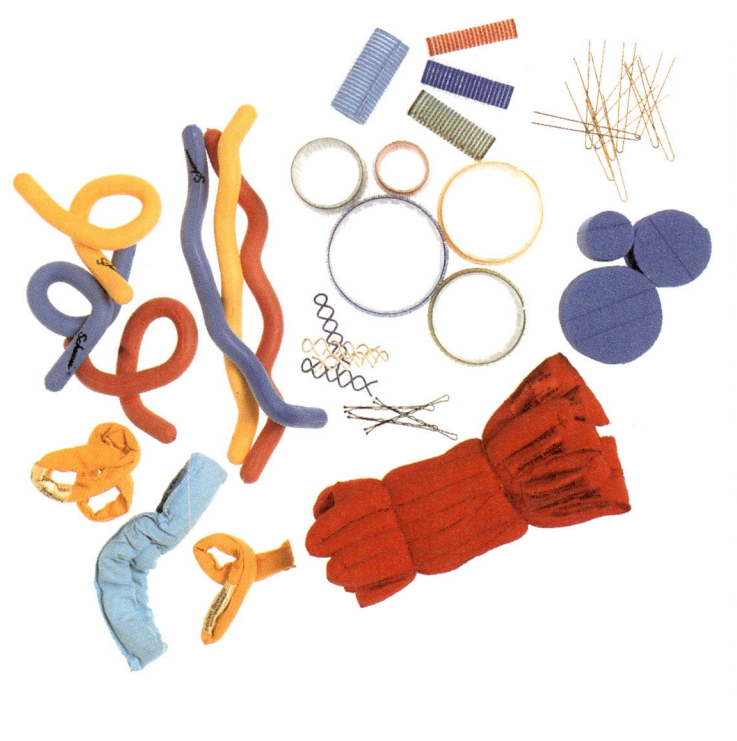

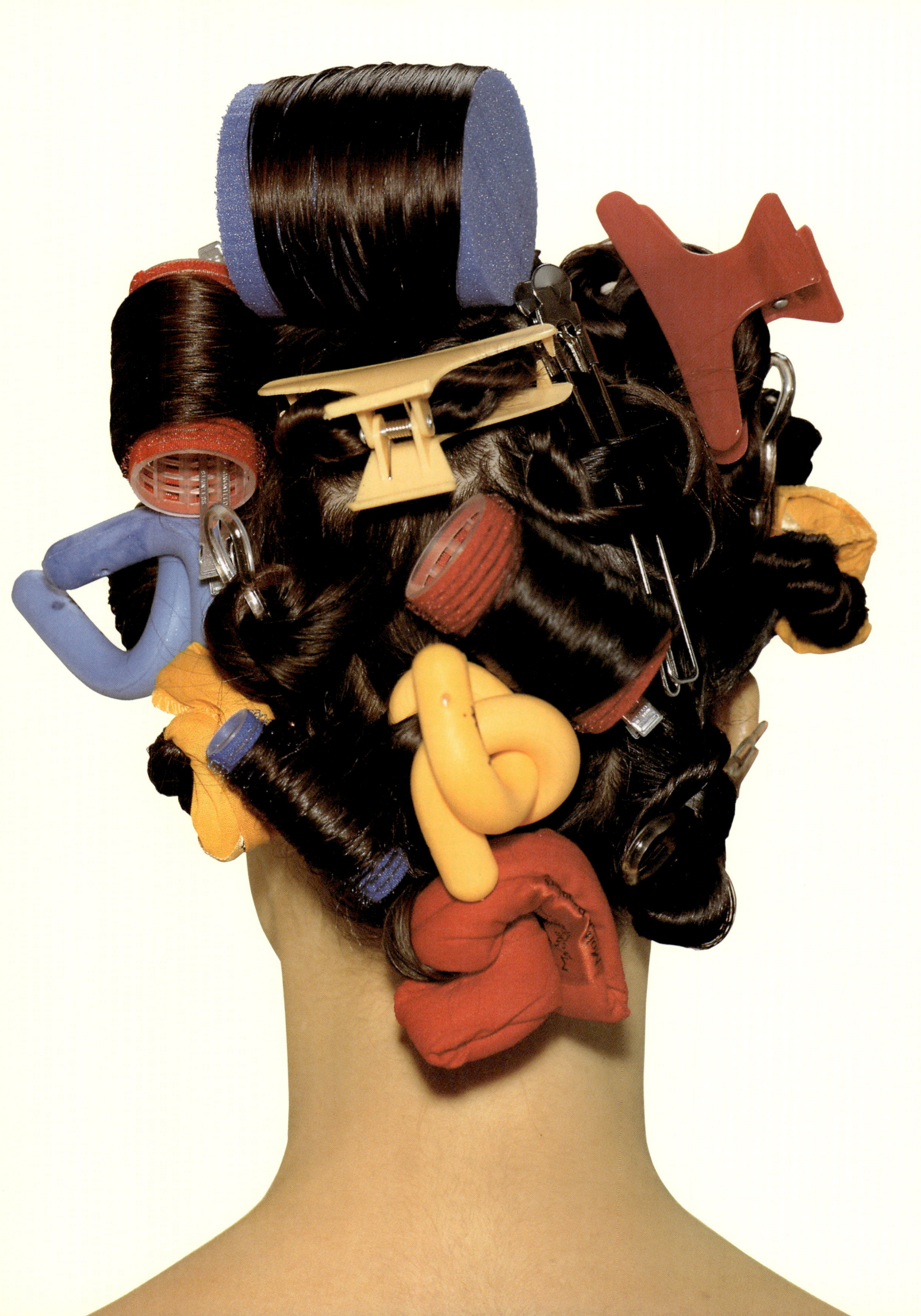

DER RICHTIGE SCHNITT FÜR IHR GESICHT

Machen Sie das Beste aus Ihrem Typ mit einer Frisur, die Ihr Gesicht optimal zur Geltung bringt. Dabei sollten Sie in erster Linie Ihre Gesichtsform beachten. Ist sie rund, oval, eckig oder länglich?

Wenn Sie sich nicht sicher sind, klemmen Sie Ihr Haar zurück. Stellen Sie sich gerade vor einen Spiegel und zeichnen Sie die Umrisse Ihres Gesichts mit Lippenstift nach. Wenn Sie dann ein paar Schritte zurücktreten, werden Sie erkennen, welche der folgenden Beschreibungen Ihre Gesichtsform am besten trifft.

DAS ECKIGE GESICHT

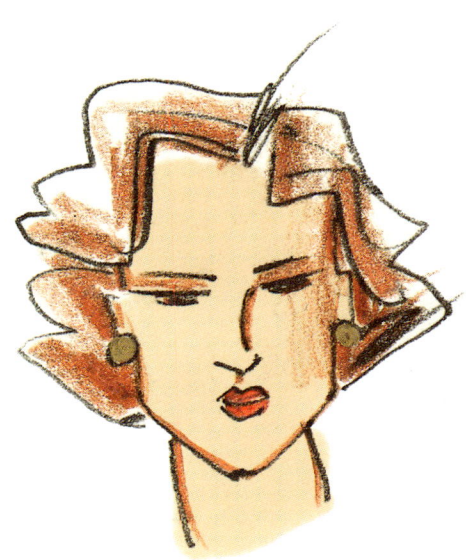

Das eckige Gesicht ist flächig, hat eine breite Stirn und eine kantige Kinnpartie. Hier paßt am besten ein langgestufter Haarschnitt, vorzugsweise weiche Wellen oder Locken, die von den harten Konturen ablenken. Der Scheitel sollte seitlich getragen und die Stirnfransen aus dem Gesicht gekämmt werden.
Vermeiden Sie: Strenge geometrische Schnitte – sie würden die Ecken nur betonen, lange Bobs mit Fransen, strenge Frisuren, bei denen das Haar aus dem Gesicht frisiert und in der Mitte gescheitelt wird.

DAS RUNDE GESICHT

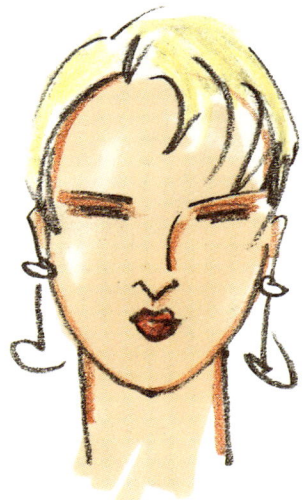

Beim runden Gesicht ist der Abstand zwischen Stirn und Kinn etwa gleich lang wie der Abstand zwischen den Wangen. Frisuren mit kurzem Pony verlängern das Gesicht. Ein Kurzhaarschnitt läßt das Gesicht schlanker aussehen.
Vermeiden Sie: Lockenfrisuren, denn sie machen Ihr Gesicht noch runder. Ebenso sehr fülliges, langes Haar oder streng aus dem Gesicht gekämmtes Haar.

DAS OVALE GESICHT

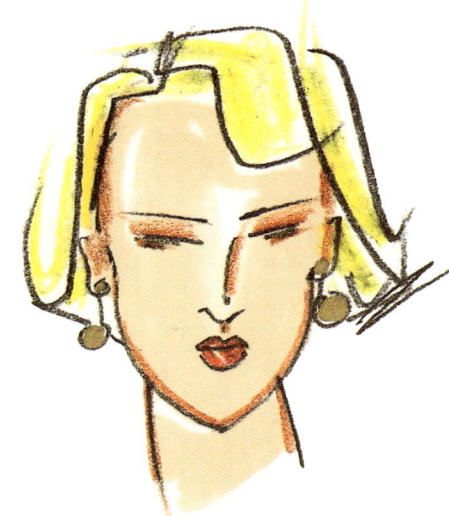

Das ovale Gesicht hat breite Backenknochen, die nach unten hin zu einem kleinen, oft betonten Kinn übergehen und nach oben zu einer relativ schmalen Stirn auslaufen. Experten sehen darin vielfach die optimale Gesichtsform für alle Formen und Arten von Frisuren.

DAS LÄNGLICHE GESICHT

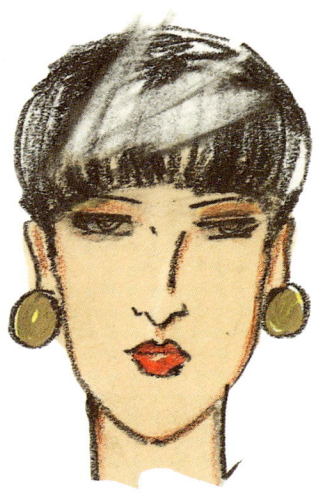

Das längliche Gesicht wird charakterisiert durch eine hohe Stirn und eine lange Kinnpartie. Deshalb braucht es Breite. Ein kurzer Stufenschnitt lenkt ab, genauso wie ein Fransenbob, der für horizontale Linien sorgt. Trockengeknetete Bobs oder ein lockiger Pagenschnitt gleichen ein längliches Gesicht aus.
Vermeiden Sie: Frisuren ohne Fransen und lange gerade Schnitte in einer Länge.

IHRE GESAMTERSCHEINUNG

Wenn Sie eine neue Frisur suchen, denken Sie auch an Ihre Körperformen. Sind Sie eher ein Birnentyp, dann wählen Sie keine Elfenfrisur. Sie würde die untere Körperhälfte betonen und Ihre Hüften noch breiter erscheinen lassen. Kleine Frauen sollten eine Lockenfülle vermeiden, da der Kopf dadurch größer erscheint und die Proportionen nicht mehr stimmen.

WENN SIE EINE BRILLE TRAGEN ...

Stimmen Sie nach Möglichkeit Fassung und Frisur aufeinander ab. Große Brillen können einen gepflegten Federschnitt erdrücken, eine zarte Brille wiederum kann bei einer voluminösen Frisur völlig untergehen. Nehmen Sie die Brille zum Friseur mit, damit er Sie bei der Beratung gleich berücksichtigen kann.

SPEZIELLE PROBLEME

❍ Eine hervorstehende Nase: Die Frisur sollte weich fallen.

❍ Ein markantes Kinn: Sorgen Sie für Volumen um die Kinnpartie.

❍ Eine niedrige Stirn: Wenige Stirnfransen sind vorteilhafter als ein voller Pony.

❍ Hohe Stirn: Kaschieren Sie sie mit einem Pony.

❍ Ein fliehendes Kinn: Wählen Sie eine Frisur knapp unter Kinnlänge, mit Wellen oder Locken.

❍ Unregelmäßiger Haaransatz: Ein fransiger Pony verdeckt das Problem.

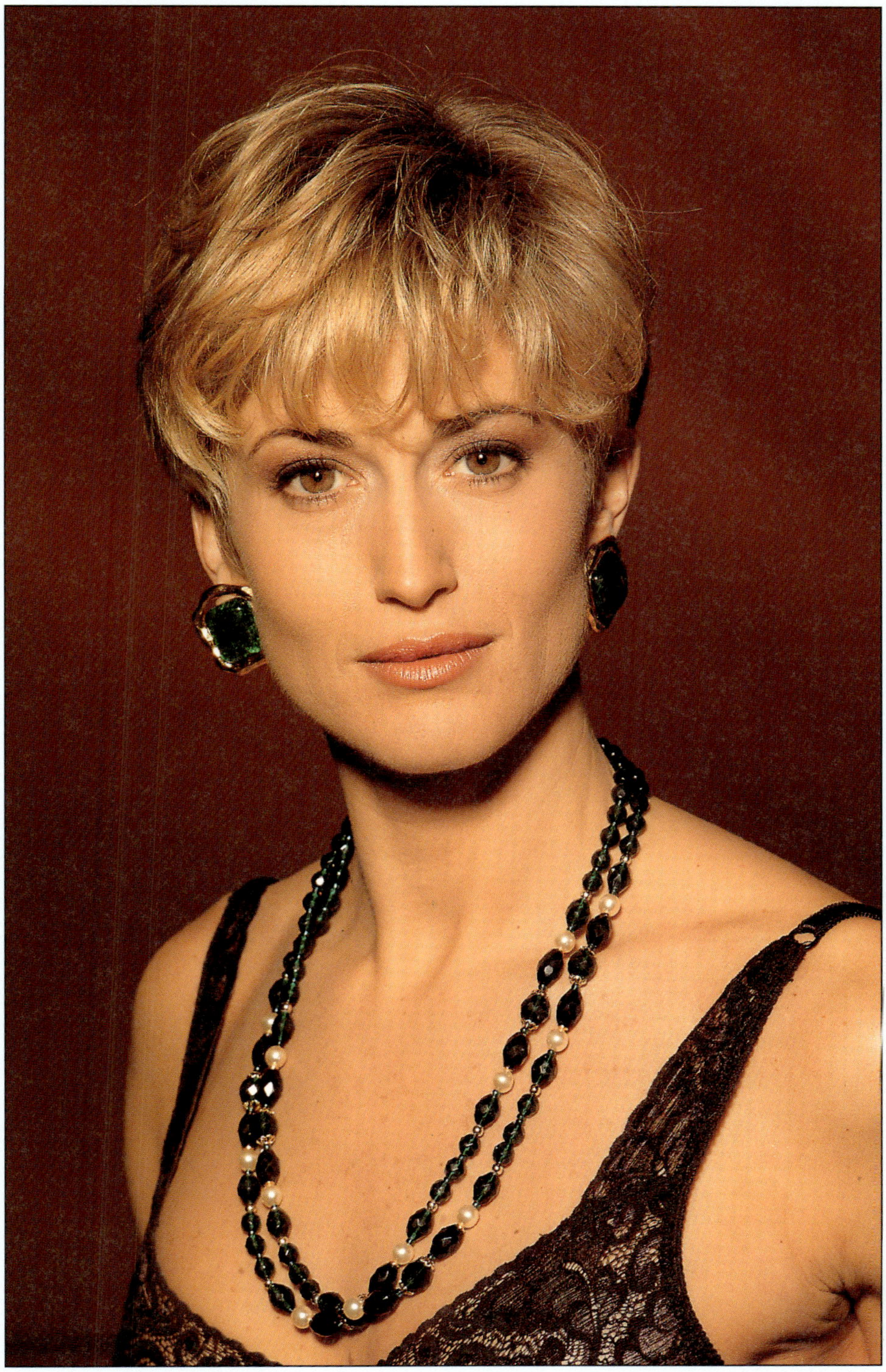

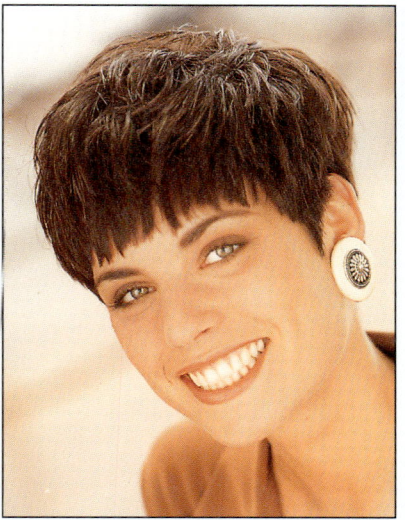

Links: Ein paar Stirnfransen, ins Gesicht gezupft, kaschieren eine niedrige Stirn. Von Sam Mcknight für Silvikrin.

Oben: Eine hohe Stirn oder einen unregelmäßigen Haaransatz kann ein voller Pony verdecken. Von Paul Falltrick. Foto: Iain Philpott.

Unten: Strenge Gesichtszüge gewinnen durch eine weiche, volle Frisur. Von Jed Hamill bei Graham Webb International für Clynol. Foto: Ian Hooton.

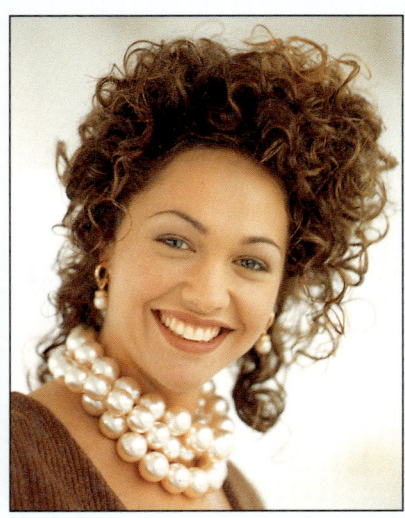

FRISUREN FÜR KURZES HAAR

Kurzes Haar kann knapp oder sehr knapp
geschnitten sowie auf verschiedene Arten
durchgestuft werden.

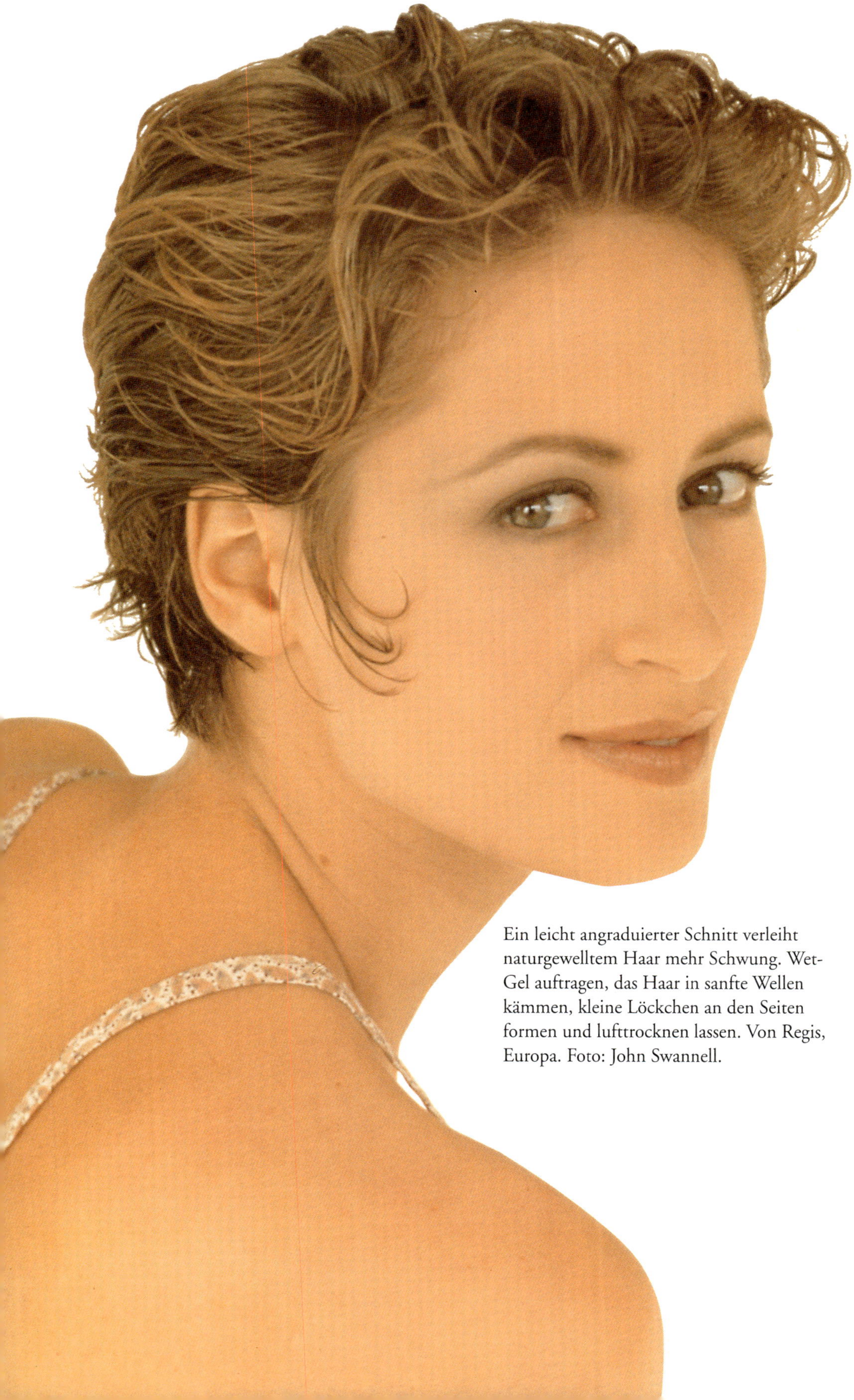

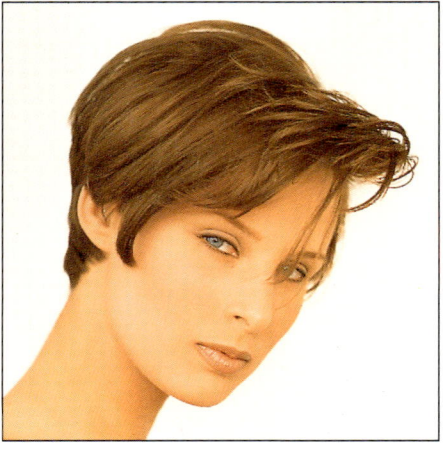

Ein leichter Stufenschnitt mit kurzer Nacken-
partie eignet sich für feines, glattes Haar. Eine
Ansatzdauerwelle sorgt für Volumen am
Oberkopf. Mit Stylingschaum trockenkneten.
Von Yosh Toya, San Francisco. Foto: Gen.

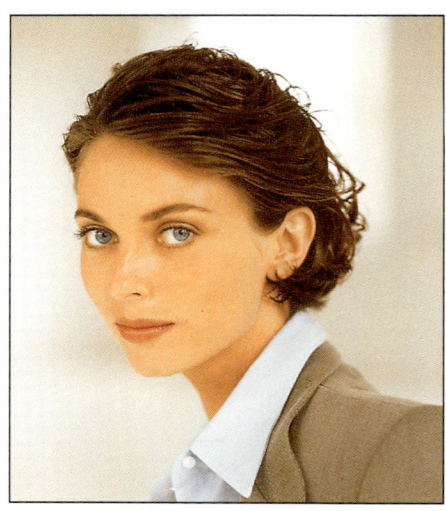

Ein leicht angraduierter Schnitt verleiht
naturgewelltem Haar mehr Schwung. Wet-
Gel auftragen, das Haar in sanfte Wellen
kämmen, kleine Löckchen an den Seiten
formen und lufttrocknen lassen. Von Regis,
Europa. Foto: John Swannell.

Ein Bob für naturgewelltes Haar auf gleicher
Länge. Haare hinter die Ohren klemmen.
Wet-Gel sorgt für Sitz und betont die Wellen.
Von Regis, Europa. Foto: John Swannel.

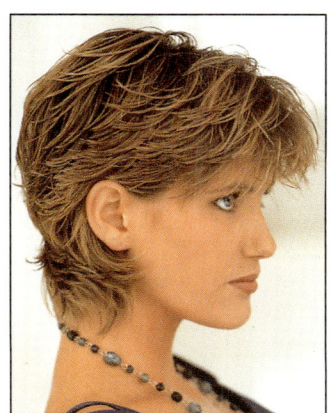
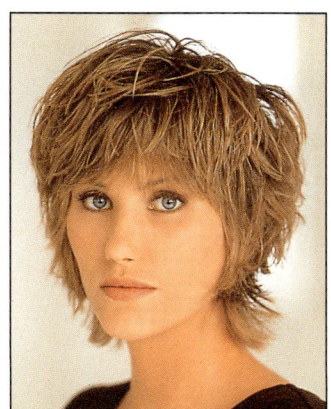

Ganz links: Dickes Haar mit einem Federschnitt in Stufen schneiden, im Nacken eine Spur länger lassen. Das Haar aufhellen und dann mit einer Bürste in Form fönen.
Links: Als Variante Haare über die Ohren kämmen. Von Regis Europa. Foto: John Swannell.

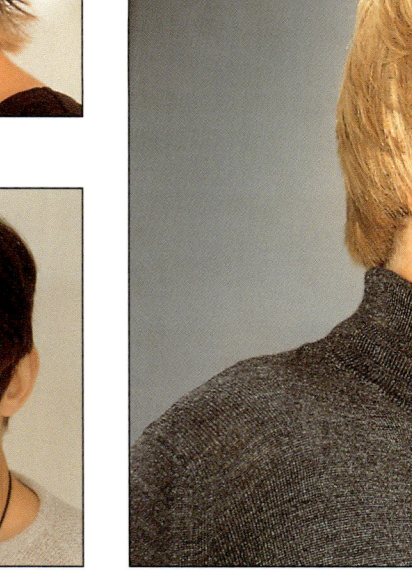

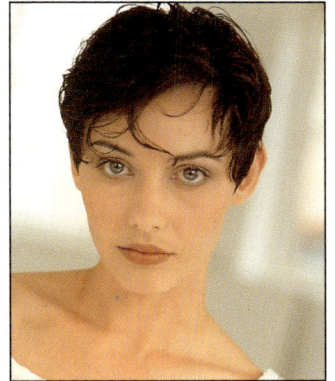
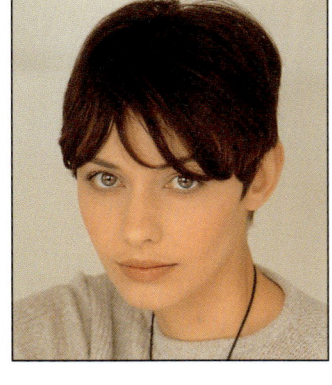

Links: Feines Haar leicht angraduieren. Dann mit Fönschaum einmassieren und schließlich das Haar mit den Fingern trockenrubbeln, um es am Ansatz zu heben.
Rechts: Derselbe Schnitt, mit der Rundbürste über den Kopf gefönt. Von Regis, Europa. Foto: John Swannell.

Mittleres Haar in Stufen schneiden, die dem Gesicht Konturen geben. Fönschaum vom Ansatz in die Spitzen kneten. Von hinten nach vorn fönen und mit den Fingern nachhelfen. Von Paul Falltrick, Falltricks, Essex, für Clynol. Foto: Alistair Hughes.

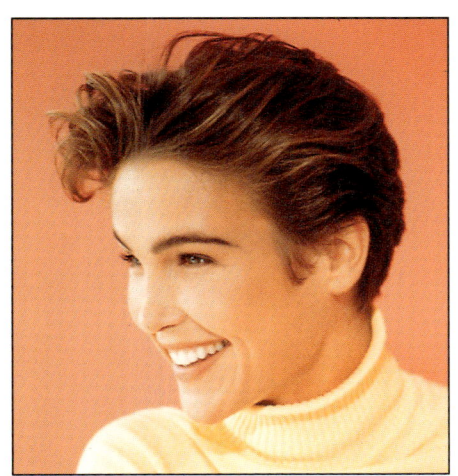
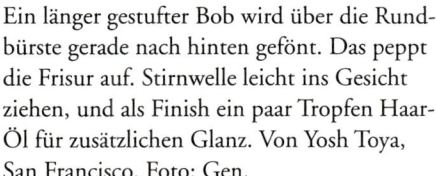

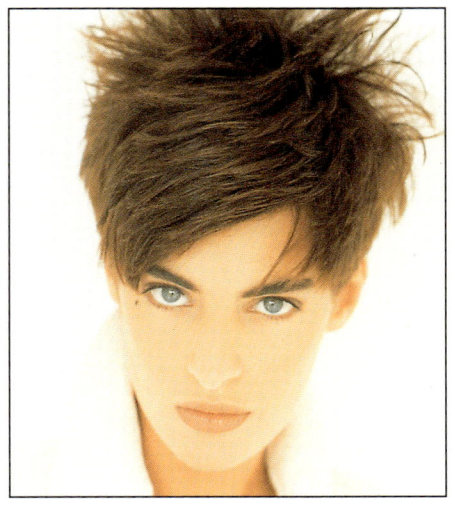

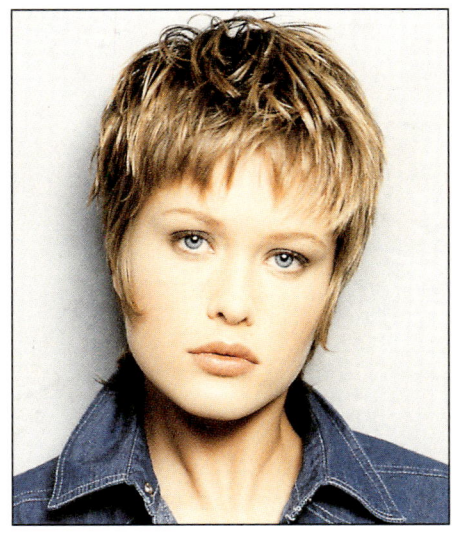

Ein länger gestufter Bob wird über die Rundbürste gerade nach hinten gefönt. Das peppt die Frisur auf. Stirnwelle leicht ins Gesicht ziehen, und als Finish ein paar Tropfen Haar-Öl für zusätzlichen Glanz. Von Yosh Toya, San Francisco. Foto: Gen.

Mittleres Haar in gleich lange Stufen schneiden, mit einem starken Schaumfestiger so trockenfönen, daß die Strähnen hinten hochstehen. Einen Hauch Lack darübersprühen. Von Daniel Galvin, London.

Ein kurzer Bubikopf ist für alle Haarstärken geeignet. Glanzeffekte machen die Frisur interessanter und verleihen mehr Fülle. Von Nicky Clarke, London. Foto: Paul Cox.

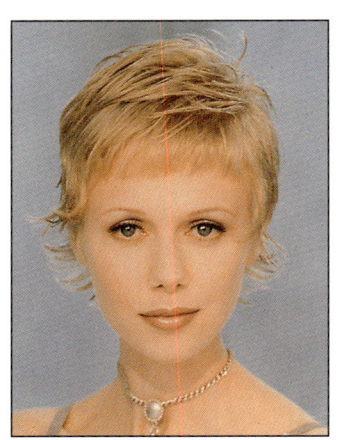

Ein kurzer Federschnitt, der sich vom knappen, geraden Pony absetzt, kann entweder luftgetrocknet oder gefönt und mit den Fingern zurechtgezupft werden. Von Anestis Kyprianou von Cobella, London, für Schwarzkopf. Foto: Martin Evening.

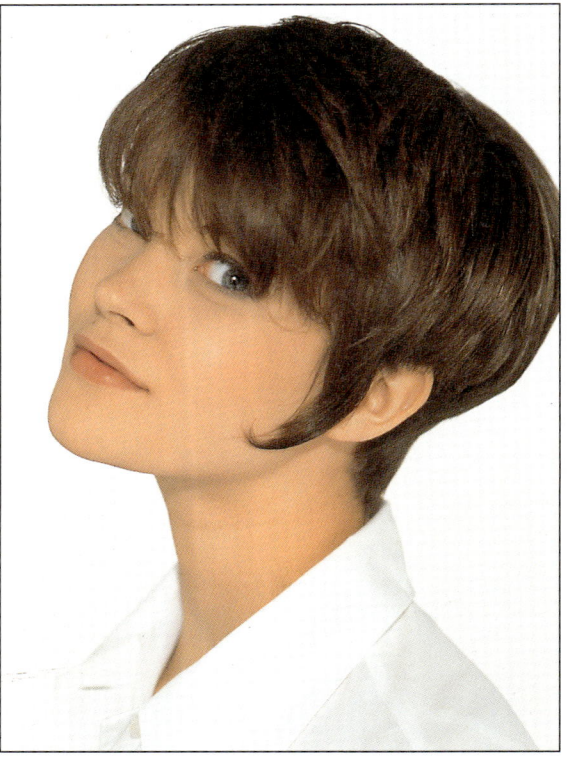

Haar mittlerer Stärke wird für Superfülle am Oberkopf angraduiert. Fönschaum vom Haaransatz bis in die Spitzen auftragen. Vom Wirbel aus ins Gesicht fönen. Von Neville Daniel, London, für Lamaur.

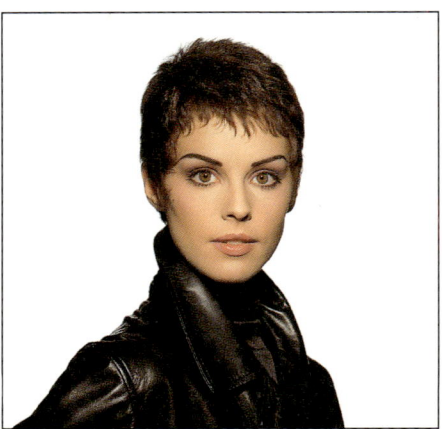

Stark gelocktes, störrisches Haar raspelkurz schneiden, dann mit einem Hauch von Wachs strähnen und zuletzt lässig zerzausen. Von Frank Hession, Dublin, Irland, für L'Oréal Coiffure.

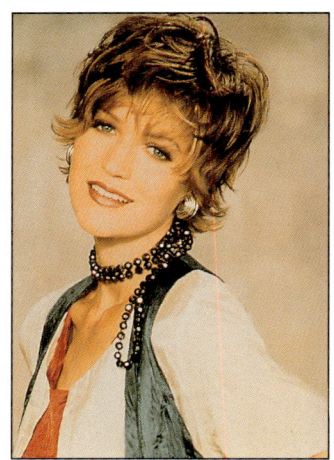

Diese weiche Linie ist ideal für stärkere Naturwellen. Der Stufenschnitt sorgt zusätzlich für Schwung. Etwas Fönschaum (Styling-Gel hat denselben Effekt) auftragen, lufttrocknen lassen, gelegentlich mit den Fingern Locken zurechtzupfen. Von Beverly Kyprianou von Cobella, London, für Schwarzkopf. Foto: Martin Evening.

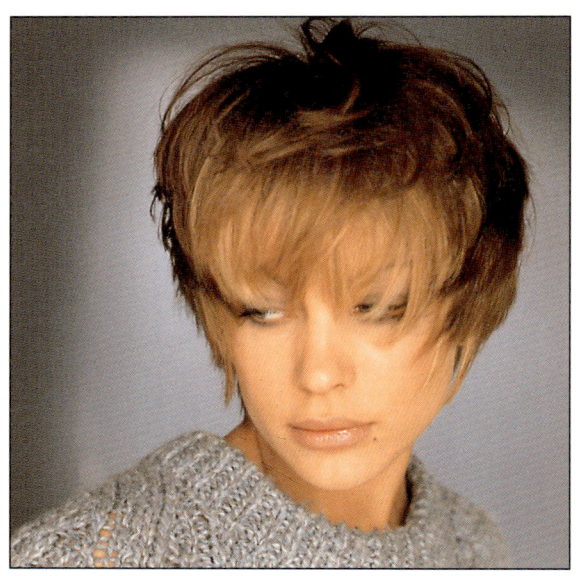

Ein Messerschnitt für dickes Haar sorgt für Schwung. Ein paar Sekunden auf höchster Stufe trockenfönen, gleichzeitig in alle Richtungen bürsten. So entsteht zusätzlich Bewegung. Von John Frieda, London und New York.

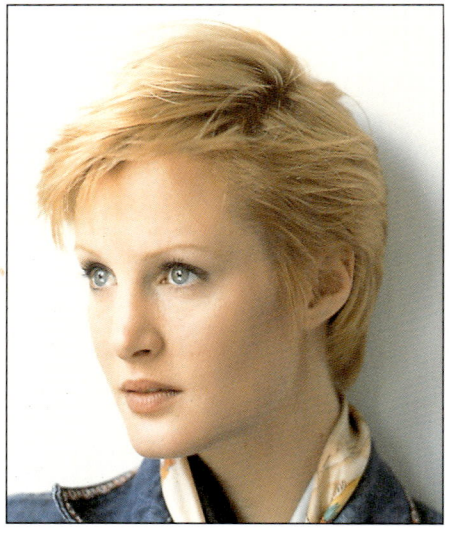

Honigblond aufgehelltes Haar erhält durch den Kurzhaarschnitt extra Pfiff. In Form fönen, mit Wachs strähnen. Von Yosh Toya, San Francisco. Foto: Gen.

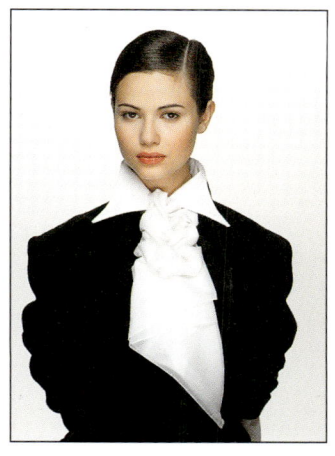

Gleich langes Haar seitlich schei-
teln. Mit Wet-Gel streng an den
Kopf kämmen. Alle Fotos dieser
Reihe von Joseph und Jane
Harling, Avon, England,
Foto: Ruth Crafer.

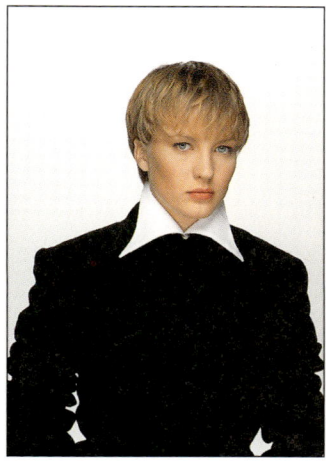

Feines Haar wird leicht gestuft.
Nach vorn kämmen, etwas
Wachs zwischen den Hand-
flächen verreiben, mit den
Fingerspitzen auftragen und ein-
zelne Strähnchen zurechtzupfen.

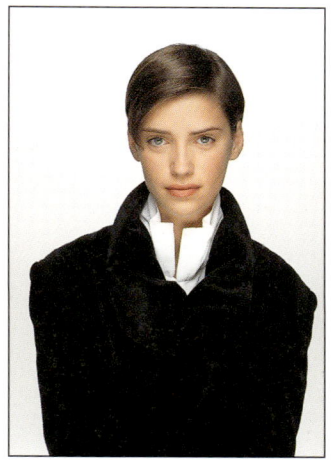

Ein dicker, stufenloser Bob wird
vom Seitenscheitel aus sanft
geföhnt. Zunächst mit Haarspray
besprühen, dann nur mit den
Händen glattstreichen.

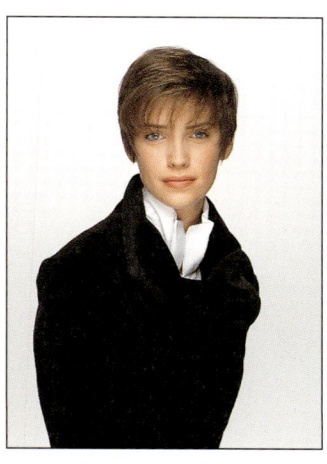

Eine leichte Dauerwelle für
feines, fedriges Haar sorgt für
mehr Volumen. Eine stärkere
Tönung verleiht diesem Haartyp
mehr Power.

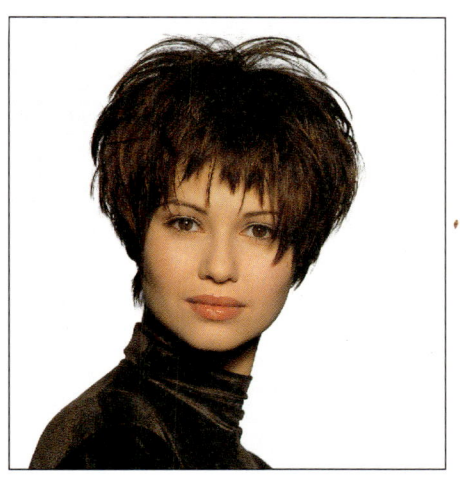

Lässig gebändigt: Es sind ungleichmäßige
Stufen, die dickem Haar diese Struktur
verleihen. Mit Schaum über der Bürste fönen
sorgt für die Hochform. Von Alan Edwards
für L'Oréal Coiffure.

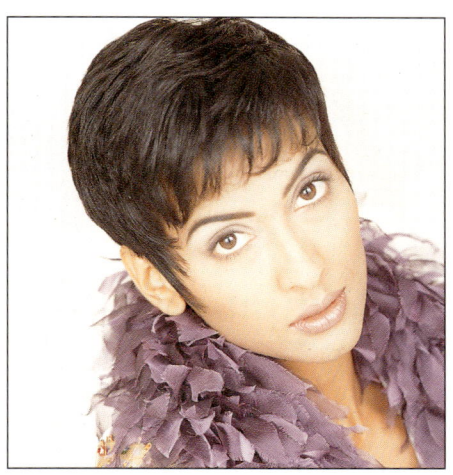

Eine Ansatzdauerwelle bringt Volumen am
Scheitel bei diesem kurzen, raffinierten
Stufenschnitt. Mit Fönschaum vom Scheitel
ins Gesicht fönen. Von Neville Daniel,
London. Foto: Will White.

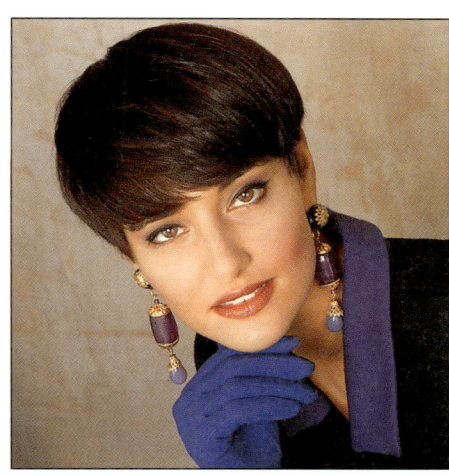

Bei geradem Haar schmeichelt ein hübscher
Schnitt dem Gesicht. Von hinten ins Gesicht
fönen. Ein Hauch Spray erzeugt zusätzlichen
Glanz. Von Andrew Collinge, Liverpool, und
Harrods, London. Foto: Iain Philpott.

FRISUREN FÜR HALBLANGES HAAR

Haar mittlerer Länge kann als glatter Bob getragen werden oder leicht gestuft für verschiedene Anlässe.

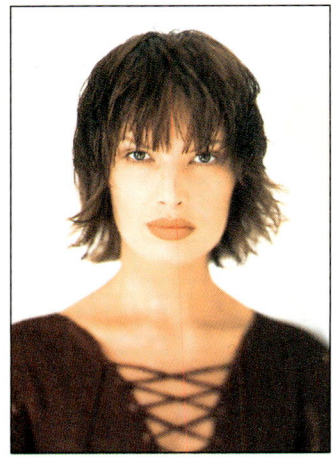

Der Stufenschnitt verleiht dieser Frisur im Stil der 70er Jahre ein frisches Aussehen. Haare mit Stylingspray anfeuchten und vortrocknen lassen. Zum Schluß kommt etwas Glanzcreme darauf. Von Trevor Sorbie, London. Foto: Mark Havrilliak.

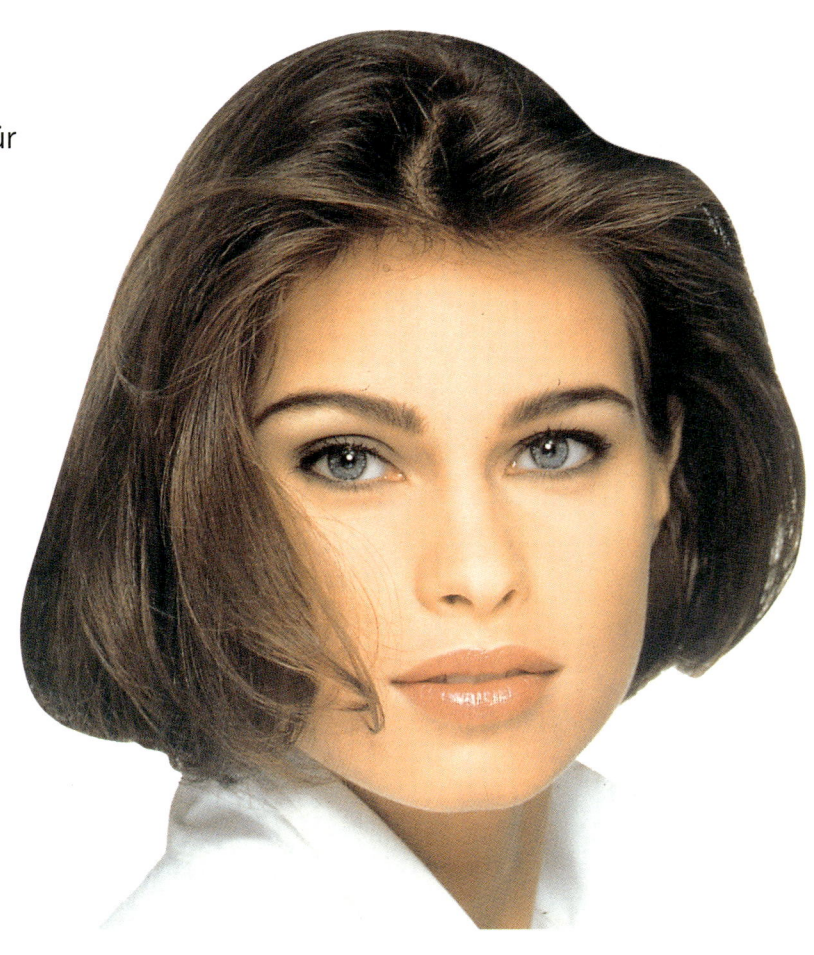

Oben: Feines halblanges Haar wirkt durch einen stumpfen Schnitt knapp unter dem Ohrläppchen kräftiger. Diese Frisur kann entweder auf Wickler gelegt und dann mit der Bürste glattfrisiert oder nur über der Rundbürste trockengefönt werden. Für L'Oréal.

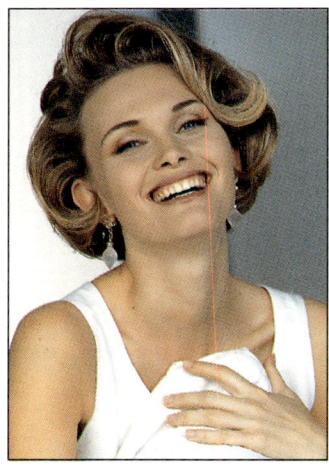

Ein stufenloser Bob für mittelstarkes Haar. Auf das vorgetrocknete Haar kommt Stylingspray. Haare dann auf große Wickler rollen und unter der Trockenhaube trocknen. Wickler herausnehmen und Haare in Form bürsten. Von Charles Worthington, Worthingtons, London, für L'Oréal Coiffure.

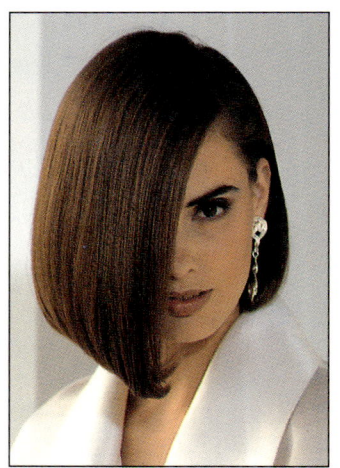

Ein längerer, angraduierter Pagenkopf ist optimal für dickes, gerades Haar. Eine Intensivtönung verleiht zusätzlich Schimmer. Von Umberto Giannino, Kidderminster, England, für L'Oréal Coiffure.

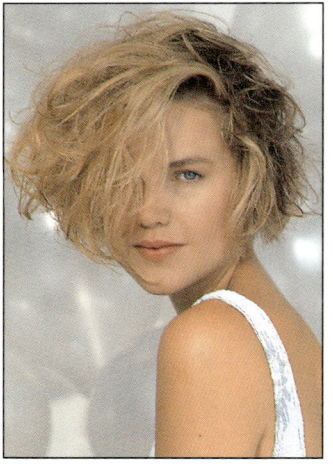

Struwwelfrisur: Ein halblanger blondgefärbter Bob wird mit Fönschaum trockengeknetet. Fönaufsatz verwenden, das verleiht mehr Volumen. Von Stuart Kirby von Eaton Hair Group, Portsmouth, für L'Oréal Coiffure.

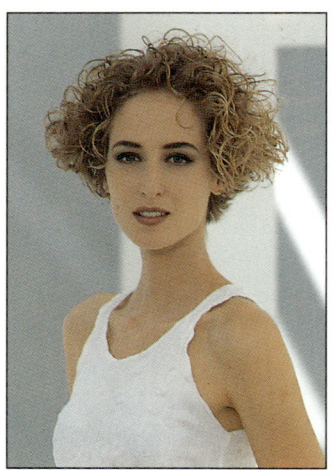

Ein Stufenschnitt mit Dauerwelle für jede Menge Bewegung. Trockenkneten, dabei Kopf leicht nach unten halten, sorgt für maximales Volumen. Von Anthony Mascolo, Toni&Guy, London, für L'Oréal Coiffure.

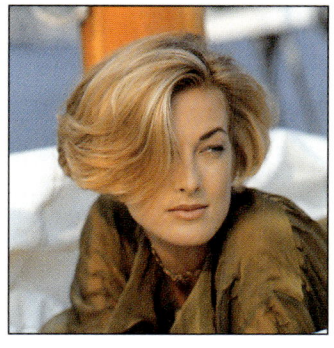

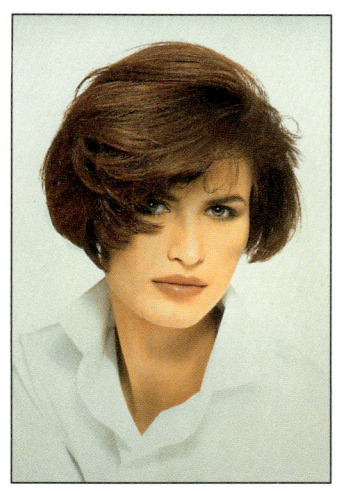

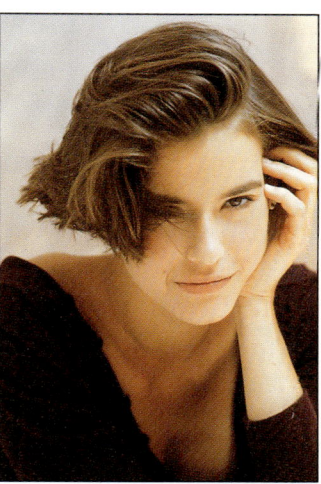

Ein leicht goldblond aufgehellter Bob mit natürlichen, warmen Farbreflexen, der föngetrocknet wurde. Für das Styling wird ein sanfter Formspray verwendet. Von Barbara Daley Hair Studio, Liverpool, England, für L'Oréal Coiffure.

Mit dem Rasiermesser geschnittener Bob sorgt für Abstufung. Die Frisur wirkt beweglich. Eine Mahagonitönung gibt dem Haar mehr Struktur. Mit Fönschaum trockenfönen. Für L'Oréal.

Links: Ein Pagenschnitt für dickes Haar. Mit Fönlotion besprühen, dann auf große Wickler rollen. Das trockene Haar durchbürsten. Das ergibt eine weiche Frisur mit viel Volumen. *Rechts:* Derselbe Schnitt, über der Stylingbürste glattgefönt. Von Mod Hair, Frankreich, für Schwarzkopf.

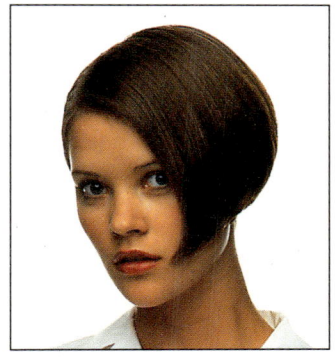

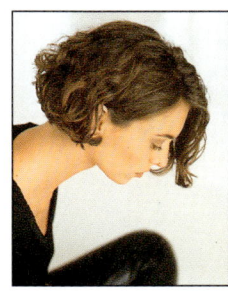

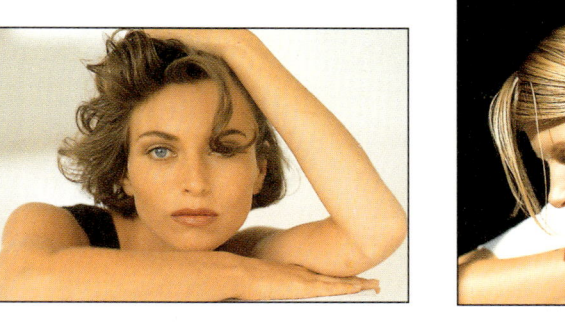

Ein glatter, angraduierter Bob mit langen Seitenpartien und kurz angeschnittenem Nacken. Für Farbton und Glanz sorgt eine länger anhaltende Intensivtönung. Über einer Rundbürste glattfönen, Spitzen nach innen biegen. Für L'Oréal.

Links: Ein stumpfer Schnitt sorgt für natürliche Bewegung. Haare lufttrocknen oder Fön mit flachem Fönaufsatz verwenden. *Rechts:* Derselbe Schnitt, mit Fönlotion besprühen, auf große Wickler legen. Die trockenen Haare mit den Fingern zurechtzwirbeln, nicht bürsten. Von Regis, Europa. Foto: John Swannell.

Dickes, gerades Haar wird stark aufgehellt, und mit einem stumpfen Schnitt entsteht ein glatter Bob. Fönen oder an der Luft trocknen. Von Yosh Toya, San Francisco. Foto: Gen.

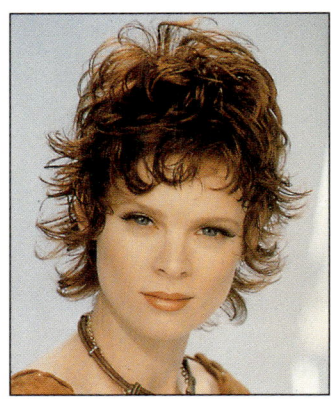

Links: Gewelltes Haar in kurze Stufen schneiden. Durch die Stufen entstehen mehr Locken und Bewegung, was eine weiche, feminine Frisur ergibt. Zum Trocknen Fönschaum verwenden und mit den Fingern anheben. Der Fön sorgt für Fülle und Volumen am Oberkopf. Von Cobella, London, für Schwarzkopf. Foto: Martin Evening.

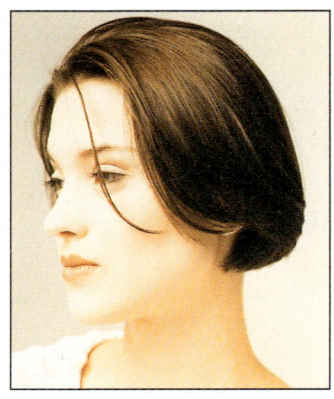

Links: Eine sanfte Volumendauerwelle gibt diesem Bob Fülle. Das gleich lange Haar sanft fönen. Schaum peppt die Frisur auf. Von Yosh Toya, San Francisco. Foto: Gen.

FRISUREN FÜR LANGES HAAR

Lange Haare können in Wellen oder als Lockenmähne getragen werden oder einfach frei herunterfallen.

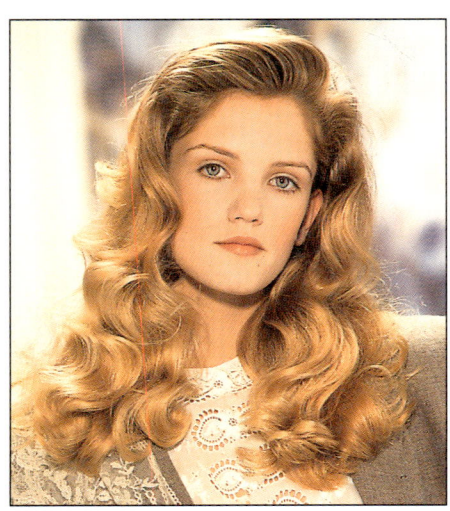

Naturgewelltes Haar auf Wickler rollen, unter der Haube trocknen, dann leicht durchbürsten. Mit einer leichten Dauerwelle läßt sich der gleiche Effekt erzielen. Von Stephen Carey, London.

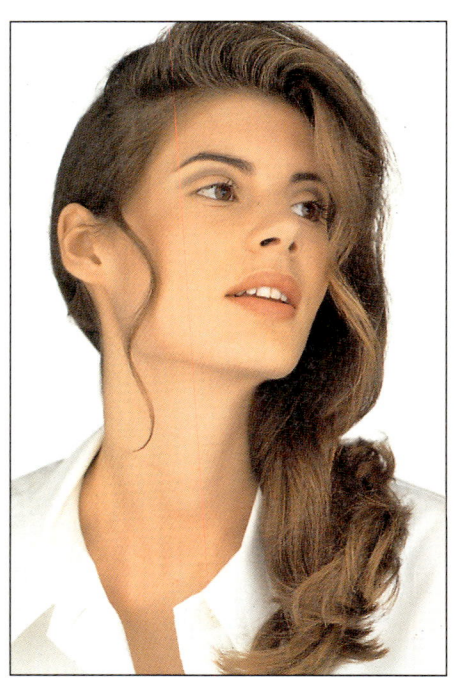

Hier wird zunächst Stylingspray verwendet, dann das Haar auf große Wickler gerollt. Die trockenen Haare auf eine Seite kämmen, in weiche Wellen fallen lassen und eine feine Strähne vor das Ohr ziehen. Von Neville Daniel, London, für Lamaur.

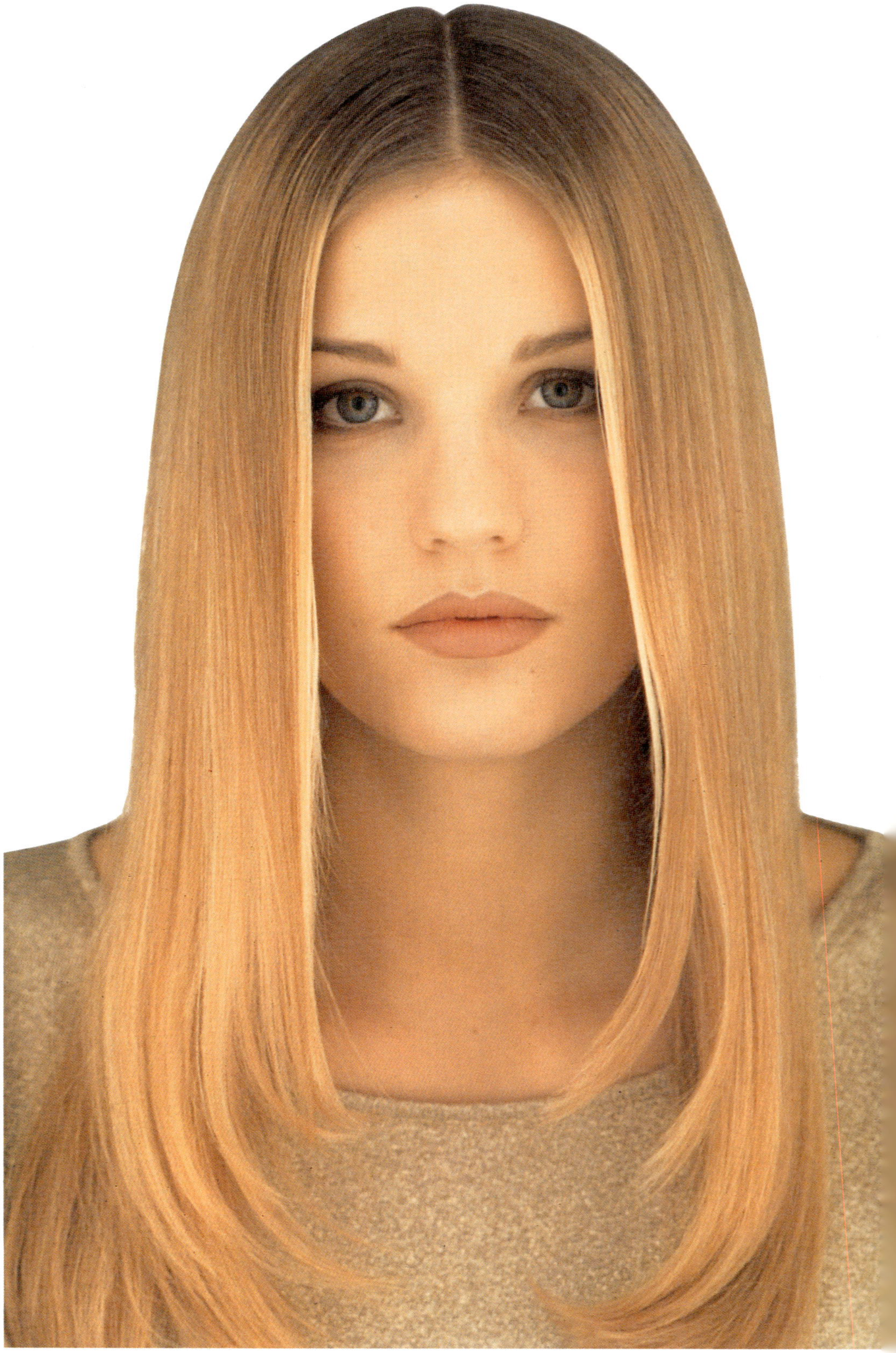

Oben: Sorgt für Aufmerksamkeit: Lange glatte Haare werden an den Seiten ausgefranst. Waschen und pflegen, an der Luft trocknen lassen. Von Neville Daniel, London, für Lamaur.

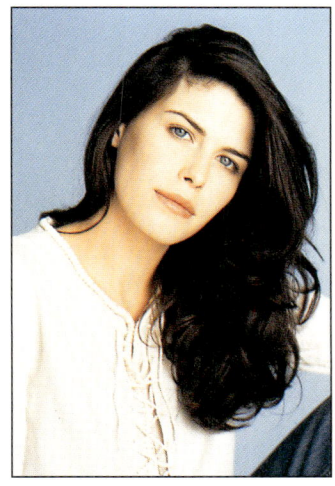 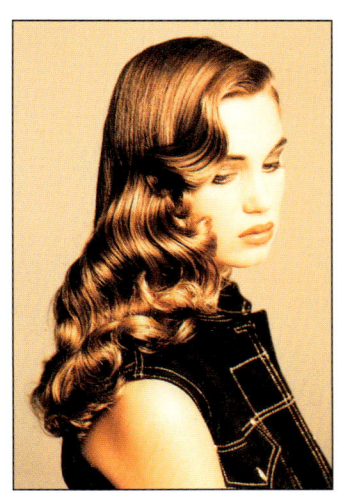 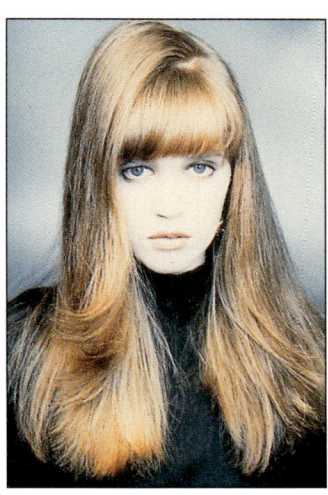 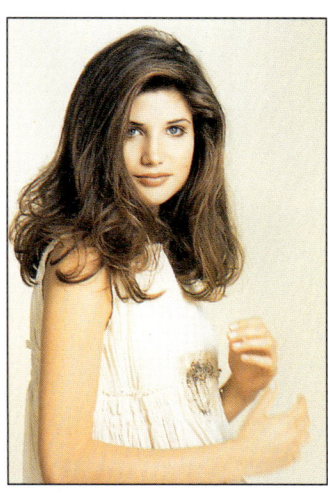

Eine Pflanzenfarbe intensiviert die Wirkung und läßt die Haare dicker erscheinen. Einfach mit dem Fön stylen. Von Daniel Galvin, London.

Unter der Lockenschere entstehen sanfte, üppige Wellen. Haare anschließend leicht durchkämmen. Glanzspray als Finish. Von Nicky Clarke, London.

Dickes Haar wird an den Seiten angraduiert, der volle Pony entspricht ganz dem Look der 60er Jahre. Glattfönen oder an der Luft trocknen. Von John Frieda, London und New York.

Auf die gewaschenen Haare Festiger geben, auf große Wickler rollen und heiß trocknen. Wickler herausnehmen, das komplett trockene Haar am Ansatz leicht toupieren. Das gibt Volumen und Fülle am Oberkopf. Von Daniel Galvin, London.

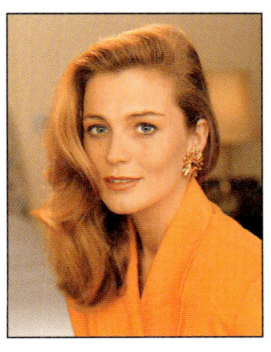 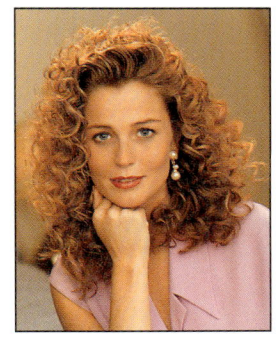

Links außen: Haare waschen, pflegen, antrocknen, Fönschaum einkämmen und auf Heißwickler drehen. Anschließend in weiche Wellen bürsten.
Links: Hier wird als Alternative die Lockenschere verwendet. Papilloten würden sich ebenfalls eignen. Für Silvikrin, London.

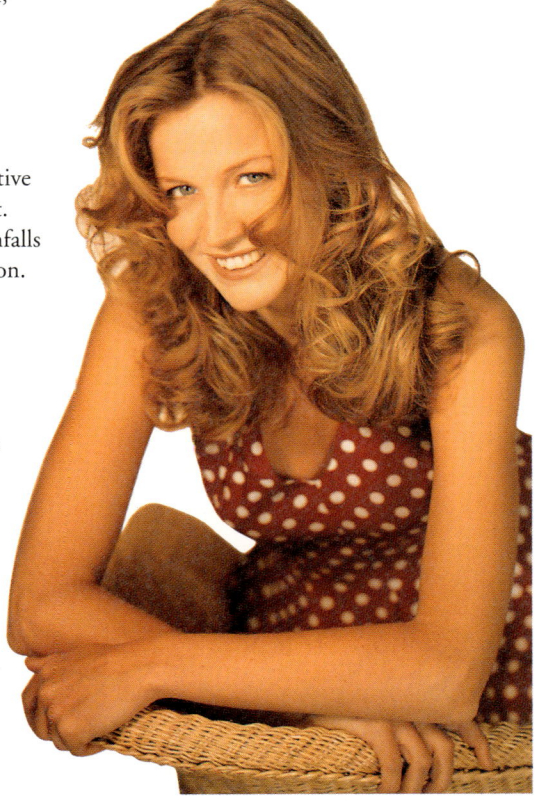

Links: Ein kräftiger Stufenschnitt mit Spray-Gel am Ansatz sorgt für die enorme Fülle. Leicht antoupieren, Deckhaar darüberbürsten. Von Daniel Galvin, London.

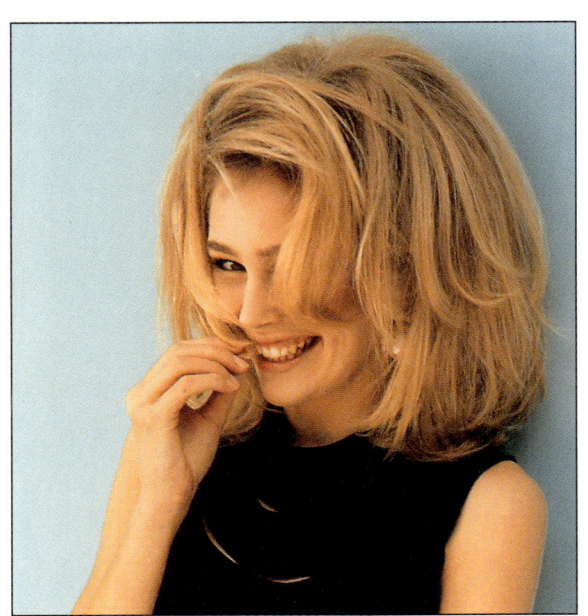

Naturgewelltes Haar wird leicht gestuft und dann auf große Wickler gerollt. Das trockene Haar leicht bürsten, damit Wellen und Löckchen aufspringen. Von Daniel Galvin, London.

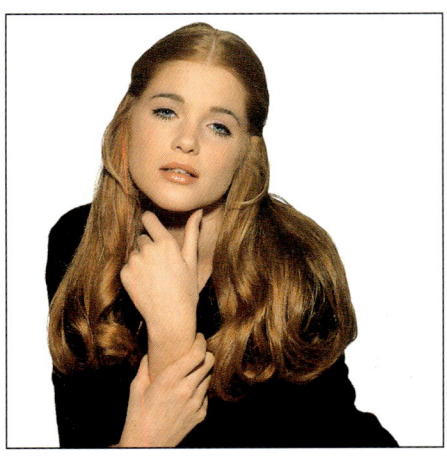

Haare mit Fönlotion besprühen, auf heizbare Wickler rollen. Trockene Haare mit einer Bürste mit Naturborsten sanft in weiche Wellen legen. Von Adam Lyons, Grays, Essex, England, für L'Oréal Coiffure.

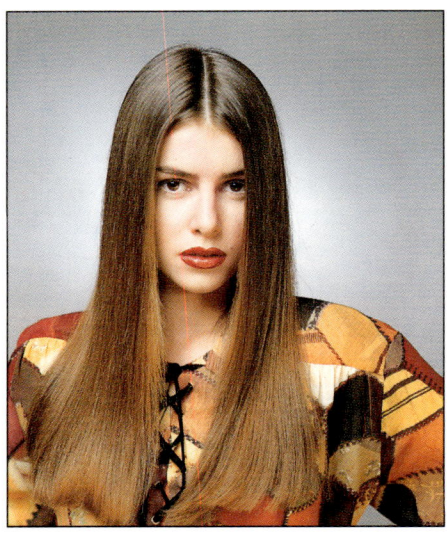

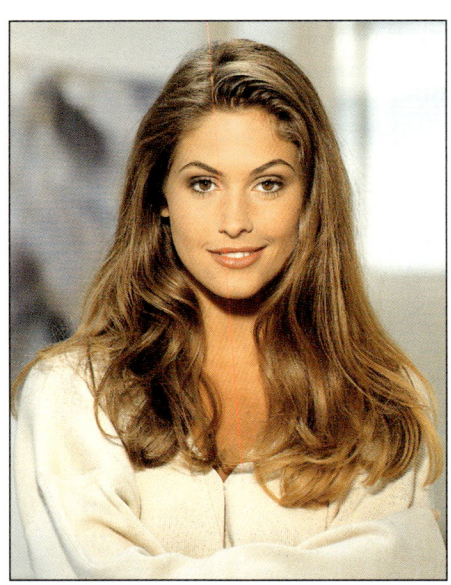

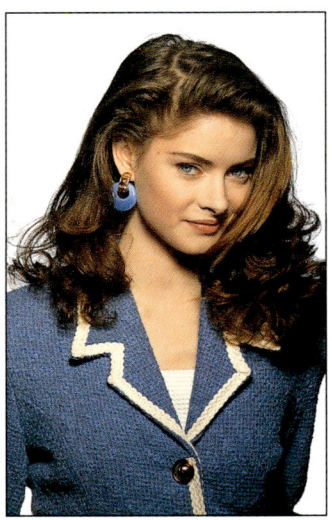

Oben: Störrisches Haar wird nur getrocknet, dann mit der Lockenschere auf ganzer Länge gelockt. Leichtes Durchbürsten verleiht eine sanfte Bewegung. Von Keith Harris für Braun.

Links: Langes glattes Haar wird an den Enden stumpf abgeschnitten und vom Mittelscheitel aus in Form gebracht. Von Taylor Ferguson, Glasgow, Schottland.

Links: Für extra Fülle in gleich langem Haar den Kopf nach vorn neigen und Haare mit Formlotion anfeuchten. Mit den Händen ein bißchen am Ansatz kneten, dann wieder aufrichten. Von Paul Falltrick, Falltricks, Essex, England, für Clynol. Foto: Alistair Hughes.

WÄHLEN SIE EINE

Die folgenden Frisuren zeigen, wie vielseitig gleich langes Haar verwandelt werden kann.

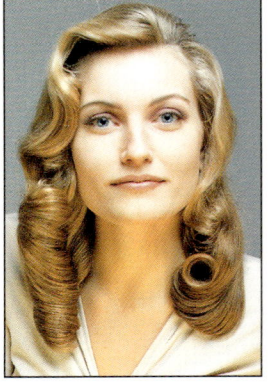

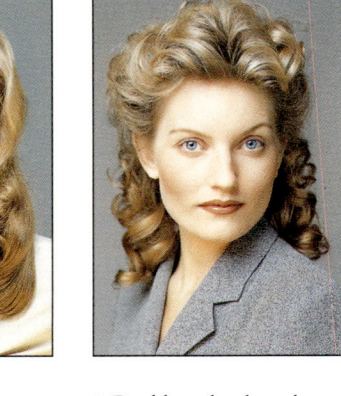

1 Weiche Wellen entstehen durch Wickler.

2 Deckhaar hochstecken. Haare am Hinterkopf in Kringellocken drehen.

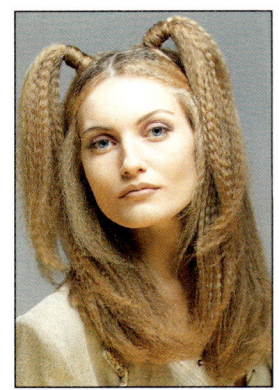

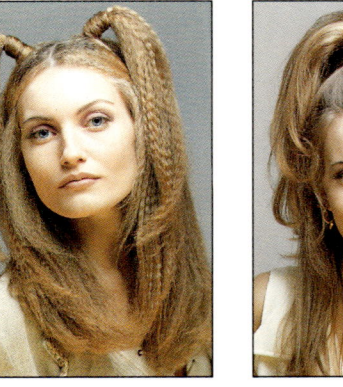

3 Zwei dicke Strähnen sorgfältig am Oberkopf abbinden, Haare strähnchenweise kreppen.

4 Pferdeschwanz am Oberkopf abbinden, mit einer dünnen Haarsträhne umwickeln, frei herabfallen lassen.

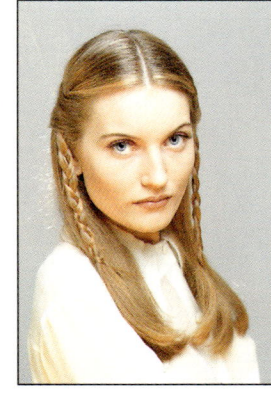

5 Haare zurückklemmen, an jeder Seite zwei einfache Zöpfchen einarbeiten.

Frisuren von Taylor Ferguson, Glasgow, Schottland.

FRISUREN FÜR BESONDERE ANLÄSSE

Frisuren, die Sie inspirieren, Ihr langes Haar für spezielle Gelegenheiten in Form zu bringen.

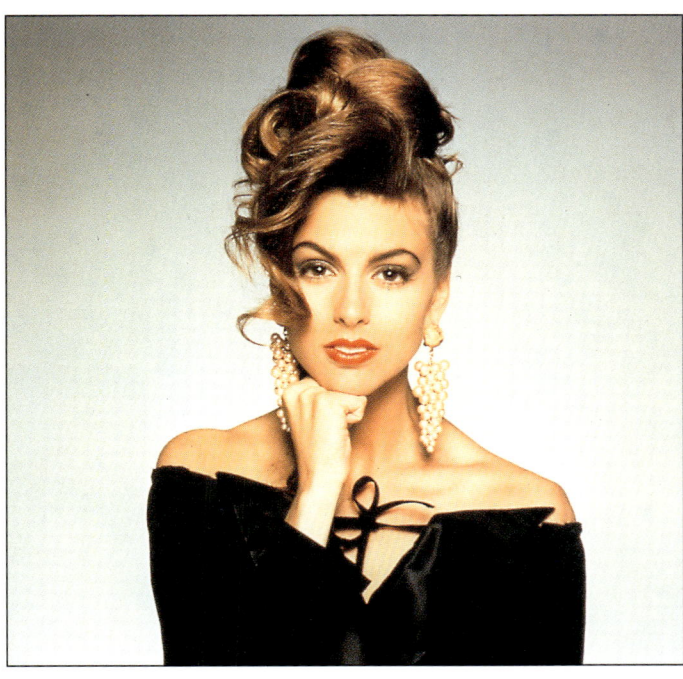

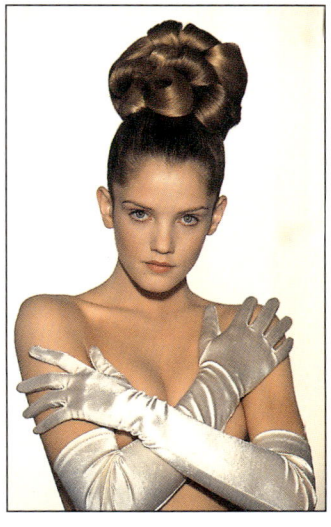

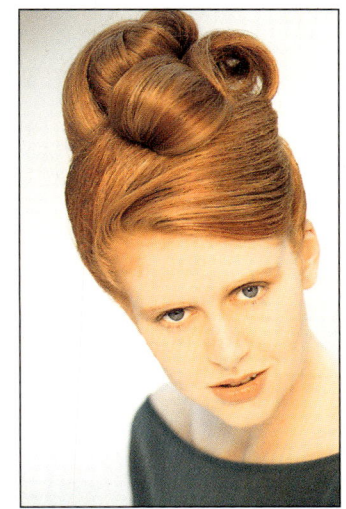

Haare sanft zu großen Locken formen und hochstecken. Eine Strähne seitlich ins Gesicht fallen lassen, damit das Ganze aufgelockert wird. Von Zotos International.

Haare am Oberkopf zum Schopf zusammenbinden, einzelne Strähnen abteilen und in Locken winden. Sind Ihre Haare für diese Frisur nicht lang genug, so können Sie ein Haarteil verwenden. Von Steven Carey, London. Foto: Alistair Hughes.

Kräftige Blond- und Kupferreflexe bringen die Haare auf Hochglanz. Die Vorderpartie abteilen, das Hinterkopfhaar zu einem hohen Pferdeschwanz festbinden, dann Strähnen abteilen, in Schlingen legen und feststecken. Ponypartie glatt zurücklegen, am Hinterkopf befestigen. Für Schwarzkopf.

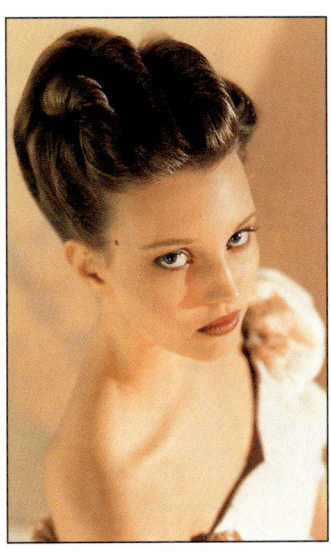

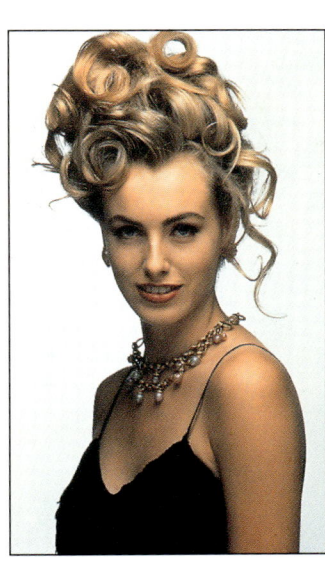

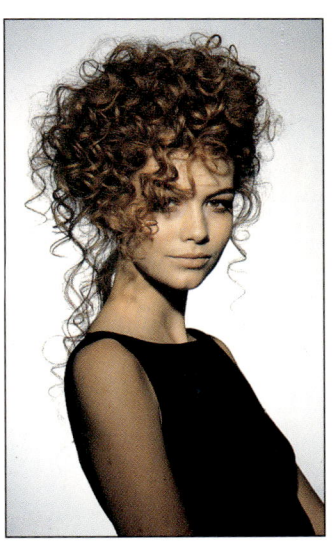

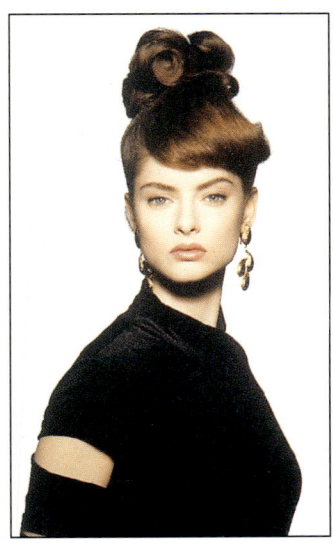

Lange Haare hochziehen. Der Trick bei dieser Frisur ist, viele Strähnen in weichen Löckchen ins Gesicht fallen zu lassen. Von Partners, London.

Hier werden die Haare erst einmal auf Wickler gerollt. Dann am Hinterkopf zum französischen Knoten drehen. Das Deckhaar zu Schlingen drehen und festmachen. Seitensträhnen lose lassen. Von Regis, Europa. Foto: Mark York.

Stark gelockte Haare einfach am Hinterkopf hochdrehen und mit Nadeln feststecken. Eine Lockensträhne seitlich herabfallen lassen; verleiht feminines Aussehen. Von Steven Carey, London. Foto: Alistair Hughes.

Ein hoher Pferdeschwanz bildet die Basis dieser Frisur. Großzügige Schlingen formen, am Schopf befestigen, Pony auf eine Seite kämmen. Von Keith Harris für Braun.

DER BESUCH BEIM FRISEUR

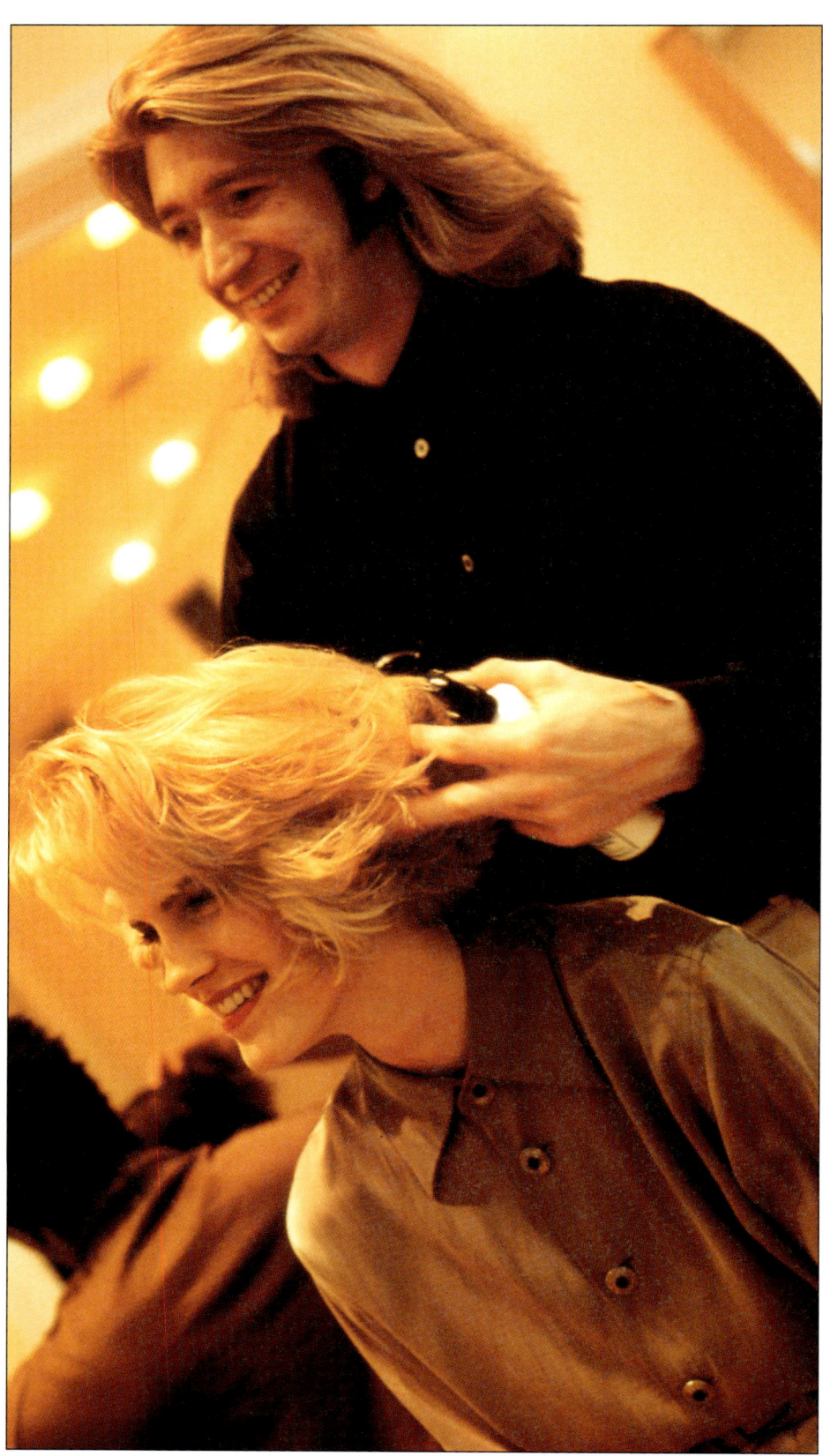

Der Londoner Friseur Nicky Clarke erklärt seinen Kundinnen immer, wie sie ihr Haar zu Hause stylen können.

Ein professioneller Haarschnitt ist die Grundlage jedes Stylings. Sachkundige Stylisten schätzen zuerst Ihr Haar und ihren Lebensstil ein, bevor sie überhaupt zur Schere greifen. Der beste Weg, den richtigen Salon zu finden, geht über eine persönliche Empfehlung. Falls Ihnen der Haarschnitt einer Freundin gefällt, erkundigen Sie sich nach dem Namen ihres Friseurs. Falls dies nicht möglich ist, müssen Sie selbst nach einem guten Salon Ausschau halten.

Halten Sie in Ihrer Umgebung Ausschau nach Friseurstudios, die vielversprechend aussehen. Der erste Eindruck kann täuschen, werfen Sie deshalb auch einen Blick ins Innere des Salons. Er sollte hygienisch und einladend sein, in Kombination mit einem Stil und einer Atmosphäre, die Sie anspricht. Die verwendeten Geräte und Materialien sollten relativ neu und gepflegt sein. Die Stylisten sollten Ihnen auch sympathisch sein.

DER ERSTE BESUCH

Sobald Sie einen Salon ausgewählt haben, vereinbaren Sie einen Termin für ein Beratungsgespräch. Wählen Sie eine Kleidung, die Ihren Lebensstil widerspiegelt. Falls Sie in einer Bank arbeiten, wählen Sie keine zu sportliche Kleidung, die einen falschen Eindruck vermitteln würde. Besprechen Sie die Eigenheiten Ihres Haares und erläutern Sie Ihre Vorlieben und Abneigungen. Verwenden Sie einige Minuten darauf, zu besprechen, wieviel Zeit Sie für Ihre Frisur täglich aufwenden können.

Sprechen Sie darüber, ob Sie ein einfaches Styling wünschen, das Sie mit einem Kamm schnell hinfrisieren können, oder ob Sie darauf vorbereitet sind, täglich 15 Minuten aufzuwenden, um eine Dauerwelle optimal in Form zu bringen.

Friseure sind keine Gedankenleser. Sie können Ihre Wünsche nicht erahnen. Jedoch können sie, mit dem entsprechenden Know-how, jeden Haartyp unterstreichen. Hören Sie zu, was sie anbieten, aber lassen Sie sich zu nichts überreden, womit Sie sich nicht glücklich fühlen. Gute Friseure übersetzen Modetrends für Ihren Typ. Sie müssen realistisch sein: Falls Sie dichtes und lockiges Haar haben, wird es nie gerade und glänzend herabfallen, gleichgültig welchen Schnitt Sie wählen.

WORAUF SIE ACHTEN SOLLTEN

Während Ihr Haar behandelt wird, achten Sie darauf, wie der Stylist vorgeht, wieviel Schaum oder Gel verwendet wird und wie er Ihr Haar trocknet. Für einen guten Haarschnitt sollte er in der Lage sein, mit einem Minimum an Aufwand das gewünschte Ergebnis zu erreichen.

Als Faustregel gilt, daß die Haare alle sechs bis acht Wochen nachgeschnitten werden müssen. Bei einer Tönung muß die Farbe alle vier Wochen an den Haaransätzen erneuert werden. Helle Farbreflexe am Haaransatz sollten alle drei Monate und Dauerwellen alle vier bis sechs Monate aufgefrischt werden.

TECHNISCHE FÄHIGKEITEN

Im Friseursalon kaufen Sie Fachwissen und Kunstfertigkeit. Der Stylist wird die Techniken darauf abstimmen, die Beschaffenheit Ihrer Haare Ihren spezifischen persönlichen Eigenschaften anzupassen. Zum Beispiel können Farben auf verschiedene Arten gemischt und angewendet werden. Damit lassen sich viele Effekte erzielen. Das Haar kann zum Beispiel durch Farbschattierungen dichter oder glänzender erscheinen. Dauerwellen können dem Haar mehr Volumen geben. Langes Haar kann spiralig oder in Korkenzieherlocken gedreht werden. Spezielle Produkte können benutzt werden, um Farben und Locken aufzufrischen.

BESCHWERDEN

Reklamieren Sie, wenn Sie mit der Leistung, die Sie bekommen haben, nicht zufrieden sind. Fragen Sie, was getan werden kann, um Ihr Problem zu lösen. Man wird sich sicher bei Ihnen entschuldigen, erwarten Sie jedoch kein Geld zurück.

Falls Ihr Haar schlecht dauergewellt wurde, lassen Sie nicht die Behandlung wiederholen, sondern greifen Sie zu intensiven Pflegebehandlungen. Warten Sie, bis das Haar wieder in optimalem Zustand ist, bevor Sie sich zu einer anderen Dauerwelle oder einer neuen Farbe entschließen.

Bei ernsthaften Beschwerden, wie juckender und brennender Kopfhaut, Blasen, Schnitten oder wenn Ihr Haar abbricht oder sogar ausfällt, konsultieren Sie Ihren Hausarzt oder einen Hautarzt. Wenn feststeht, daß berechtigterweise eine Entschädigung zu erwarten ist, soll der Arzt Ihre Beschwerden in einem detaillierten Bericht festhalten. Denken Sie jedoch stets daran, daß das Haar weiter wächst, Blasen heilen und Erinnerungen verblassen. Dokumentieren Sie also Ihren Anspruch sofort und machen Sie nötigenfalls einige Fotos, um Ihre Aussage zu bekräftigen.

SCREENING

In einigen Friseursalons besteht bereits die Möglichkeit, sich vorab auf einem Videomonitor mit einem neuen Haarschnitt und einer neuen Farbe zu betrachten. Diese Methode ist vor allem für neue und extravagante Stylings unverzichtbar. Das System wurde in Frankreich entwickelt, um dem Kunden einen ersten Eindruck von einem neuen Styling zu geben.

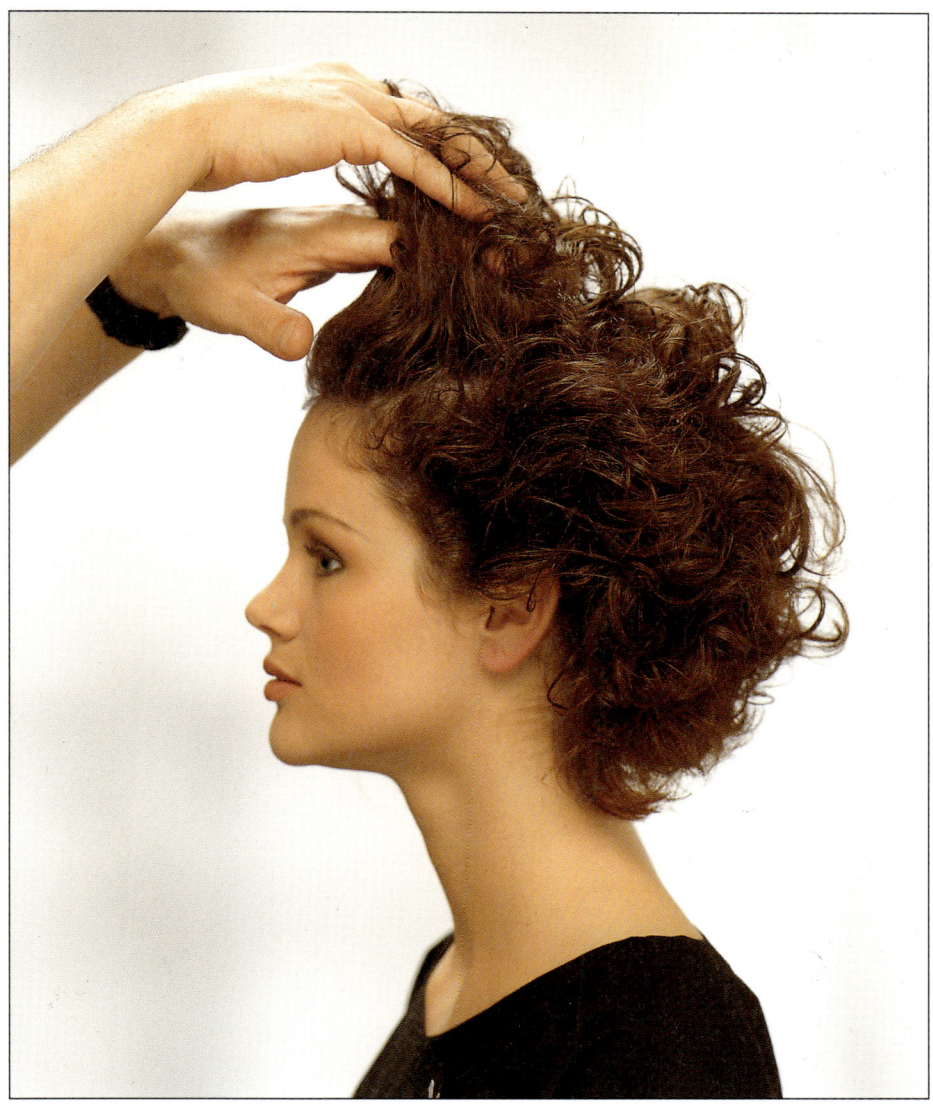

Achten Sie darauf, wie Ihr Stylist Ihr Haar trocknet. Hier hebt Trevor Sorbie aus London das vordere Haar an, um mehr Höhe und Bewegung zu schaffen.

STYLING-UTENSILIEN

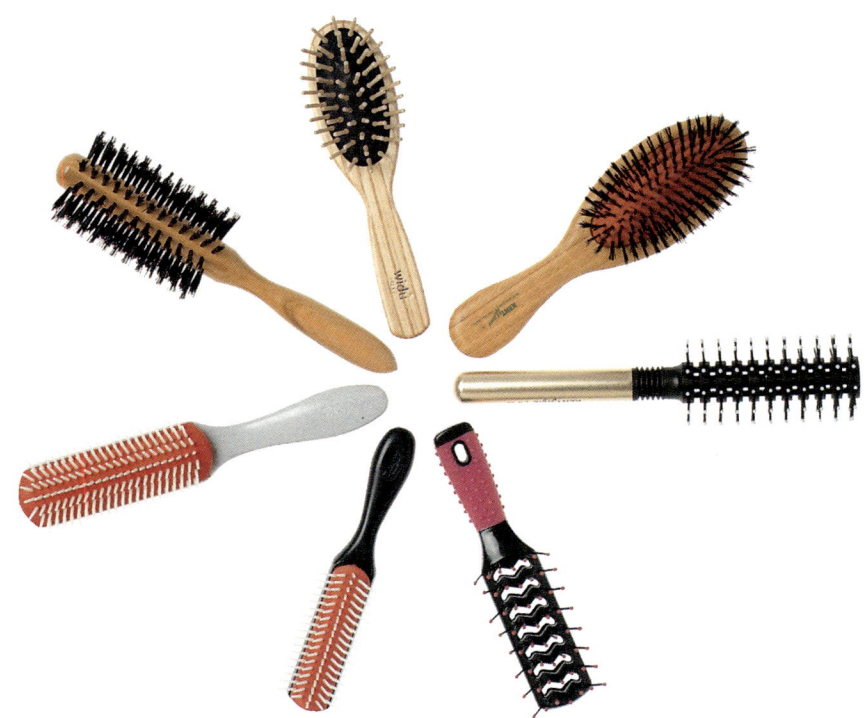

Das richtige Werkzeug macht das Styling nicht nur spannender, sondern erleichtert es auch enorm. Bürsten, Kämme und Nadeln gehören zur Grundausrüstung jedes Stylings. Im folgenden finden Sie eine Liste, die Ihnen bei der Auswahl unter den vielen Produkten auf dem Markt helfen soll.

BÜRSTEN

Bürsten bestehen aus Borsten. Manchmal werden sie auch als Stifte oder Nadeln bezeichnet und können natürliche Schweineborsten, Plastik-, Nylon- oder Drahtborsten sein. Die Borsten sind in Holz, Plastik oder in ein Gummikissen eingebettet und in Büscheln oder Reihen angeordnet. Dadurch können sich lose oder abgestoßene Haare in den Rillen sammeln, ohne beim Bürsten hinderlich zu sein. Der Abstand zwischen den Büscheln spielt eine wichtige Rolle. Grundsätzlich gilt: Je weiter die Borsten auseinanderstehen, um so leichter geht die Bürste durchs Haar.

Die Funktion des Bürstens

Bürsten helfen Haare entwirren, Knoten auflösen und glätten allgemein das Haar. Das Bürsten vom Ansatz zu den Spitzen beseitigt abgestorbene Hautzellen und Schmutz und glättet die Schüppchen der Kutikula. Bürsten regt auch die Blutzufuhr in die Haarfollikel an und fördert dadurch gesundes Wachstum.

Naturborsten

Naturborsten bestehen aus natürlichem Keratin, demselben Material wie die Haare. Sie reiben weniger und setzen dem Haar nicht so zu. Sie eignen sich gut für Pflege und Glanz und verhindern elektrostatische Aufladung.

Für dickes oder nasses Haar sind sie jedoch kaum geeignet. Feines oder dünnes

Haar braucht wiederum weichere Borsten. Außerdem können die spitzen Enden an der Kopfhaut kratzen.

Plastik-, Nylon- oder Drahtborsten

Alle drei Arten sind leicht zu reinigen und hitzebeständig, eignen sich also gut zum Fönen. Es gibt sie in den verschiedensten Varianten. Bürsten mit Gummikissen sind sehr elastisch, gleiten durchs Haar, zerren nicht und sind gut zum Entwirren geeignet. Auch sind sie nicht elektrostatisch.

Ein wesentlicher Nachteil ist, daß die Spitzen manchmal scharf sind. Verwenden Sie deshalb lieber Borsten mit gerundeten Enden oder mit Noppen.

BÜRSTENARTEN

Rundbürsten gibt es in verschiedensten Ausführungen. Sie sind kreisförmig oder halbkreisförmig. Diese Bürsten haben entweder gemischte Borsten für den letzten Schliff, ein Gummikissen mit Nylonborsten oder Stahlstifte mit Noppen fürs Styling. Sie dienen dazu, Naturlocken, dauergewellte und gewellte Haare zu bändigen und in Form zu bringen, und sind zum Fönen ideal. Wie bei den Wicklern bestimmt der Durchmesser der Bürste das Volumen und die Bewegung einer Frisur.
Flache oder halbrunde Bürsten eignen sich gut für alle Arten von Styling. Man verwendet sie zum Frisieren oder Fönen von nassen oder trockenen Haaren. Meist bestehen sie aus Nylonborsten in einer Gummieinlage. Manche haben Aufsätze, die über den geformten Plastikgriff in die richtige Lage rutschen. Die Gummieinlage kann zum Reinigen entfernt werden; es gibt auch Ersatzborsten.

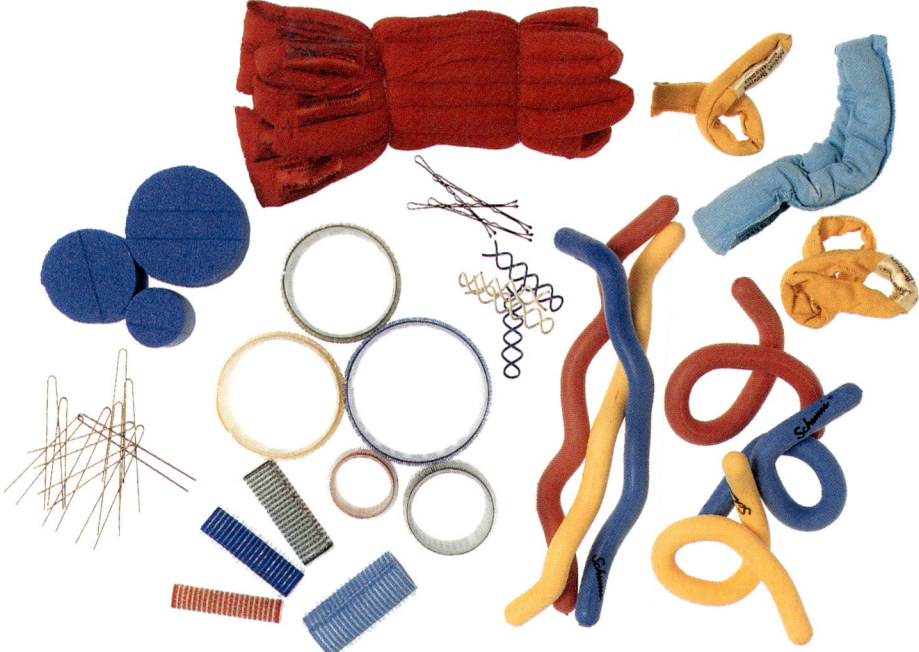

Pneumatikbürsten haben Gummikissen mit Borsten, die in Büscheln angeordnet sind. Die Borsten sind entweder aus Naturmaterialien oder aus Plastik.

TIPS

○ Bürsten und Kämme mit beschädigten Borsten oder abgebrochenen Zinken sofort ersetzen – die scharfen Enden können die Kopfhaut verletzen.
○ Bürsten und Kämme nie verleihen.

Tunnel- oder Skelettbürsten haben in der Mitte Löcher, dadurch kann die Warmluft beim Fönen durch die Bürste streichen. Spezielle Borsten- oder Nadelmuster sollen nasses Haar anheben und entwirren. Luftlöcher und tunnelartige Bürstenköpfe lassen die Luft frei durch Bürste und Haare zirkulieren.

KÄMME

Wählen Sie einen Kamm von guter Qualität mit gesägten, geschliffenen und gratfrei polierten Zinken. Vermeiden Sie billige Plastikkämme. Diese haben spitze Zinken und scharfe Grate, wodurch die Haare geschädigt und brüchig werden.

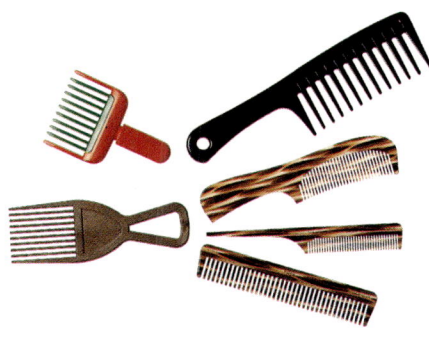

Breitgezinkte Kämme verwenden Sie zum Entwirren der Haare und, um Haarpflegemittel im Haar zu verteilen. Feingezinkte Stielkämme sind zum Stylen, Afrokämme für Locken und Styling- oder Griffkämme zum Auskämmen der Frisur.

HAARNADELN UND CLIPSE

Sie sind unentbehrlich für das Abteilen und Festhalten der Haare beim Styling und für Aufsteckfrisuren. Die meisten Nadeln werden aus verchromtem Metall, Plastik oder rostfreiem Stahl hergestellt und sind in den Grundfarben schwarz, braun, grau, weiß und silber sowie in verschiedensten Modefarben erhältlich.

Zweischenkelige Stahlclipse werden meist zum Ondulieren verwendet. Damit sie nicht pieksen, immer die glatte Seite am Kopf anlegen.

Dicke Haarnadeln bestehen aus festem Metall und können gerade oder gewellt sein. Sie eignen sich zum Festklemmen von Wicklern und zum Aufstecken.

Feine Haarnadeln werden zum Legen der Haare verwendet. Sie geben Locken Halt, ebenso französischen Knoten und allen Hochsteckfrisuren. Da sie sich leicht verbiegen, nicht zu viele Haare auf einmal festklemmen. Diese Nadeln sind leicht zu verstecken, besonders, wenn die passende Farbe verwendet wird. Sie sind auch zum Ondulieren besser als dicke Haarnadeln, die Spuren hinterlassen, geeignet.

Kabinett-Clipse zum Abteilen von Haarpartien sind nur auf einer Seite gezackt und länger als andere Clipse.

Spiralnadeln sehen wie Schrauben aus und fixieren Haarknoten und französischen Knoten.

WICKLER

Wickler variieren in Durchmesser, Länge und Material. Glatte Wickler, d. h. ohne Stifte oder Härchen, geben das glatteste Finish, sind aber schwieriger in der Anwendung. Beliebter sind Haftwickler mit Halteschlaufen und feinen Härchen, die ein perfektes Wickeln ohne Haarnadeln oder Clipse erlauben.

TIPS

○ Je kleiner der Wickler, desto enger die Locken.
○ Beim Rollen die Haare gespannt halten.
○ Haarenden nicht verdrehen.

PAPILLOTEN

Das Prinzip dieser Stäbchenwickler basiert auf dem simplen Einrollen der Haare. Weiche „Drehband"-Stäbchenwickler sind aus biegsamem Gummi, Plastik oder Baumwollfasern. In der Mitte jeder Papillote ist ein Stück Draht eingearbeitet, durch das der Stäbchenwickler in die entsprechende Form gebogen werden kann. Das Ergebnis sind weich fließende Wellen oder Locken. Die Anwendung ist auch sanft genug für dauergewelltes oder getöntes Haar.

Saubere, trockene Haare abteilen, festziehen und die Enden in den umgebogenen Wickler fangen. Bis zum Ansatz rollen, die Enden zusammenbiegen. 30 bis 60 Minuten ohne Hitze gelegt lassen oder 10 bis 15 Minuten unter der Trockenhaube. Wenn Sie die Haare vor dem Einrollen zwirbeln, werden die Locken noch fülliger.

EINFACHES STYLING

Die nötige Praxis und die richtigen Produkte helfen Ihnen, auch zu Hause eine perfekte Frisur zu kreieren. Mit den hier angeführten Produkten schaffen Sie es leicht.

GELS

Gels gibt es vom dickem Gelee bis zum flüssigen Spray. Formlotion verhilft zu exaktem Styling. Benützen Sie sie für einen fülligen Haaransatz, wegstehende Haarbüschel, romantische Rieselöckchen, gegen die Statik, für heiße Wickler und für die Struktur der Locken. Wet-Gel eignet sich für Formfrisuren.

> ### TIP
> Ein Gel läßt sich am nächsten Tag auffrischen, wenn Sie mit den nassen Fingern in Gegenrichtung zur Frisur durch die Haare fahren.

HAARSPRAY

Haarspray hielt früher die Frisur in Form, heute verwenden Sie Haarspray in verschiedenen Stärken zum Kneten plastischer Locken, oder Sie sprühen bereits beim Einlegen einen feinen Hauch über die Wickler.

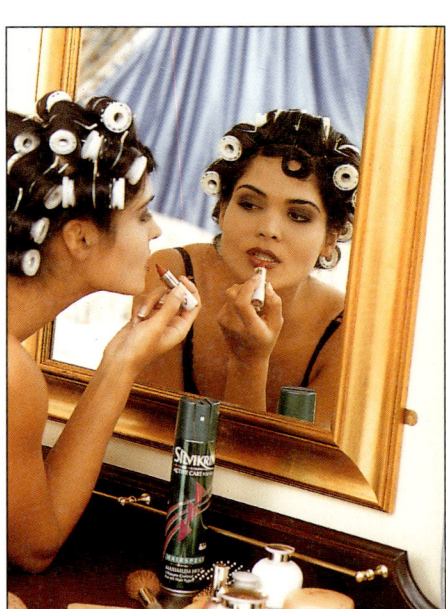

Haarsprays gibt es in unterschiedlicher Konsistenz, für leichten bis festen Halt. Foto: Silvikrin.

> ### TIPS
> ❍ Fliegende Enden können durch einen Hauch Spray auf der Haarbürste beseitigt werden.
> ❍ Verwenden Sie Haarspray am Ansatz und nehmen Sie den Fön für das Deckhaar. Das gibt Stand.

FÖNSCHAUM

Fönschaum ist das vielseitigste Mittel fürs Styling. Der Schaum läßt sich für nasses und trockenes Haar verwenden und enthält einen Pflegefaktor und Proteine, die das Haar nähren und schützen. Es gibt ihn in verschiedenen Stärken, und Sie können damit sanften bis maximalen Halt erreichen, platte Haaransätze heben oder Krausen glätten. Verwenden Sie sie zum Fönen, Trockenkneten und für den Diffusor.

> ### TIPS
> ❍ Fönschaum immer vom Ansatz zu den Spitzen hin gleichmäßig auftragen, nicht nur auf einen Punkt zentrieren.
> ❍ Wählen Sie das richtige Präparat für Ihre Haare. Normaler Schaum ist für viele Frisuren geeignet, wenn Sie aber mehr Halt benötigen, seien Sie sparsam, die Haare könnten stumpf werden. Nehmen Sie lieber ein stärkeres Produkt für besseren Halt.

FLUIDE

Fluide, Glanzmacher, Lack und Glanzsprays bestehen aus Ölen oder Silikonen, die an der Haaroberfläche einen mikroskopischen Film bilden. Die Konsistenz kann unterschiedlich sein – von leicht und seidig bis richtig ölig.
Sie enthalten Substanzen, die die Kutikula glätten, damit die Hornschüppchen flach anliegen und somit das Licht reflektieren, was die Haare schimmern läßt. Verwenden Sie diese Produkte gegen die statische Aufladung, zum Entkräuseln, für zusätzlichen Glanz und Schimmer und kurzzeitig zum Kitten gespaltener Spitzen.

> ### TIP
> Verwenden Sie nicht zuviel Fluide, es würde die Haare fettig machen.

STYLING- ODER FÖNLOTIONEN

Fönlotionen enthalten Harze, die auf dem Haar einen Film bilden, beim Legen unterstützen und das Haar vor Hitzeschäden schützen. Es gibt sie sowohl für alle Haartypen als auch für mehr Volumen und Glanz. Verwenden Sie sie beim Wickeln, Kneten, Fönen oder Lufttrocknen.

> ### TIP
> Wenn Sie beim Elektro-Styling eine Fönlotion benützen, wählen Sie ein Produkt, das vor Hitze schützt.

WACHS, POMADEN & CREMES

Diese Produkte bestehen aus natürlichen Wachsen, wie etwa Karnauba (aus einer brasilianischen Palme), die mit anderen Bestandteilen, wie Mineralölen und Lanolin, weichgemacht werden, damit sie sich formen lassen. Im Handel gibt es harte und weiche Varianten. Manche Pomaden enthalten Pflanzenwachs und -öl für Glanz und Schimmer. Andere wieder schäumen, sind wasserlöslich und ohne Rückstände. Verwenden Sie sie zum Legen und gegen Krausen und statische Aufladung.

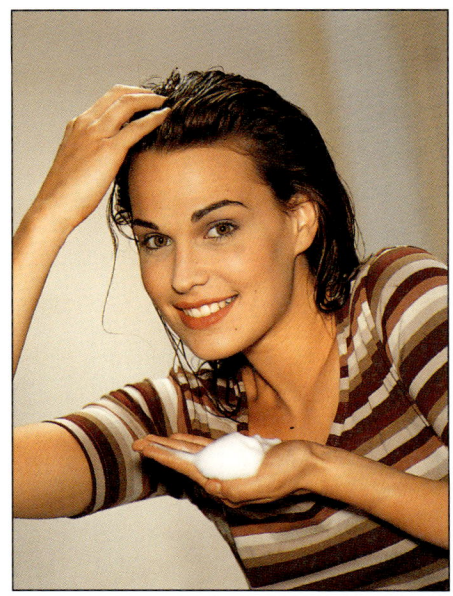

Wenn Sie Schaum auftragen, nehmen Sie nur eine Handvoll und verteilen Sie ihn gleichmäßig. Von Clynol.

GERÄTE

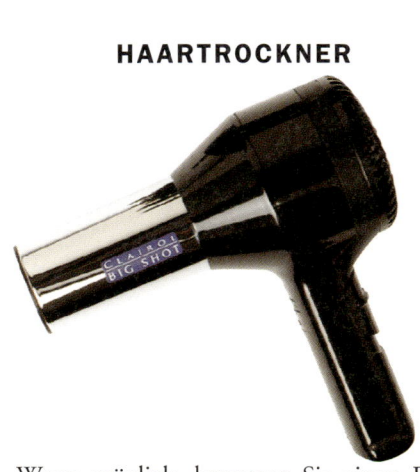

HAARTROCKNER

Elektrostyler dienen dazu, Ihre Haare schnell, effizient und auf einfache Weise aufzupeppen. Es gibt sie in großer Auswahl.

AIRSTYLER

Airstyler verbinden die Vielseitigkeit eines Föns mit der Annehmlichkeit eines Stylers und funktionieren auch nach demselben Prinzip wie ein Fön, indem sie warme Luft durch den Stab ins Haar blasen. Man erhält sie mit verschiedenen Aufsätzen, wie Lockenstab, Bürsten und Zinken, manche auch mit einziehbaren Zinken. Sie schaffen weiche Wellen und sorgen für Stand und Volumen am Ansatz.

> ### TIP
> Vor dem Warmlufttrocknen Styling-Spray oder Lotion ins Haar geben und die noch feuchten Haare frisieren.

KREPPEISEN

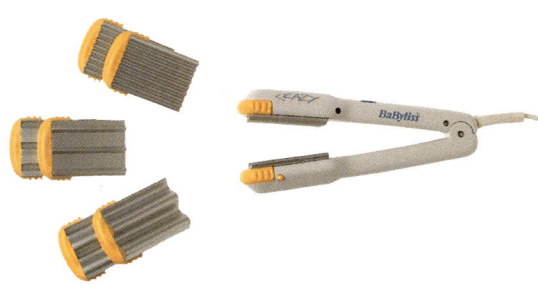

Kreppeisen bestehen aus zwei gezackten Metallplättchen, die in den Haaren krepp-förmige Locken in geraden Linien bilden. Die Haare werden zuerst geglättet, dann wird das Kreppeisen für die Wellen oder Kräusel verwendet. Manche Krepper haben doppelseitig verwendbare oder Doppeleffekt-Stylingplättchen für vielseitigere Effekte. Verwenden Sie sie für besondere Styling-Effekte oder für mehr Volumen.

> ### TIPS
> ○ Nicht bei geschädigtem oder aufge-helltem Haar verwenden.
> ○ Bürsten verleiht gekreppten Haaren ein sanfteres Aussehen.

Wenn möglich, benutzen Sie einen Fön mit verschiedenen Heizstufen und Geschwindigkeiten. Die Lebenserwartung eines Föns beträgt – bei ordnungsgemäßer Wartung – durchschnittlich 200 bis 300 Arbeitsstunden.

> ### TIPS
> ○ Der Luftstrom sollte stets den Haarschaft abwärts fließen, damit das Haar schimmert.
> ○ Den Fön niemals zu nahe an die Kopfhaut halten, da Sie sich verbrennen könnten.
> ○ Nach dem Fönen die Haare auskühlen lassen, dann prüfen, ob sie trocken sind. Warme Haare sehen meist trocken aus, auch wenn sie noch feucht sind.
> ○ Verwenden Sie den Fön niemals ohne den Filter – die Haare können sehr leicht ins Gerät gezogen werden.

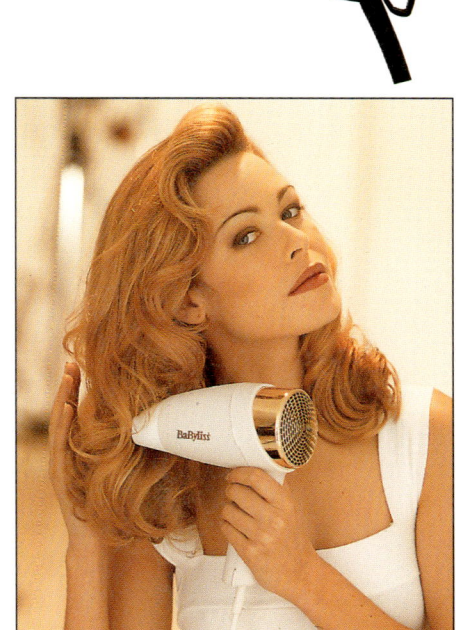

Der Haartrockner ist ein wichtiger Bestandteil Ihrer Styling-Ausstattung, besonders dann, wenn Sie nur wenig Zeit zur Verfügung haben. Foto: BaByliss.

DIFFUSOR UND DÜSEN

Ursprünglich waren Diffusoren dafür gedacht, gelockte Haare langsam zu trocknen und so die Lockenbildung beim Kneten zu intensivieren. Der Diffusor dient dazu, die Luft über das Haar strömen zu lassen, damit die Locken nicht buchstäblich weggeblasen werden. Die Zinken am Diffusorkopf verhelfen auch zu mehr Volumen und Stand am Haaransatz. Flache Diffusorköpfe sind für sanftes Trocknen, ohne zu zerzausen, und

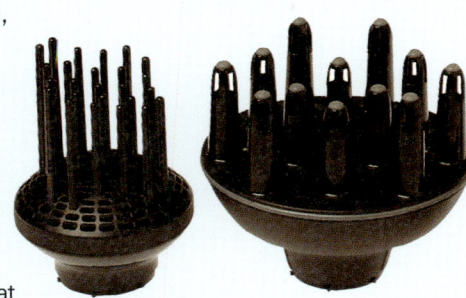

besser für Kurzhaarfrisuren geeignet. Der neueste Diffusor hat lange, gerade Zinken, die glattem Haar Volumen geben, aber keine Locken. Düsen werden über das Ende des Fönzylinders gesteckt und sorgen beim Stylen für eine exakte Richtung.

AUFHEIZBARE WICKLER

ELEKTROBÜRSTEN

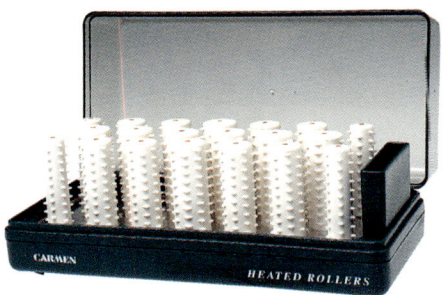

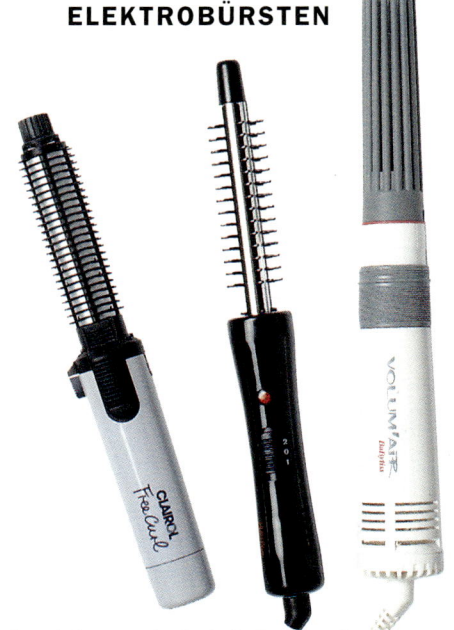

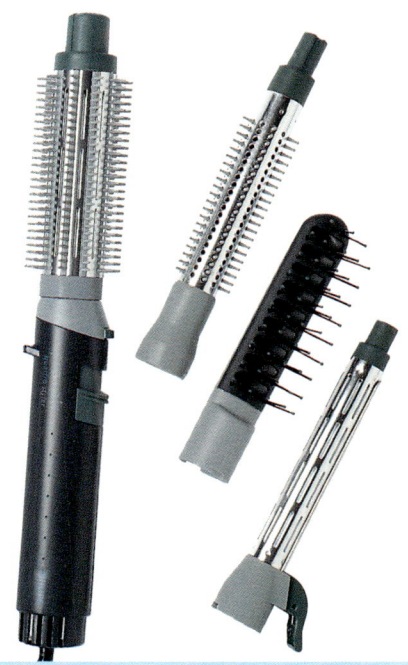

Aufheizbare Wickler gibt es meistens im Set zu 20 Stück mit einer Auswahl von drei verschiedenen Größen und dazu passenden Clipsen mit einer Farbmarkierung. Ältere Modelle hatten kleine Stifte, was vielen angenehm ist, da sie besser haften. Zu den neueren Produkten zählen solche mit einer gerippten Gummioberfläche, die auch haarfreundlicher sind. Gebogene zylindrische Formen, die sich der Kopfform anpassen, und Clipverschlüsse sind jüngere Erfindungen.

Die Dauer bis zum Erreichen der Betriebstemperatur hängt von der Art der Wickler ab. Wickler mit einem PTF (positiver Temperaturfaktor) heizen sich am schnellsten auf, da sie ein Element enthalten, das die Hitze direkt in den Wickler leitet. Mit Wachs gefüllte Wickler brauchen etwa 15 Minuten, halten die Temperatur aber über einen längeren Zeitraum. Alle Wickler kühlen in 30 Minuten ganz ab. Verwenden Sie aufheizbare Wickler für schnelles Legen, für Locken und guten Sitz. Sie sind ideal, um langes Haar für die Frisur vorzubereiten.

Elektrobürsten sind einfacher in der Anwendung als ein Lockenstab und in verschiedenen Größen erhältlich. Drehen Sie sie über die gesamte Haarlänge ein, warten Sie ein paar Sekunden, bis die Hitze ins Haar dringt, und ziehen Sie sie dann sanft aus dem Haar. Es gibt auch schnurlose, batteriebetriebene Elektrobürsten. Verwenden Sie sie zum Heben des Haaransatzes, für Locken und Bewegung.

Wenn Sie die Elektrobürste verwenden, befolgen Sie genau die Bedienungsanleitung. Foto: BaByliss.

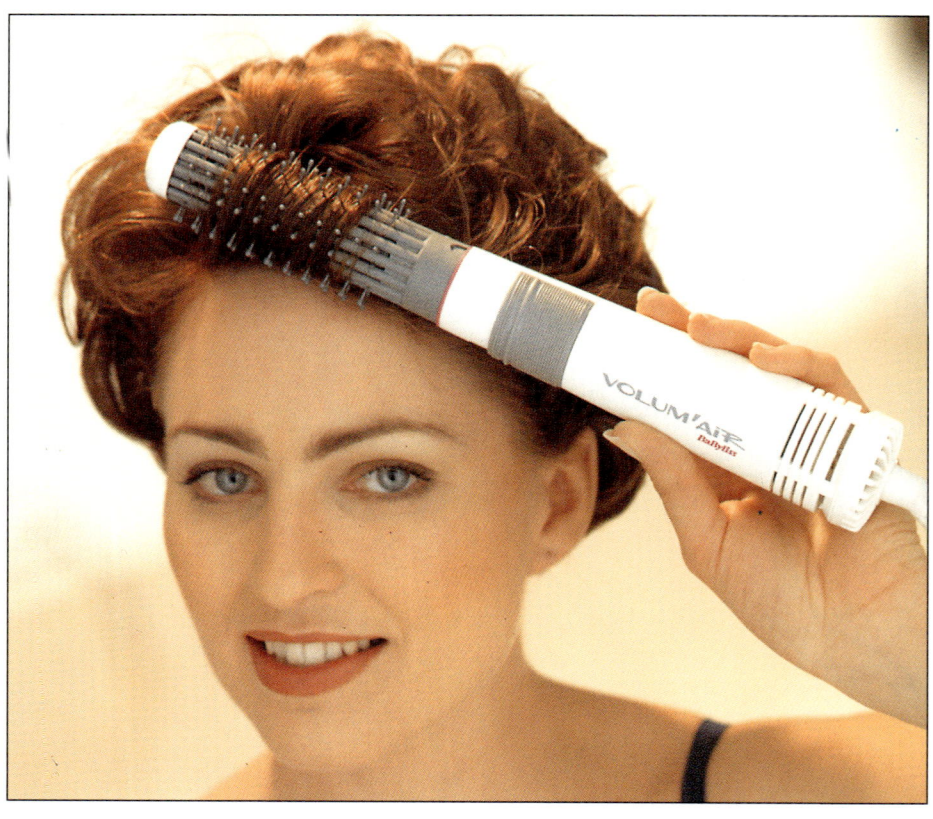

GLÄTTER

Glattzieher oder Glätteisen basieren auf dem gleichen Prinzip wie Kreppeisen, haben jedoch flache Plättchen, um Krausen oder Locken auszubügeln.

TIPS

◯ Tragen Sie vor dem Glattziehen der Haare Stylingspray auf.
◯ Glätteisen sind nur für den gelegentlichen Gebrauch, da sie mit hohen Temperaturen arbeiten und dies zu Haarschäden führen kann.

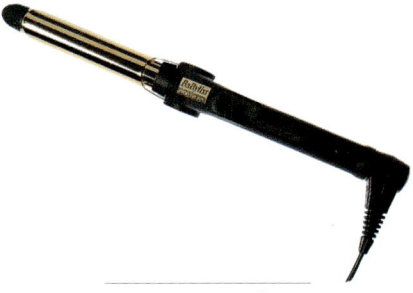

LOCKENSTÄBE

Lockenstäbe bestehen aus einem Kolben oder Zinken und einer vertieften Rille. Die Rille ist so gebogen, daß der Kolben genau hineinpaßt, wenn der Lockenstab geschlossen ist. Der Kolben kann verschieden dick sein, und der Durchmesser des Lockenstabes bestimmt, ob die Locken klein, mittel oder groß werden.

TIPS

◯ Vorsicht mit der Anwendung des Lockenstabes bei weißem oder aufgehelltem Haar. Es kann sich entfärben.
◯ Lockenstab immer bei trockenem, niemals bei nassem Haar anwenden.
◯ Für Locken bis in die Ansätze legen Sie als Hitzeschutz einen Kamm zwischen Lockenstab und Kopfhaut.
◯ Vor dem Styling Locken abkühlen.

REISEFÖNS

Diese Föns sind ideal für Reisen. Sie sind gewöhnlich Miniaturausgaben von Standardgeräten, manche haben sogar einen kleinen Diffusor. Variable Voltzahl und ein Etui sind sehr nützlich. Vergessen Sie einen Adapterstecker nicht.

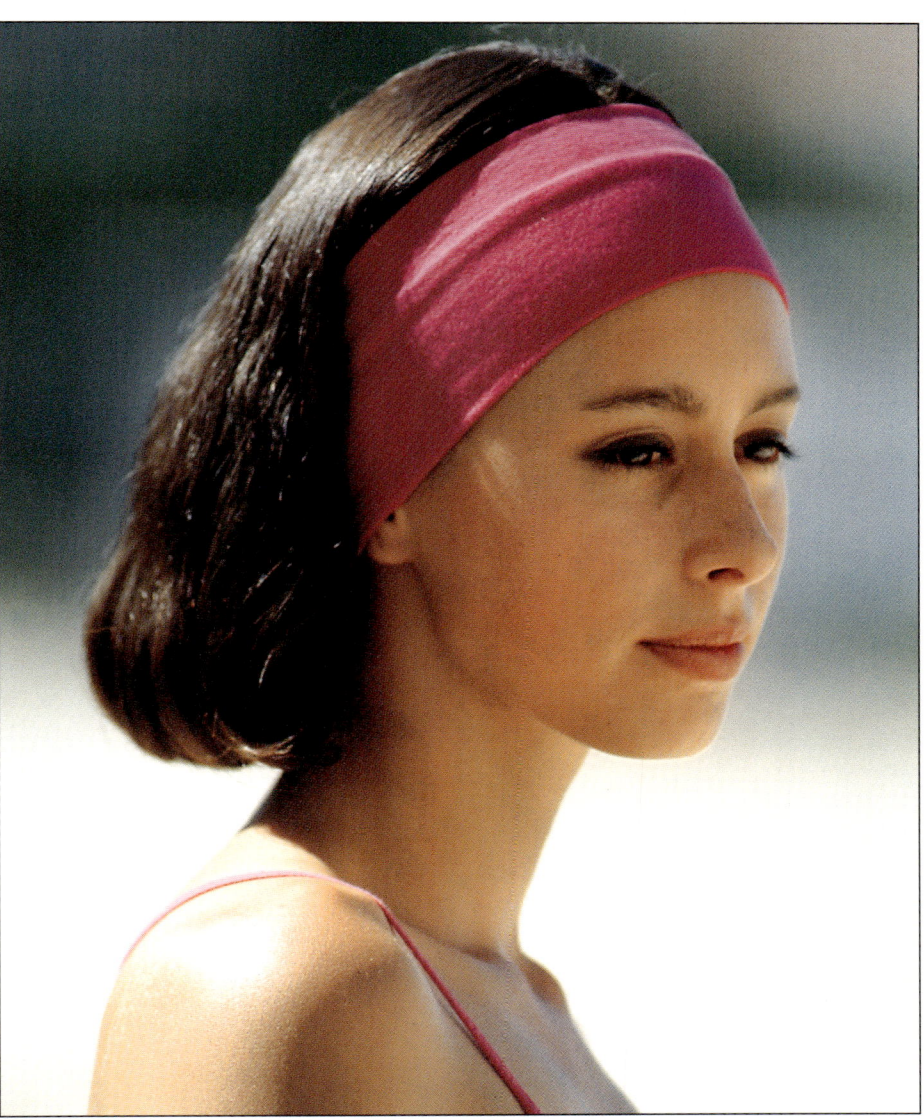

Im Urlaub so wenig Haarpflege wie möglich mit Mehrzweck-Elektrogeräten. Vergessen Sie nicht, den passenden Adapterstecker für Ihr Reiseziel mitzunehmen. Foto: Silvikrin.

TIPS FÜR IHRE SICHERHEIT

◯ Elektrogeräte aus der Steckdose ziehen, wenn sie nicht in Verwendung sind.
◯ Niemals Elektrogeräte mit nassen Händen anfassen und auch nicht in der Nähe von Wasser verwenden.
◯ Jeweils nur ein Gerät pro Steckdose verwenden.
◯ Das Kabel sollte nicht zu fest um das Gerät gewickelt werden. Wickeln Sie es nach Gebrauch lose.
◯ Der Lockenstab kann zur Reinigung mit einem feuchten Tuch abgewischt werden. Notfalls Schmutz mit ein bißchen Methylalkohol entfernen.
◯ Sämtliche Elektrogeräte sollten von Zeit zu Zeit überprüft werden, damit Kabel und Stecker in Ordnung sind.
◯ Rollen Sie das verdrehte Kabel Ihres Föns von Zeit zu Zeit aus.
◯ Reinigen Sie die Filter regelmäßig – ein verstopfter Filter beansprucht den Fön mehr, und er wird sich womöglich überhitzen und aussetzen. Bei Überhitzung kann das Gehäuse beschädigt werden.

FÖNEN

Wenn Sie unserer Anleitung Schritt für Schritt folgen, haben Sie schnell eine äußerst schicke und schwungvolle Fönfrisur.

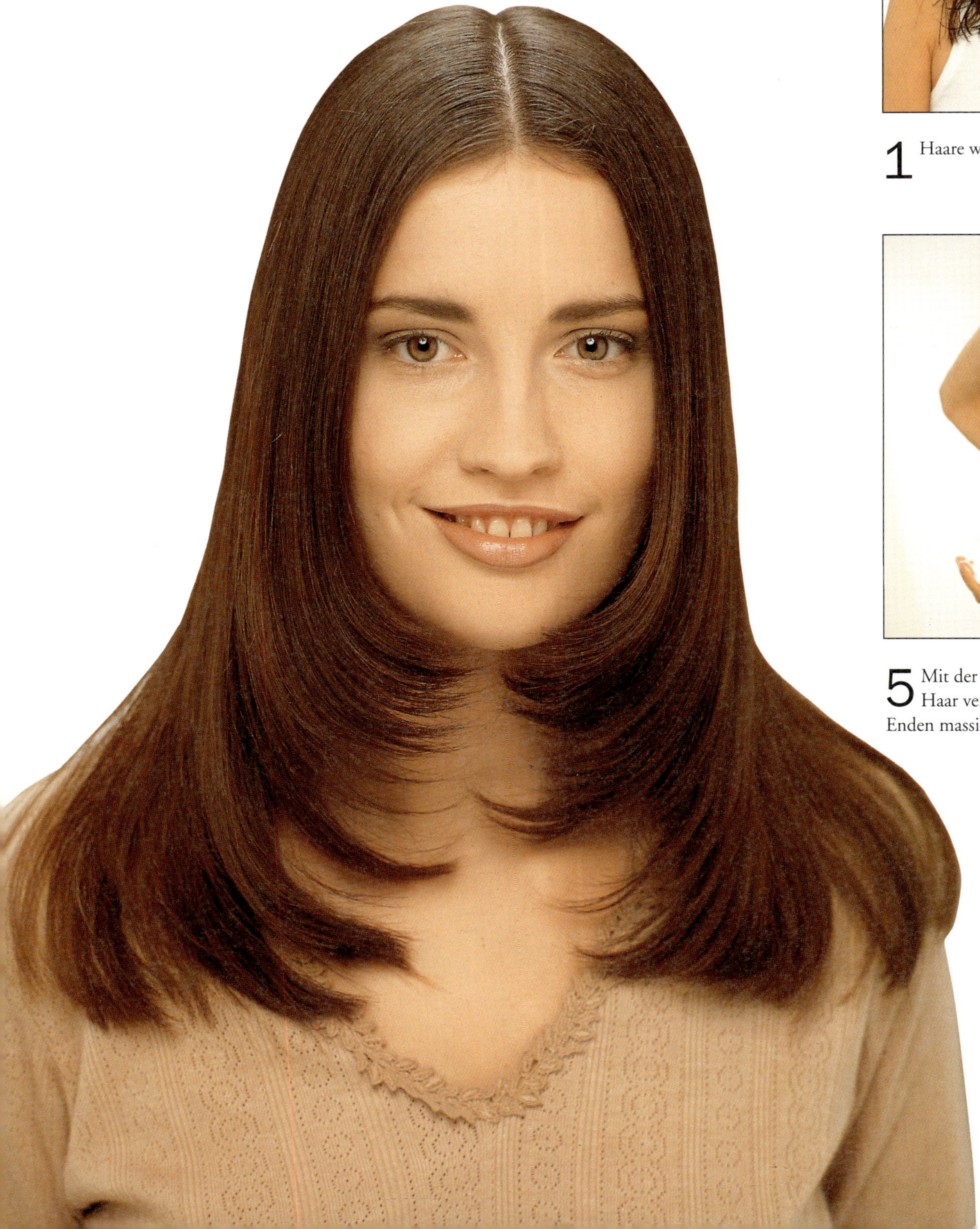

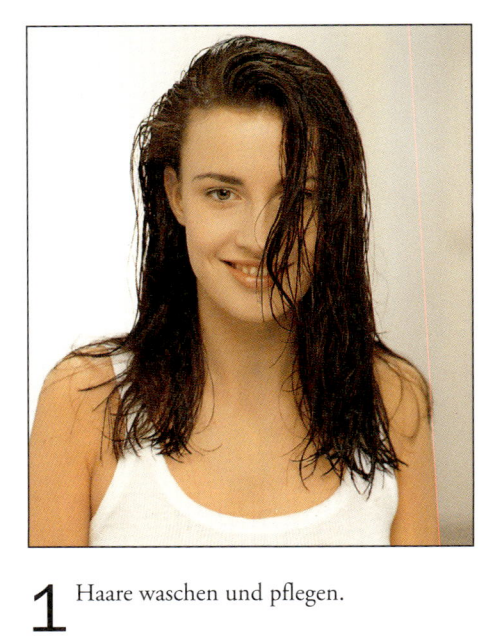

1 Haare waschen und pflegen.

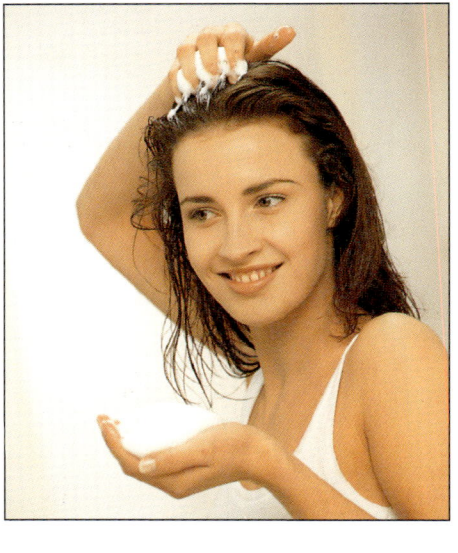

5 Mit der anderen Hand den Schaum im Haar verteilen, gleichmäßig bis in die Enden massieren.

CHECKLISTE

Sie brauchen:
✔ Stylingkamm
✔ Fön
✔ Schaum
✔ Clipse
✔ Stylingbürste
✔ Fluid

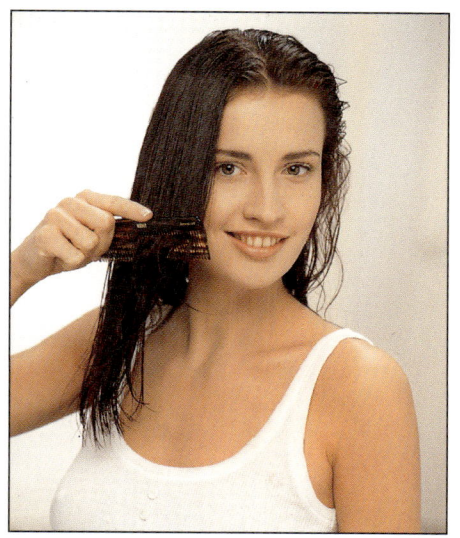

2 Mit einem grobgezinkten Kamm durchkämmen und Knoten lösen.

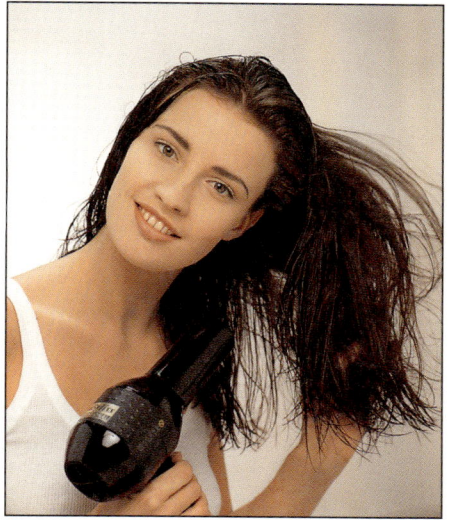

3 Haare antrocknen, um überschüssige Feuchtigkeit zu beseitigen.

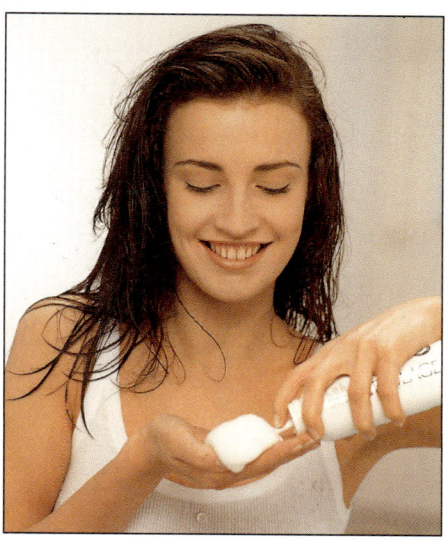

4 Eine Handvoll Fönschaum in den Handflächen verteilen.

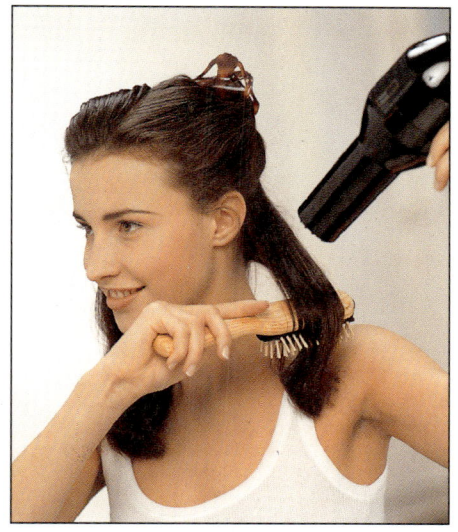

6 Haare in zwei Passees abteilen, Deck- und Seitenhaar wegklemmen. Restliche Haare fönen, immer eine Passee nach der anderen. Den Fön in einer Hand halten, die Stylingbürste in der anderen. Legen Sie die Bürste unter die erste Passee am Ansatz. Haare straffen, nicht überbeanspruchen. Streichen Sie mit der Bürste bis zu den Haarenden, wobei der Luftstrom aus dem Fön der Bürstenbewegung folgt.

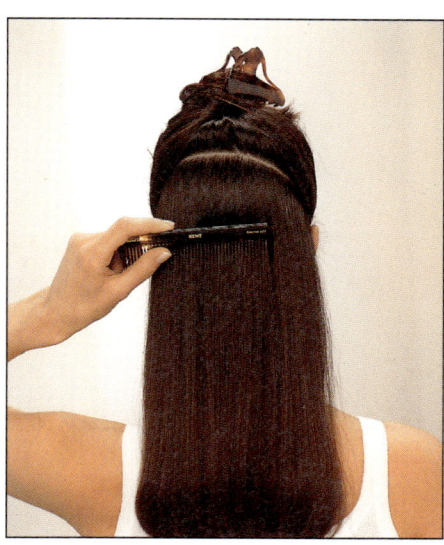

7 Bürste an den Haarspitzen nach innen drehen. Das ergibt eine leichte Innenrolle. Erst am Ansatz fönen und mit der Bürste immer wieder am Ansatz beginnen. So lange weitermachen, bis die erste Passee trocken ist. Schritt 6 wiederholen, bis das Haar am Hinterkopf vollständig trocken ist.

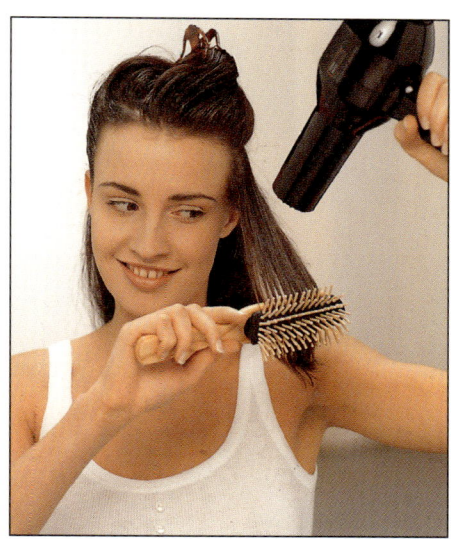

8 Vom Oberkopf eine Passee wegnehmen und ebenso trocknen. Machen Sie so weiter, bis alle Haare trocken sind. Zum Schluß ein paar Tropfen Fluid ins Haar streichen, um fliegende Spitzen zu glätten.

TIPS
❍ Stellen Sie den Fön auf Höchststufe, damit die Haare vorgetrocknet werden, dann auf mittlerer Stufe weiterfönen.
❍ Luftstrom immer nach unten halten. Das glättet die Hornschüppchen und die Haare glänzen.
❍ Beim Fönen immer darauf achten, daß eine Partie ganz trocken ist, bevor Sie zur nächsten übergehen.

FINGER-STYLING

Damit können Sie Ihre Haare blitzschnell trocknen und stylen. Dabei wirkt die Wärme Ihrer Hände und nicht die des Föns. Gut geeignet für kurze bis halblange Haare.

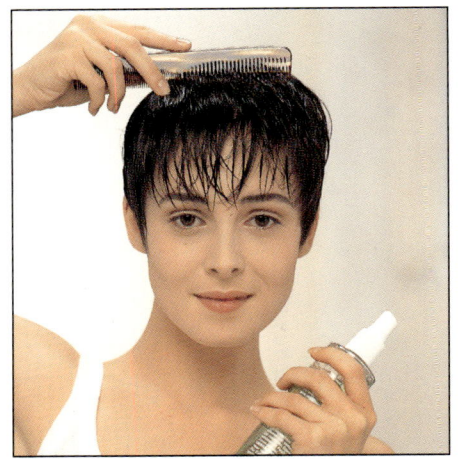

1 Haare waschen und pflegen, dann Gel daraufsprühen und durchkämmen.

TIP

Finger-Styling ist die beste Methode, trockenes, strapaziertes oder kurzes naturgewelltes Haar zu trocknen.

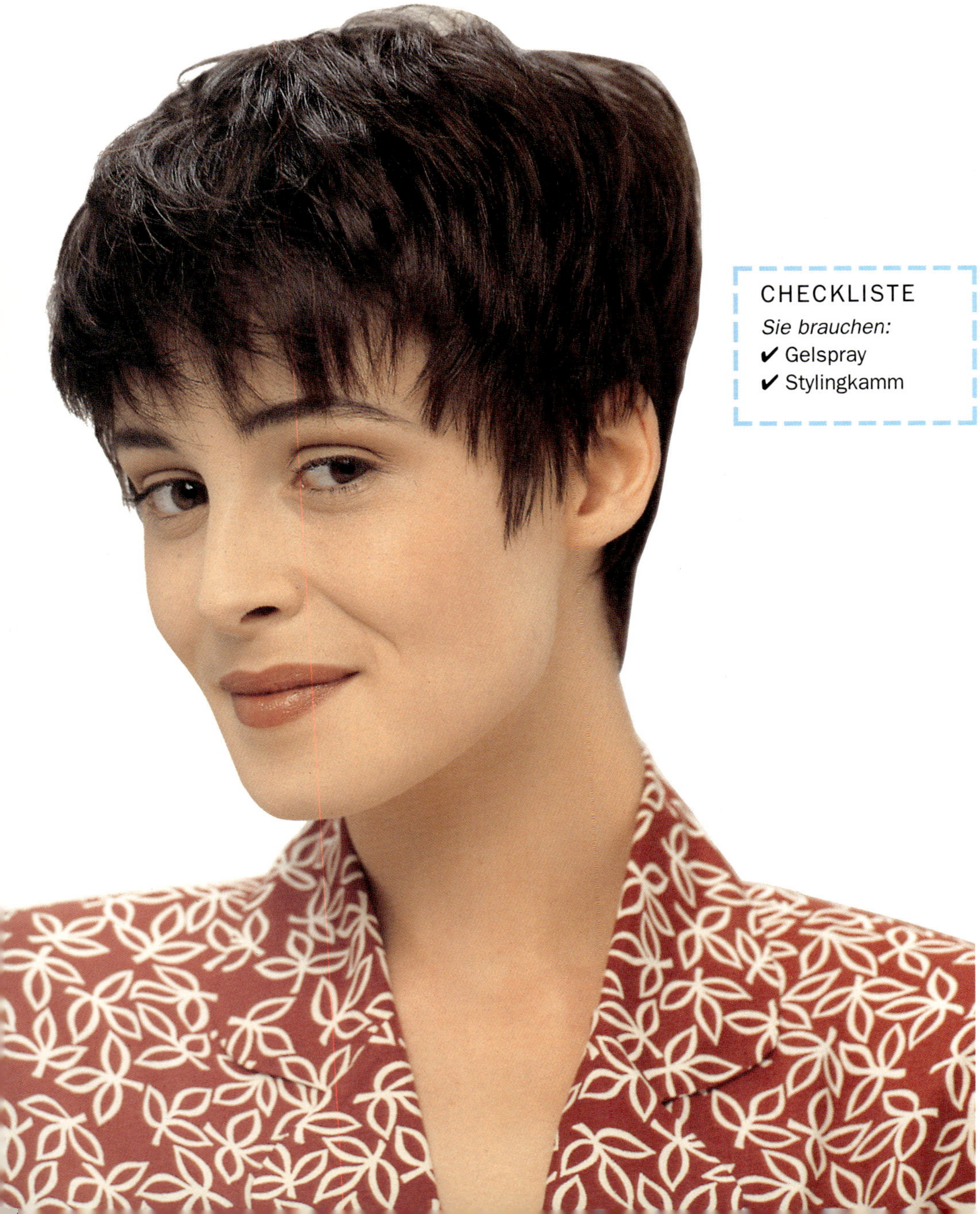

CHECKLISTE
Sie brauchen:
✔ Gelspray
✔ Stylingkamm

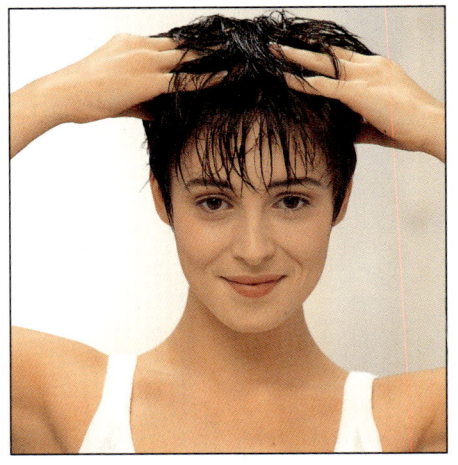

2 Mit den Fingern vom Ansatz zu den Spitzen in raschen Bewegungen durch die Haare fahren.

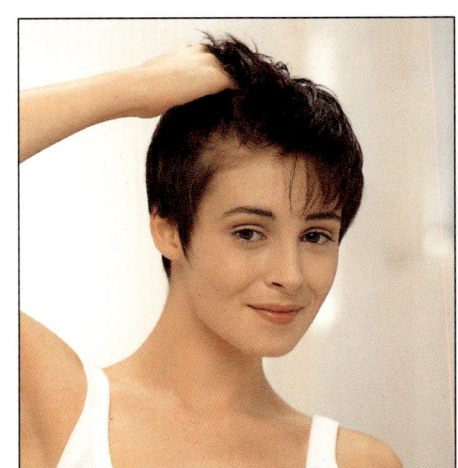

3 Haare am Scheitel anheben. Das gibt Stand und Volumen.

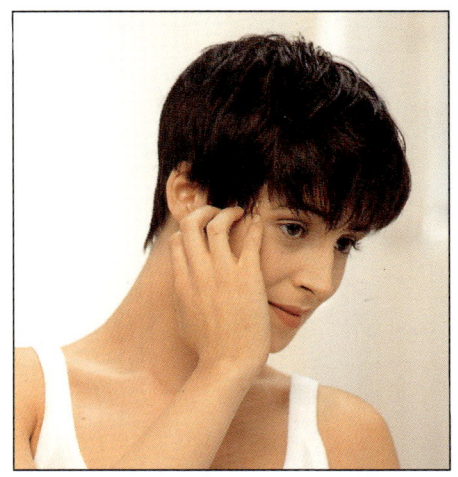

4 Haare weiterhin anheben, bis sie ganz trocken sind. Seitenhaare mit den Fingerspitzen sanft flachdrücken.

ONDULIERTE FINGERFRISUR

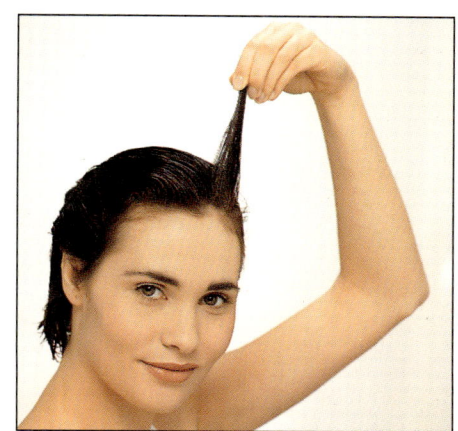

1 Haare waschen und pflegen. Festiger ins Haar geben und vom Ansatz bis in die Spitzen durchkämmen.

Eine einfache Styling-Methode: Haare strähnchenweise um einen Finger wickeln und mit einem Clips festklemmen. Der Effekt sind sanfte Locken.

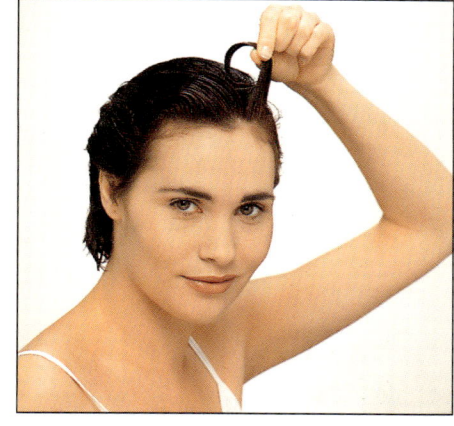

2 Eine Strähne nehmen und als großzügige Locke legen.

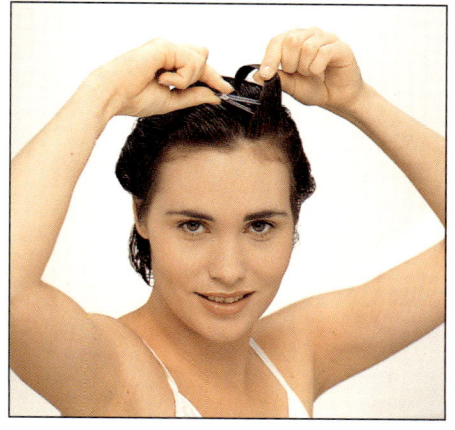

3 Festklemmen.

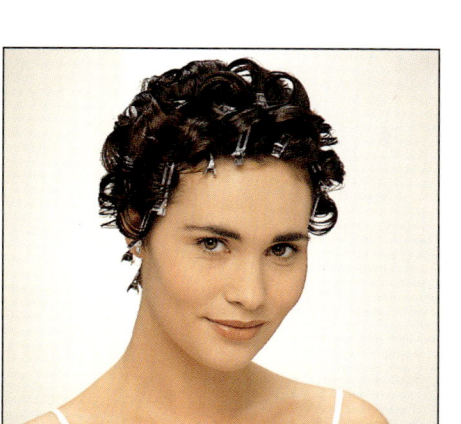

4 Strähnchenweise die restlichen Haare auf die gleiche Art in Locken legen.

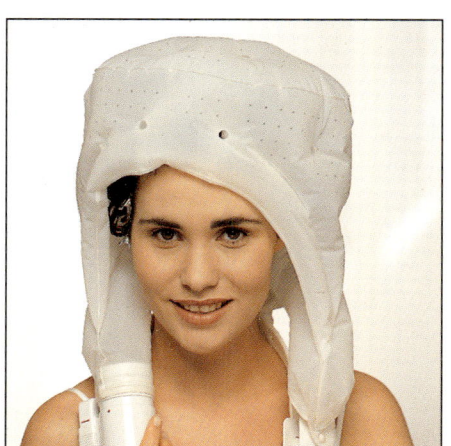

5 Mit der Trockenhaube oder an der Luft trocknen. Clipse abnehmen. Für eine Struwwelfrisur das Haar mit den Fingern zurechtzupfen. Für die apartere Variante eine Bürste verwenden.

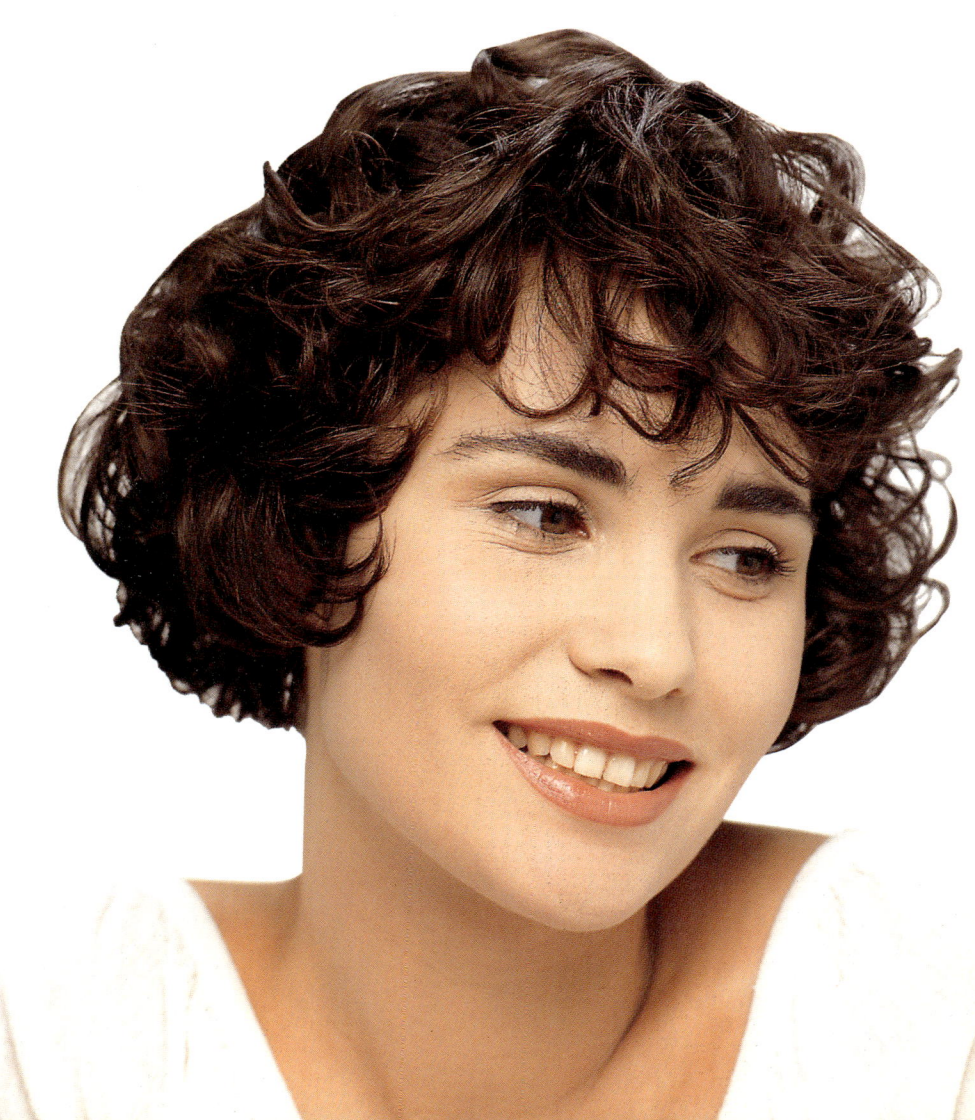

AUFGEROLLT

Ein Wicklerset ist die Grundlage vieler Frisuren – für locker fallendes Haar, für Wellenlook oder sanfte Locken sowie als Basis für Hochsteckfrisuren.

TIPS

❍ Verwenden Sie für glatte oder wellige Frisuren große Wickler, für üppigere Locken kleinere Wickler.
❍ Achten Sie beim Legen darauf, daß die Strähnen gleich dick sind, sonst wird die Frisur nicht gleichmäßig.
❍ Für optimale Fülle und guten Sitz sollten die Haare ganz trocken sein, bevor Sie sie durchbürsten.
❍ Eine Bürste mit Borsten sorgt für glattes Finish.
❍ Sollten die Locken nach dem Bürsten zu üppig sein, lockern Sie sie mit Bürste und Fön auf.
❍ Für zusätzliches Volumen und Stand toupieren Sie die Haare im Ansatz mit einem feingezinkten Kamm.

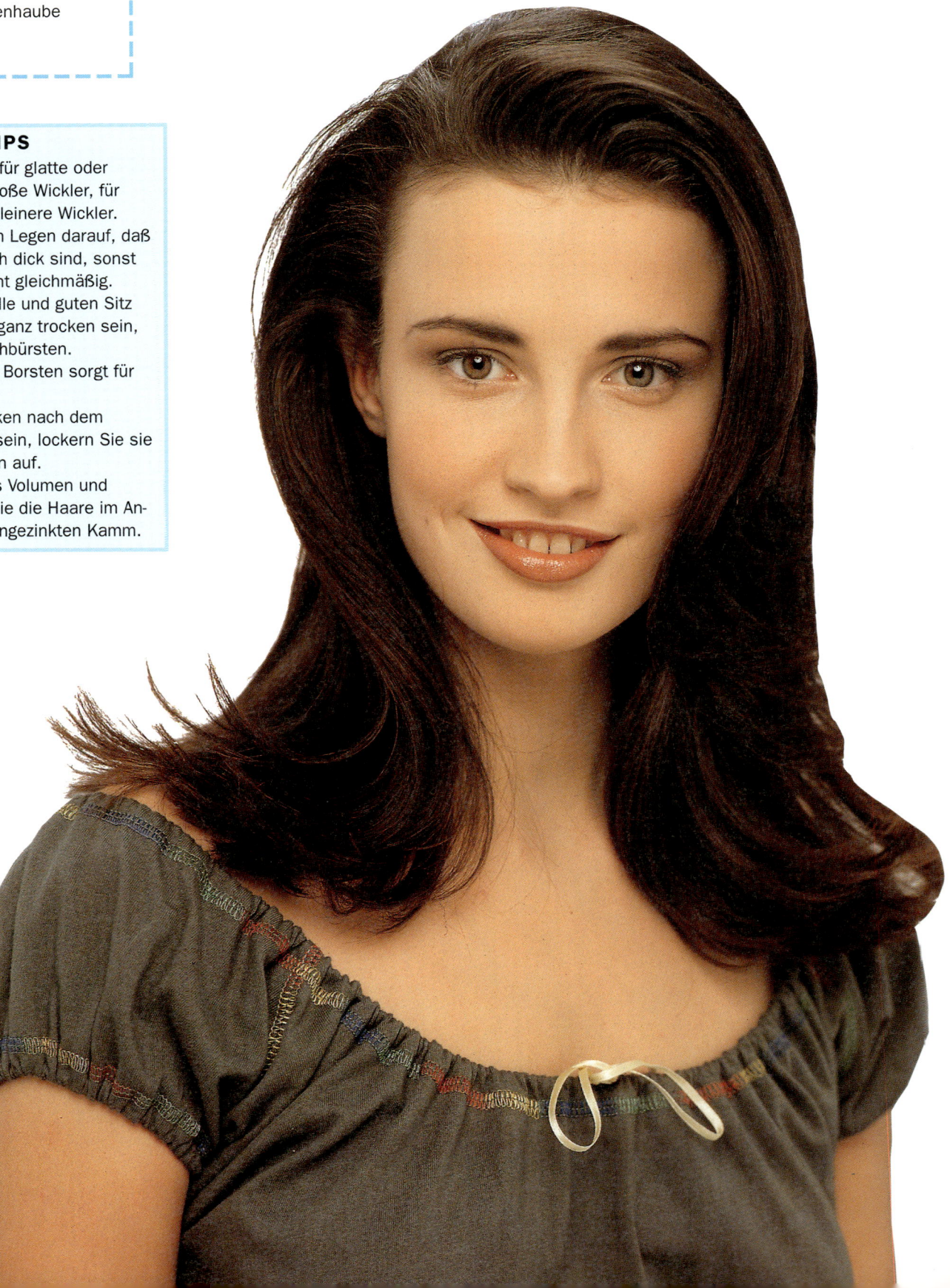

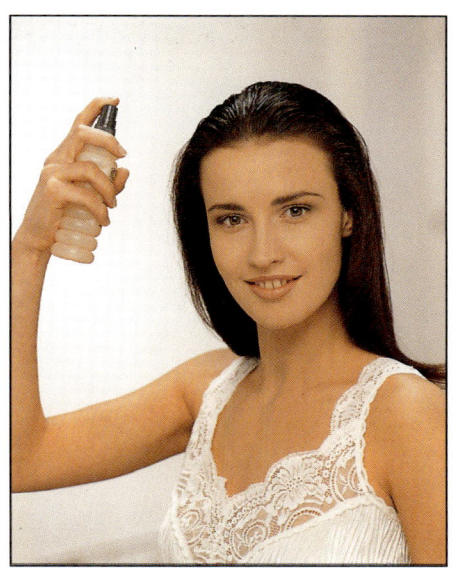

1 Haare waschen und pflegen, dann vortrocknen und mit Stylingspray besprühen.

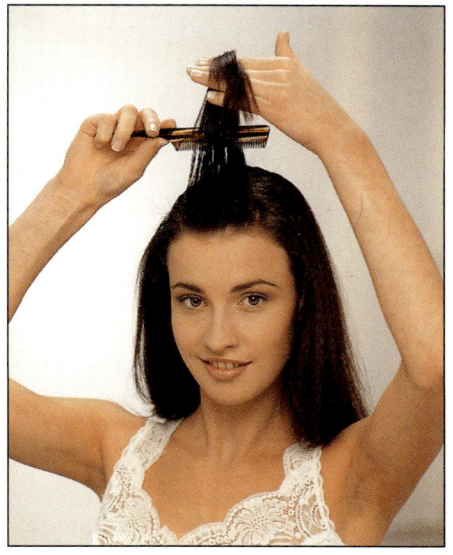

2 Als Grundlage erst einmal eine Passee vom vorderen Deckhaar abteilen, etwa 5 cm breit bzw. in der Breite des Wicklers. Die Haare gerade hochkämmen, so daß alle Knoten weg sind.

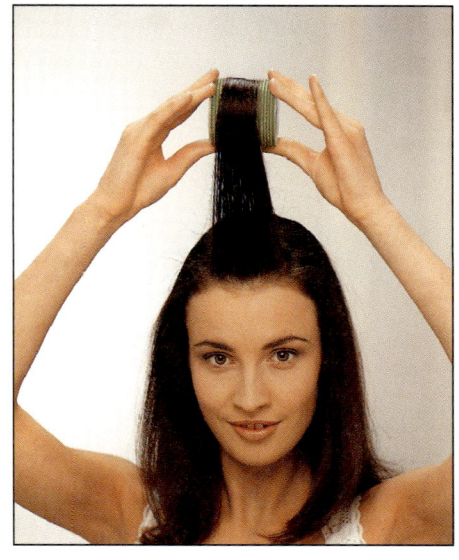

3 Die Enden dieser Strähne auf den Wickler rollen, darauf achten, daß Sie die Haare nicht knicken. Wickler fest nach unten rollen und dabei die Haare möglichst gleichmäßig gespannt halten.

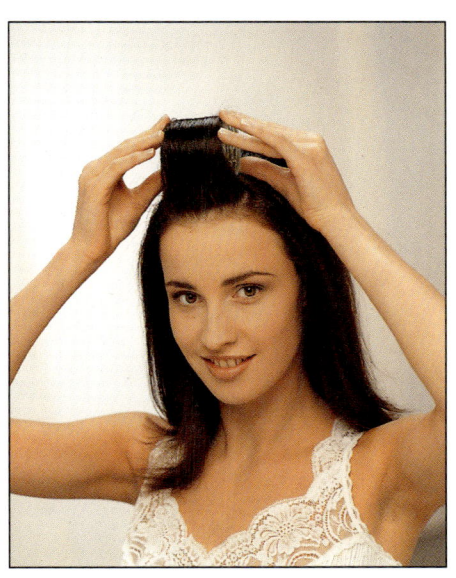

4 Bis zum Haaransatz rollen. Haftwickler halten von selbst, wenn Sie andere Wickler verwenden, befestigen Sie sie mit Haarnadeln.

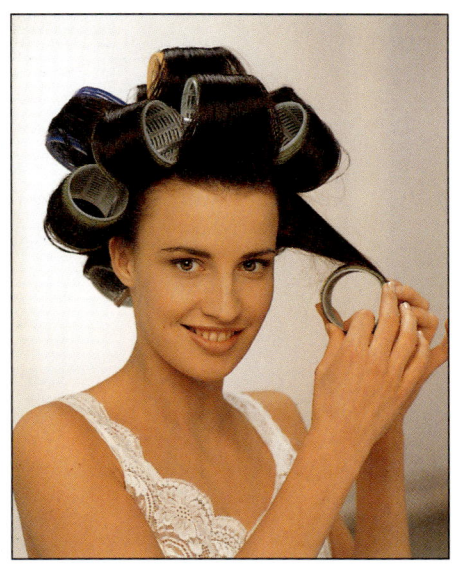

5 Rollen Sie die restlichen Haare genauso auf, wobei die Strähnen immer gleich dick sein sollten. Wenn die Haare zu trocken werden, mit Stylingspray befeuchten.

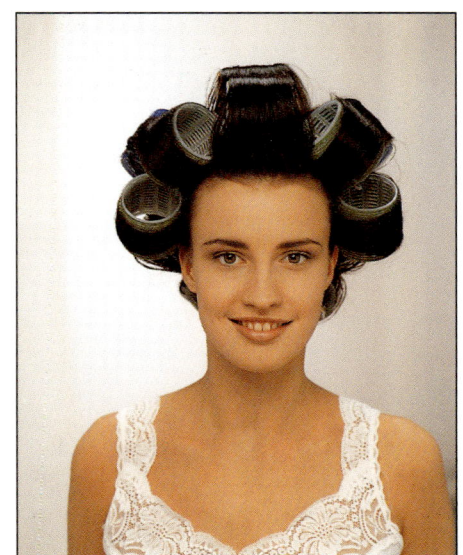

6 Die aufgerollten Haare an der Luft trocknen oder mit dem Handfön mit Diffusoraufsatz oder unter der Trockenhaube. Wenn Sie Elektrogeräte verwenden, sollten Sie die trockenen Haare vor dem Entfernen der Wickler erst einmal gründlich auskühlen lassen. Haare in Wickelrichtung durchbürsten. Bürste mit Haarspray besprühen, wegstehende Haare ebenso.

SANFTES STYLING

CHECKLISTE

Sie brauchen:
- ✔ Stylingspray
- ✔ Schaumstoffwickler

Schaumstoffroller sind die moderne Version der altmodischen Roller. Sie sind erstens äußerst einfach anzuwenden, zweitens haarfreundlich und zeigen zudem eine verblüffende Wirkung.

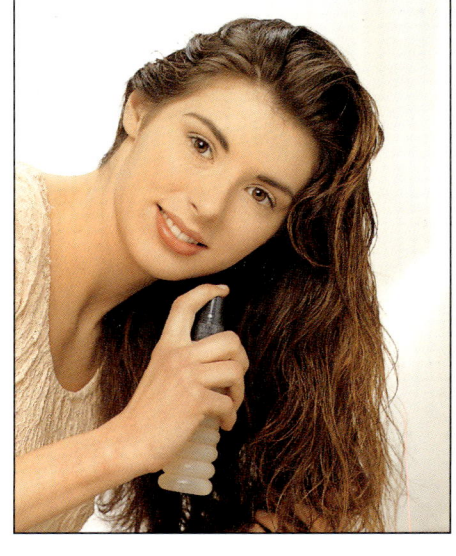

1 Die Haare mit Stylingspray anfeuchten und darauf achten, daß der Spray gleichmäßig vom Ansatz bis in die Spitzen gelangt.

5 An der Luft trocknen lassen.

TIP

Für mehr Volumen zwirbeln Sie jede Strähne der Länge nach, bevor Sie diese auf den Wickler rollen.

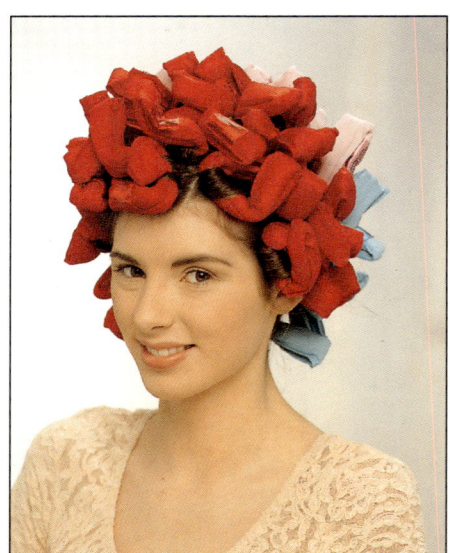

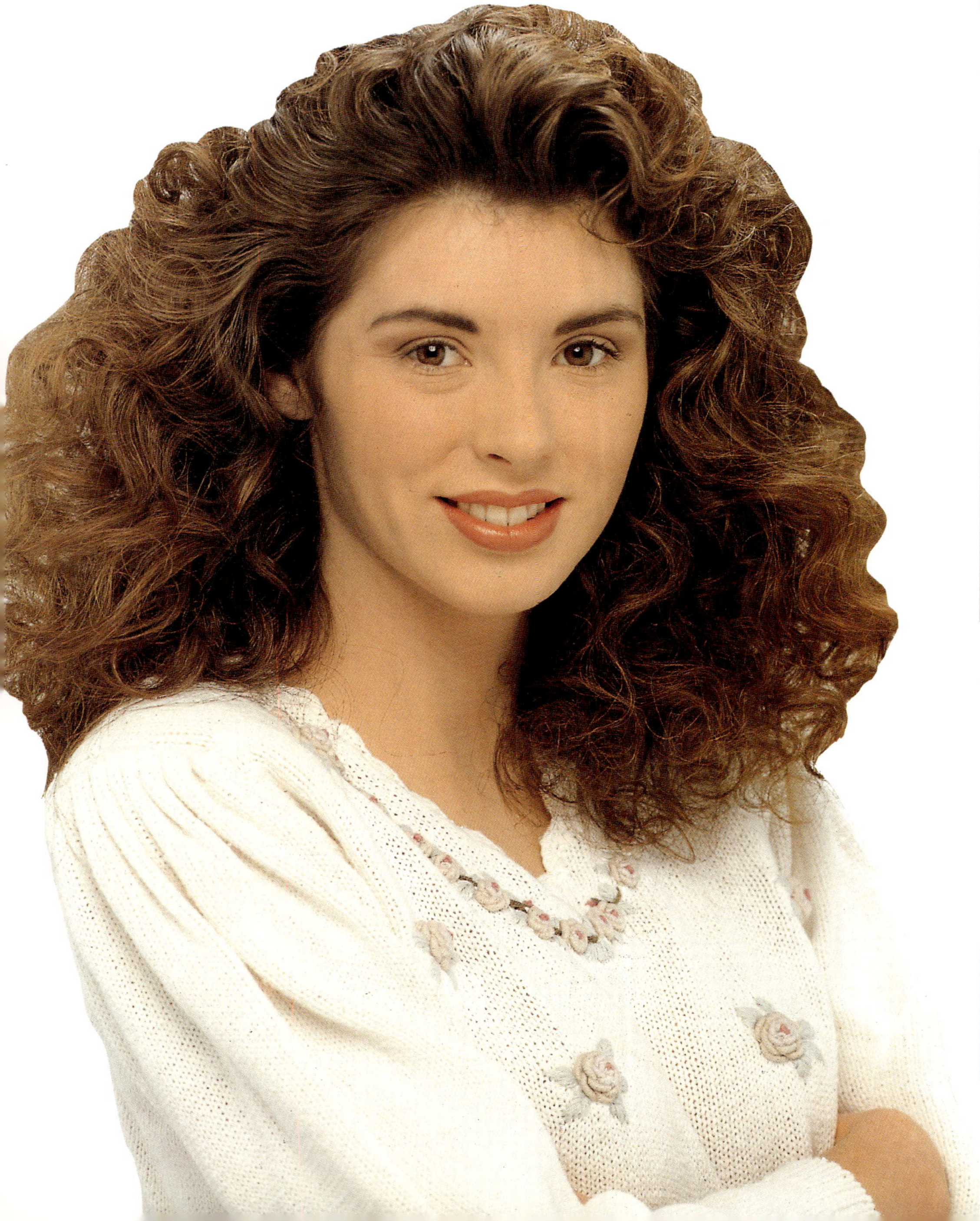

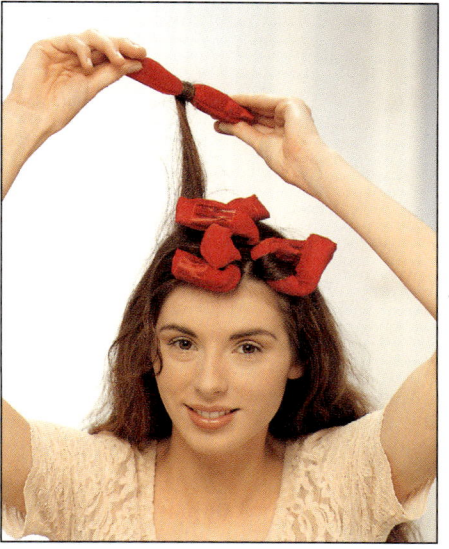

3 Bis zum Haaransatz rollen.

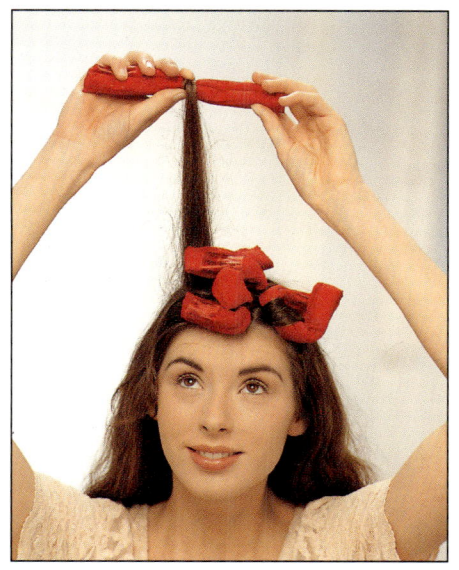

2 Haare in ungefähr 2,5 cm breite Strähnen abteilen, die Enden über den Schaumstoffwickler drehen und nach unten rollen. Achten Sie darauf, daß es keine Knickstellen gibt.

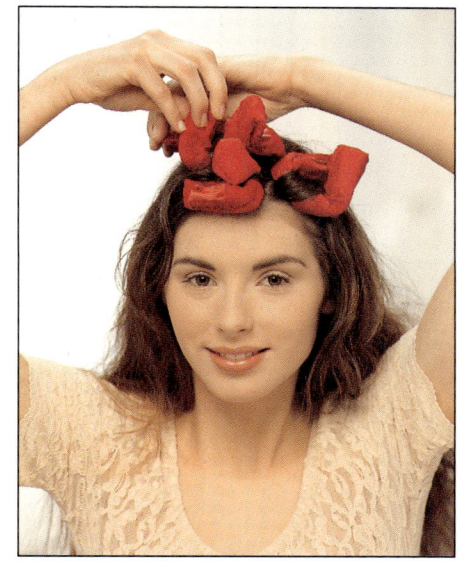

4 Zum Befestigen die Enden der Wickler einfach zur Mitte hin zusammenbiegen. So halten die Haare fest und verrutschen nicht.

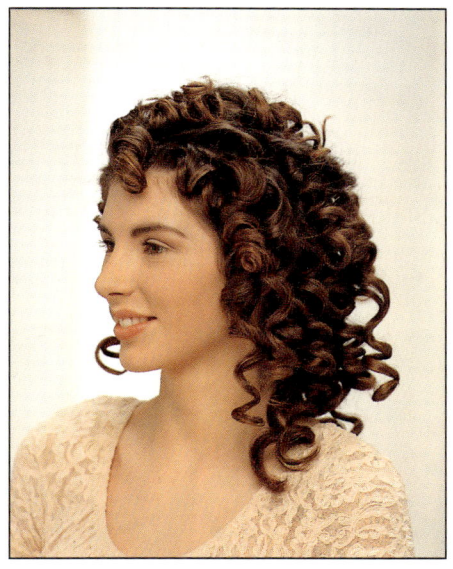

7 Ohne die Rollen fällt das Haar in dicke Korkenzieherlocken.

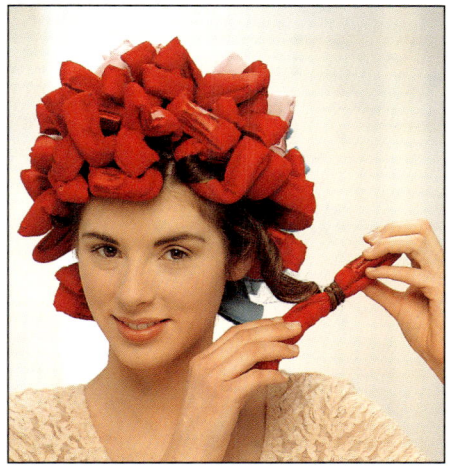

6 Die Enden der Wickler aufbiegen, Haare ausrollen und Wickler entfernen.

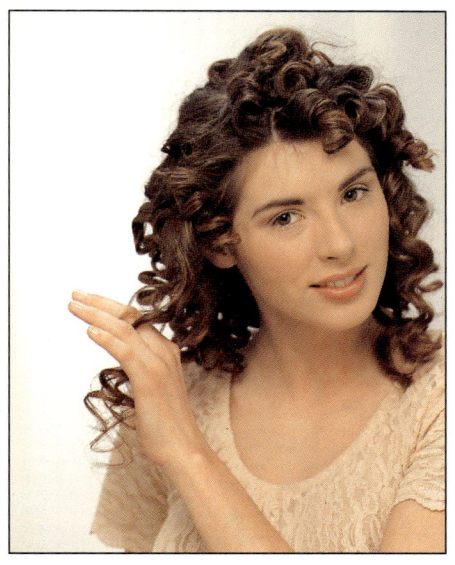

8 Mit den Fingern durch die Haare fahren und so jede einzelne Locke entlangstreichen. Das Ergebnis ist eine füllige Haarpracht.

MINUTEN-STYLING

Gasstyler mit Lockenstab- und Bürstenaufsätzen lassen Sie die verschiedensten Frisuren zaubern. Wir zeigen Ihnen zwei unterschiedliche Techniken, Ihr Aussehen zu verändern.

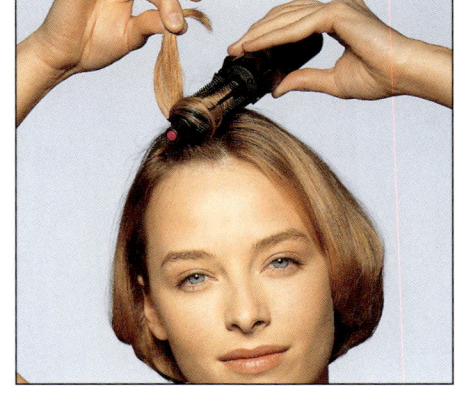

CHECKLISTE

Sie brauchen:
✔ einen Gasstyler mit Bürsten- und Lockenstabaufsatz
✔ Fönlotion

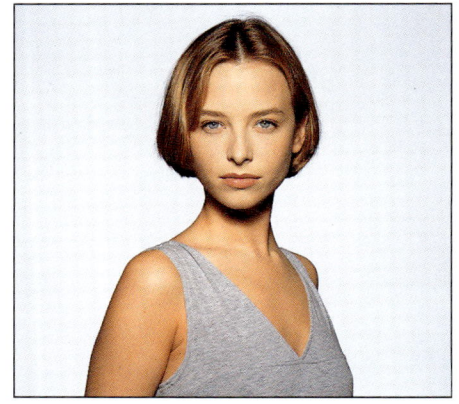

1 Haare waschen, pflegen und trocknen.

2 Eine Passee von rund 5 cm abteilen und mit Fönlotion befeuchten. Mit dem Bürstenaufsatz des Stylers sanft von den Ansätzen bis in die Spitzen gleiten. Das Gerät nahe am Ansatz halten, Haare um die Bürste wickeln und ein paar Sekunden festhalten. Die Haare sanft ausrollen und halten, ohne daran zu ziehen.

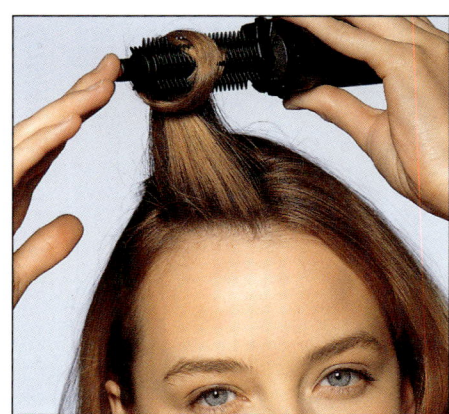

3 Die Haarenden um den Styler legen und auf halbe Haarlänge eindrehen.

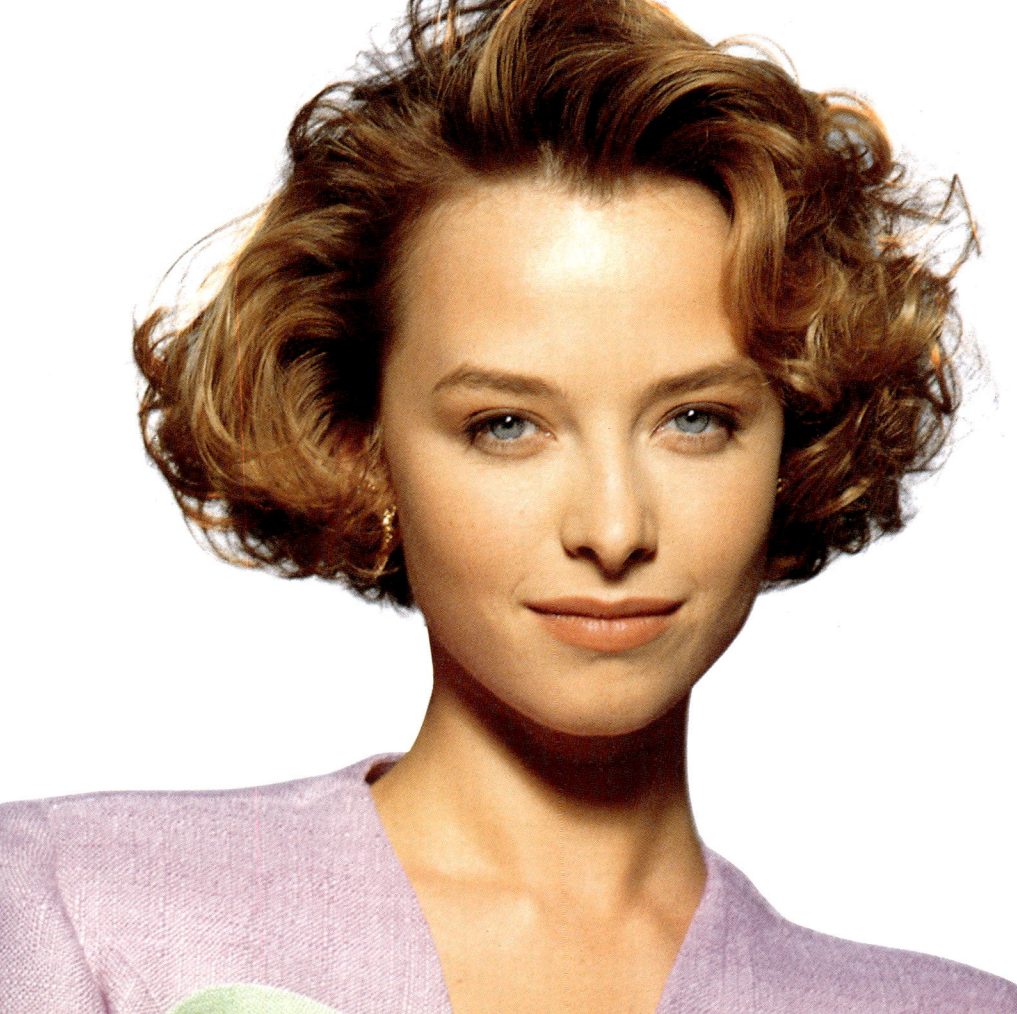

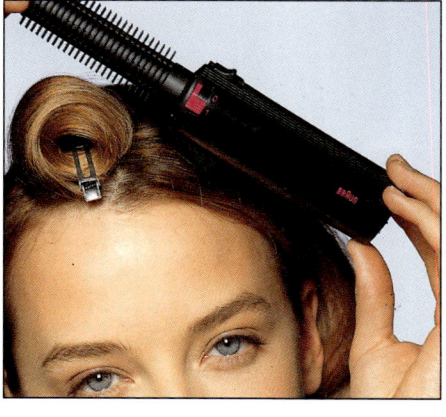

4 Ausdrehen und zu einer Locke schlingen. Mit Clipsen festmachen, Schritt 2 bis 4 so lange wiederholen, bis keine Strähne mehr übrig ist. Die Haare durchkämmen.

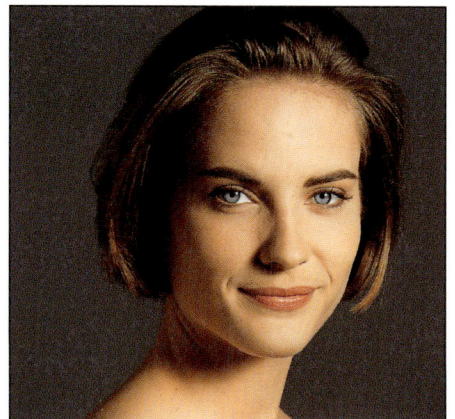

1 Haare waschen, pflegen und trocknen.

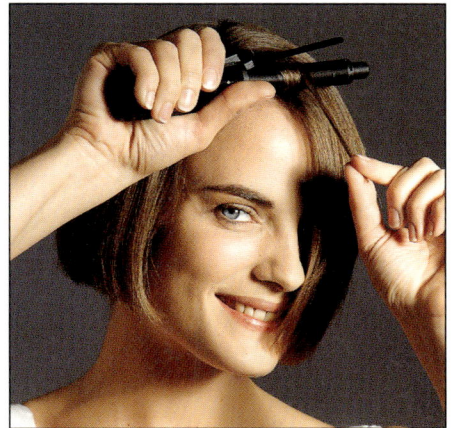

3 Die Haare über die Länge des Lockenstabes drehen. Knickstellen an den Haarenden vermeiden. Ein paar Sekunden festhalten, damit sich Locken bilden können.

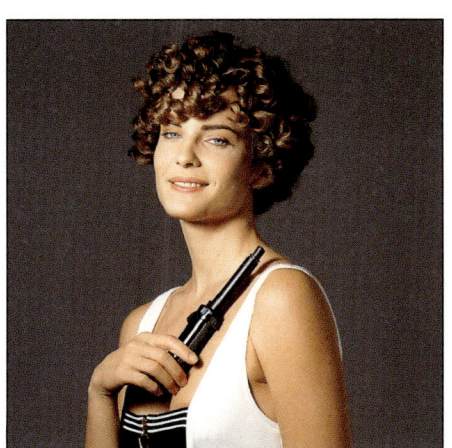

4 Lockenstab herausnehmen und die Locken aufspringen lassen. Die Schritte 2 bis 3 so oft wiederholen, bis am ganzen Kopf Locken sind. Dann mit den Fingern durch die Haare fahren. Auf diese Weise wirkt die Frisur leicht zerzaust.

Für die Wuschel-Variante den Lockenstabaufsatz verwenden.

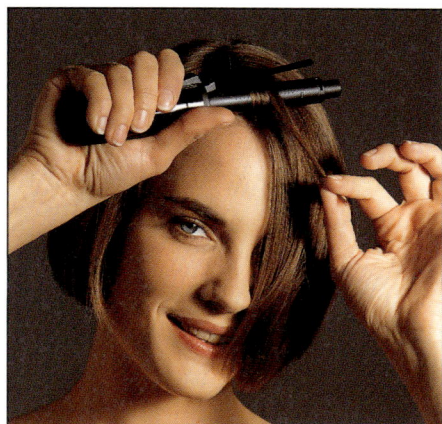

2 Eine Passee von etwa 12 mm auf halber Länge abteilen und mit Fönlotion anfeuchten. Verwenden Sie den Lockenstabaufsatz, drücken Sie die Schale. Lassen Sie den Stab am Ansatz kurz über die Haare gleiten. Die Schaufel noch immer geöffnet halten und die Haarsträhne in Richtung Gesicht um den Kolben wickeln. Achten Sie darauf, daß die Enden nicht verbogen sind.

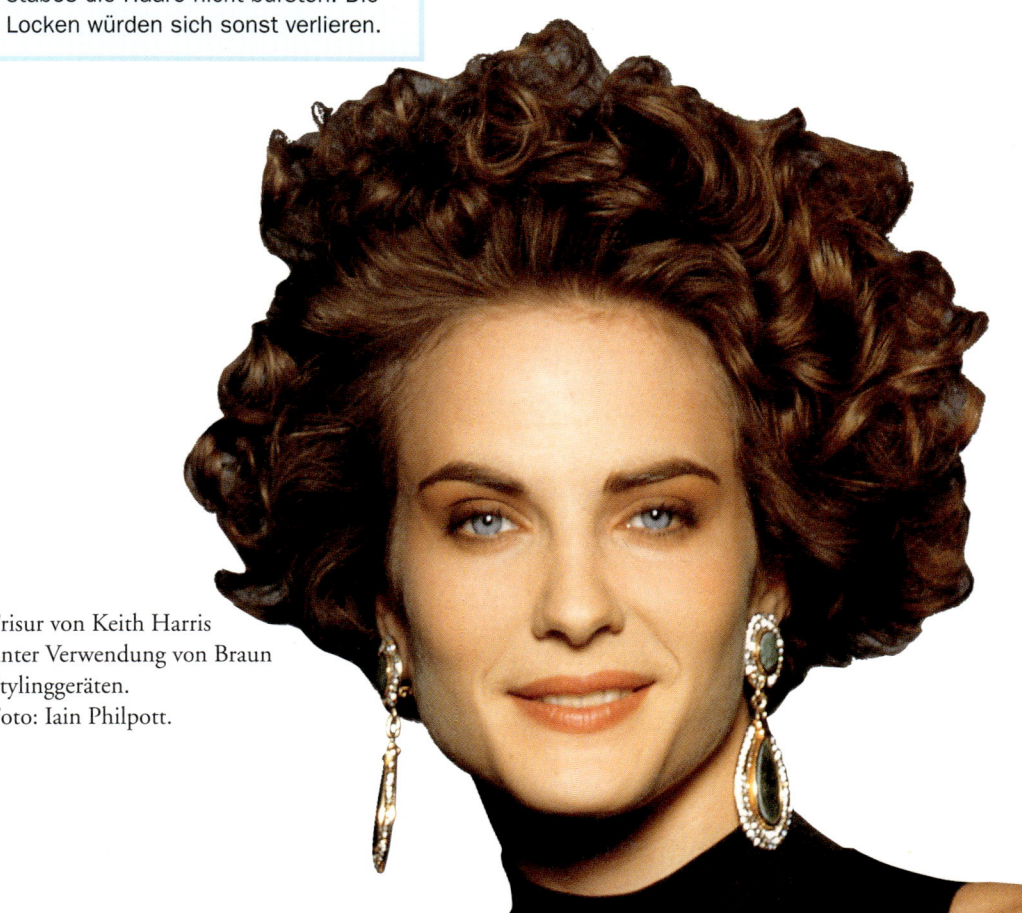

Frisur von Keith Harris unter Verwendung von Braun Stylinggeräten.
Foto: Iain Philpott.

DREHEN UND WINDEN

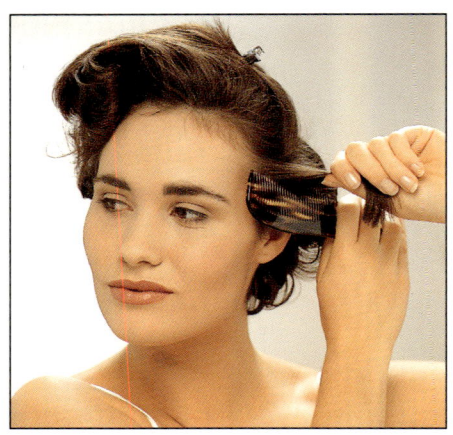

Mit dem Lockeneisen kann man die Haare glattfrisieren und Bewegung hineinbringen.

1 Haare waschen, pflegen und trocknen. Einen Hauch Fönlotion darübersprühen. Niemals Schaum verwenden, er würde am Lockeneisen kleben und sich ins Haar fressen. Eine schmale Passee abteilen.

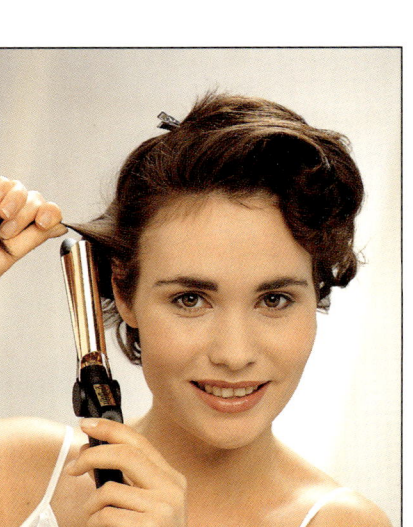

2 Die Schale drücken und das Lockeneisen öffnen.

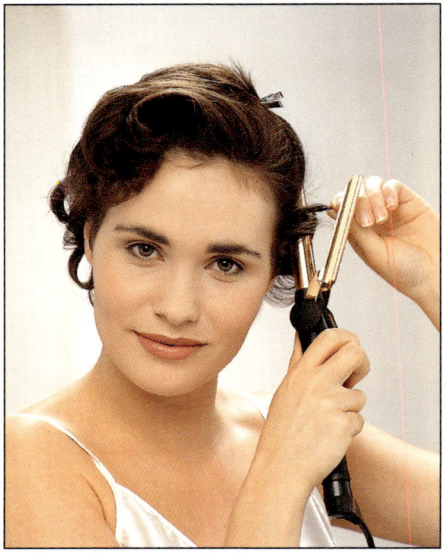

3 Die Haarsträhne um den Kolben wickeln.

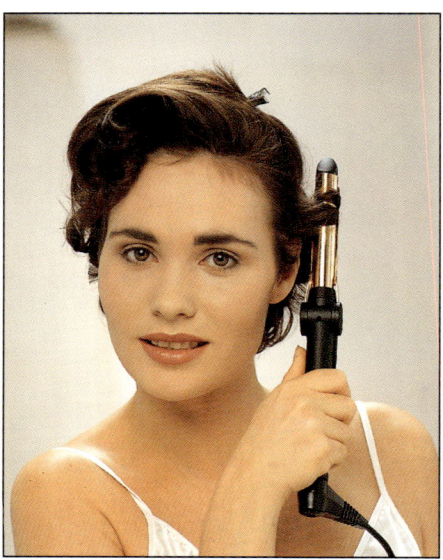

4 Schale loslassen, um die Haare festzuhalten, und ein paar Sekunden warten, bis sich eine Locke bildet. Lockeneisen entfernen, Haare auskühlen lassen, während Sie die nächste Strähne bearbeiten. Mit den Fingern zurechtzupfen.

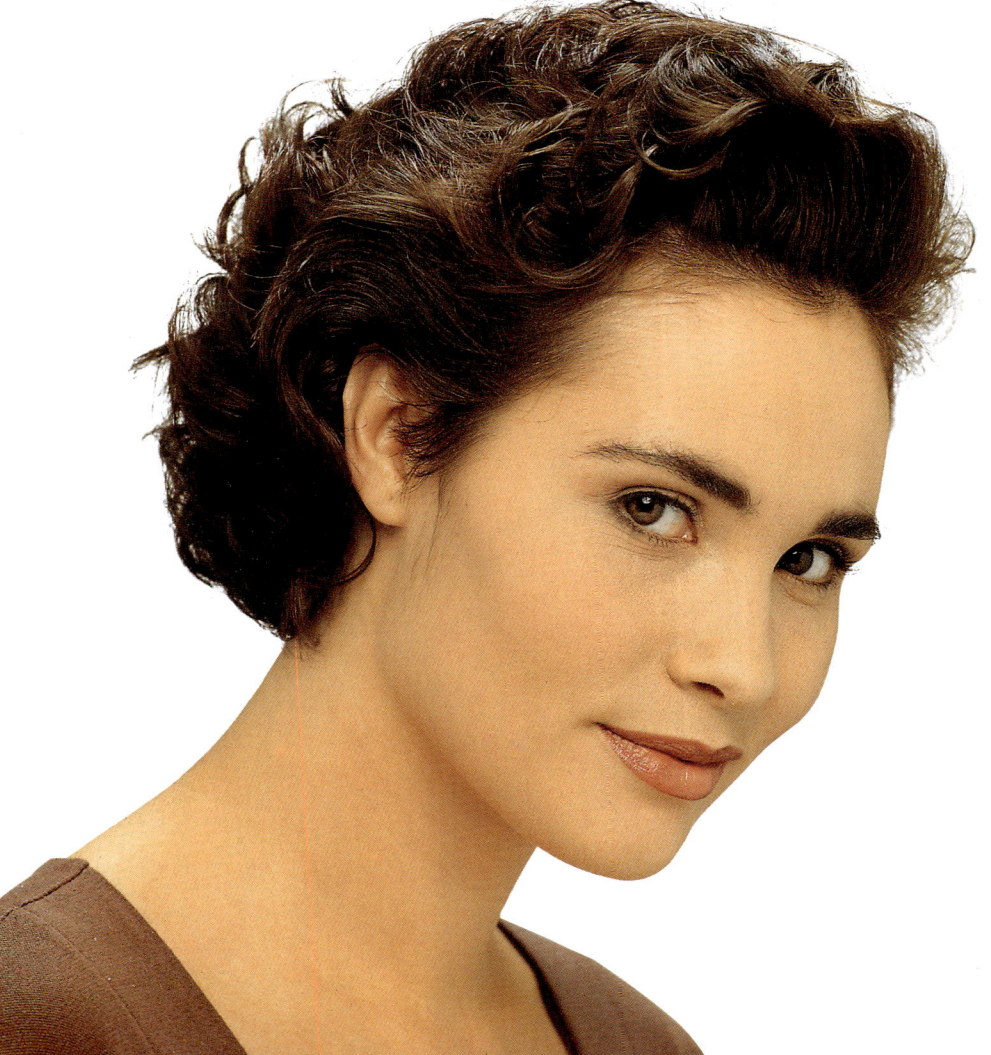

TIP

Lockeneisen niemals an aufgehellten Haaren verwenden. Die hohe Hitze kann die Haare überstrapazieren.

LUFTWELLEN

Airstyler arbeiten mit geringeren Temperaturen. Die Kombination mit Feuchtigkeit ergibt dauerhafte Wellen.

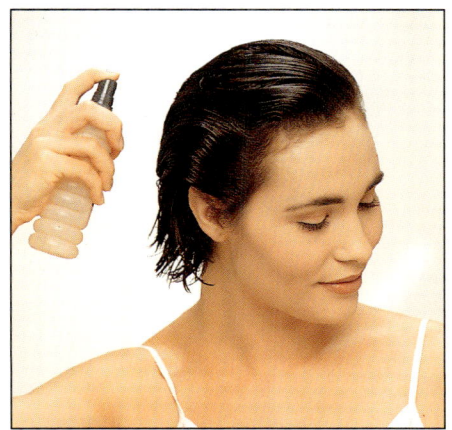

1 Haare waschen, pflegen und mit Fönlotion besprühen.

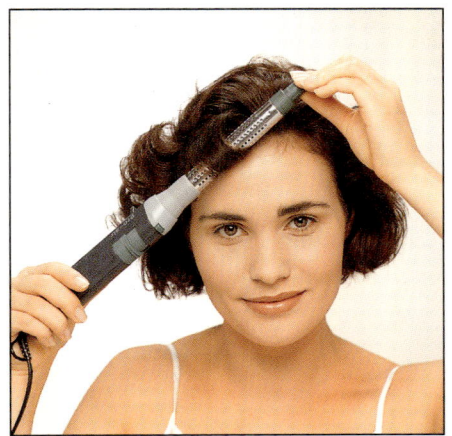

3 Lockenstabaufsatz aufstecken, die Haare um den Lockenstab wickeln und so Form in die Haare bringen.

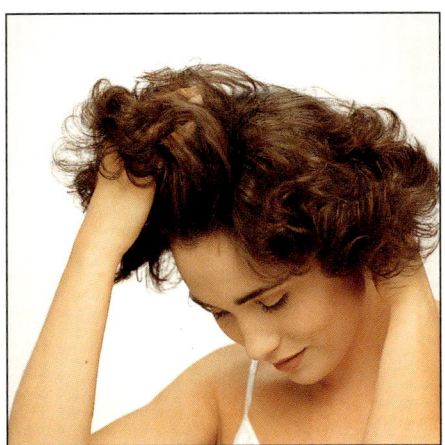

4 Die Schritte 2 und 3 so lange wiederholen, bis alle Haare gewellt und gelockt sind. Mit den Fingern durch die trockenen Haare fahren.

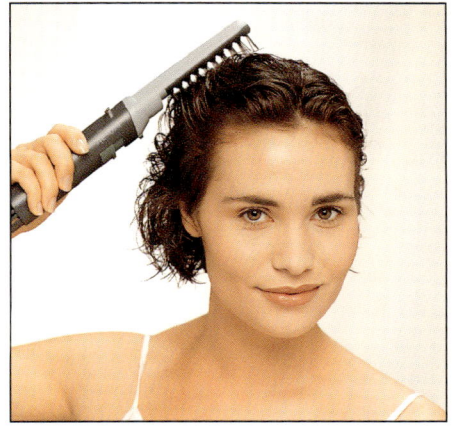

2 Mit dem Bürstenaufsatz des Föns beginnen, die Haare zu trocknen. Jede Passee anheben, damit die Haare bis zum Ansatz trocknen können.

CHECKLISTE
Sie brauchen:
✔ Fönlotion
✔ Airstyler mit Bürsten- und Lockenstabaufsatz

TIP
Airstyler auf niedrige Stufe stellen. Das Styling wird dadurch einfacher.

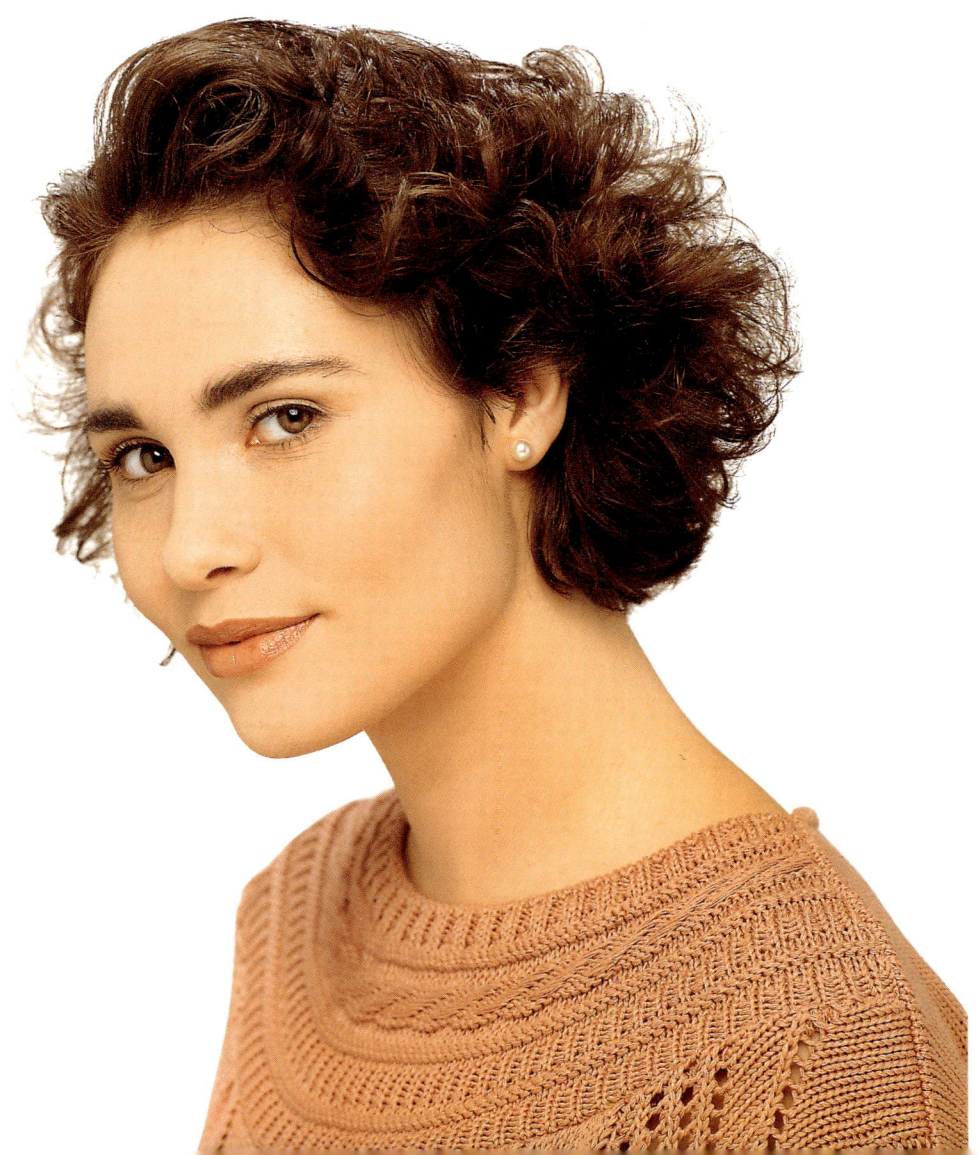

LOCKENKREATIONEN

Eine ausgediente Dauerwelle
läßt sich mit dieser Luft-
duschen-Technik wieder auf
Vordermann bringen.

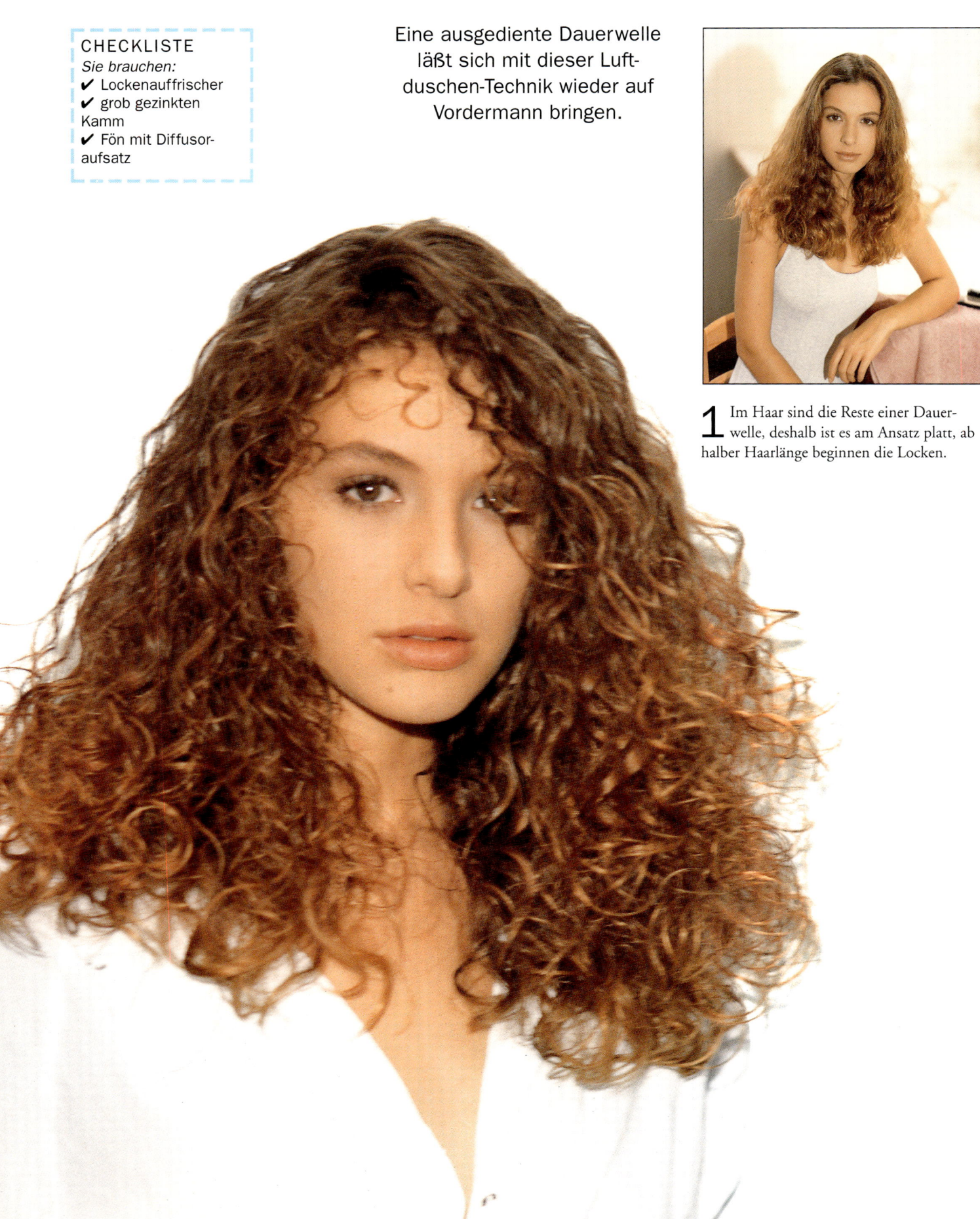

1 Im Haar sind die Reste einer Dauerwelle, deshalb ist es am Ansatz platt, ab
halber Haarlänge beginnen die Locken.

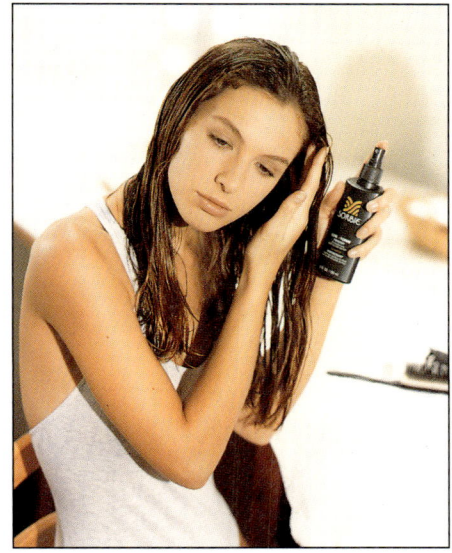

2 Haare waschen, pflegen und mit dem Handtuch trockenfrottieren. Auf das feuchte Haar kommt ein Lockenauffrischer.

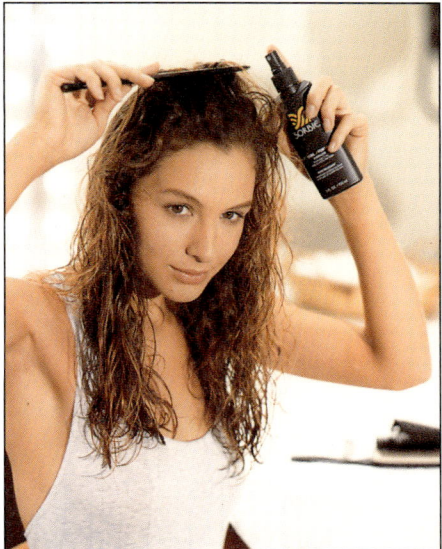

3 Mit einem breitgezinkten Kamm wird das Mittel regelmäßig im Haar verteilt.

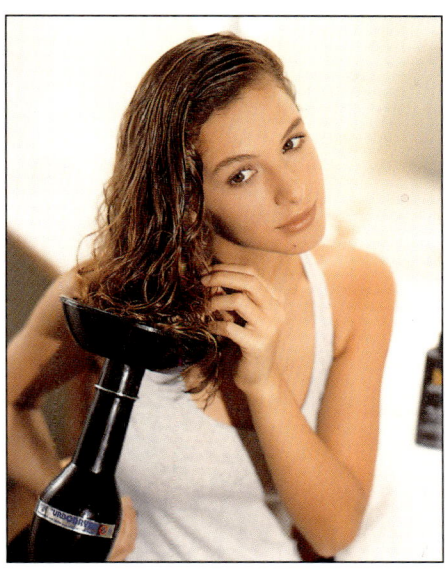

4 Luftdusche am Fön aufsetzen und die Haare trocknen, wobei die Haare an den Zinken des Diffusors aufliegen. Dadurch kann die warme Luft um die Haarsträhnen streichen, was die Lockenbildung begünstigt. Für fülligere Locken mit den Händen jeweils eine Handvoll Haare kneten.

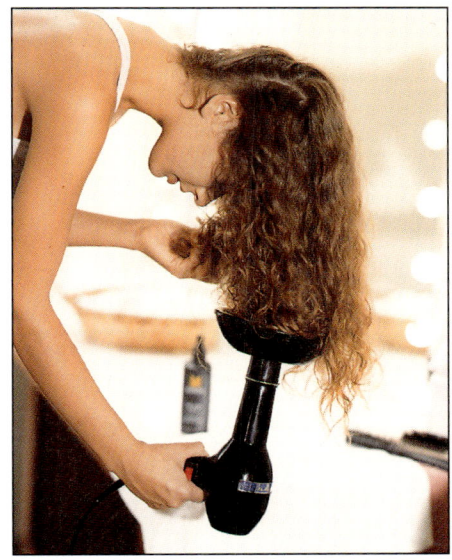

5 Kopf vorbeugen. Die Haare liegen nun innerhalb der Luftdusche. Nicht an den Haaren ziehen, nur leicht in Form drücken.

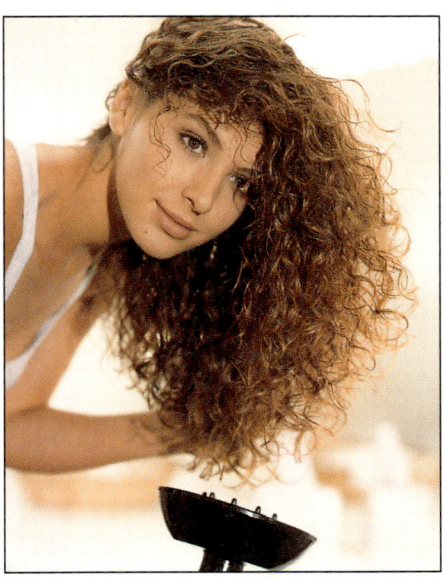

6 Die Schritte 4 und 5 so lange wiederholen, bis die Haare ganz trocken sind.

TIP

Diese Methode eignet sich gleichermaßen für naturgewelltes oder -gelocktes Haar. Sie sorgt für einen guten Sitz der Locken.

Frisur von Trevor Sorbie, London.

GLATT UND GERADE

Lange, gerade Haare erhalten mehr Volumen mit einem Diffusor mit langen, geraden Zinken.

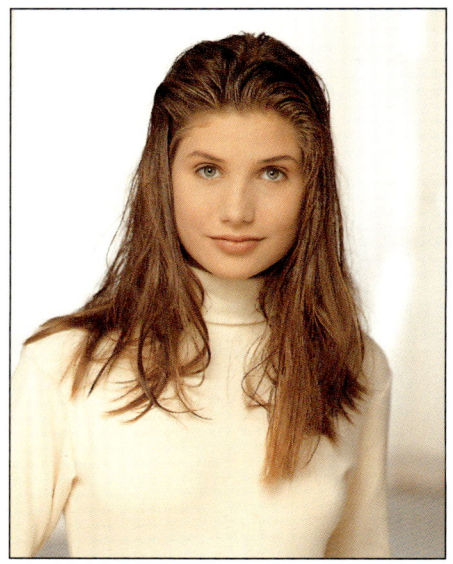

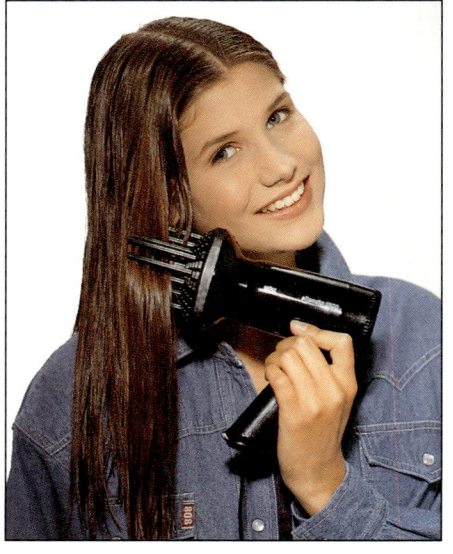

2 Haare waschen und pflegen, dann einen Mittelscheitel ziehen. Stecken Sie nun den Diffusoraufsatz auf und streichen Sie mit den Zinken die Haare entlang. Dadurch geht der Luftstrom abwärts, die Haare werden glatt und kämmbar.

1 Lange, dicke Haare verheddern sich leicht, es ist schwer, sie zu bändigen und ihnen Volumen zu verleihen.

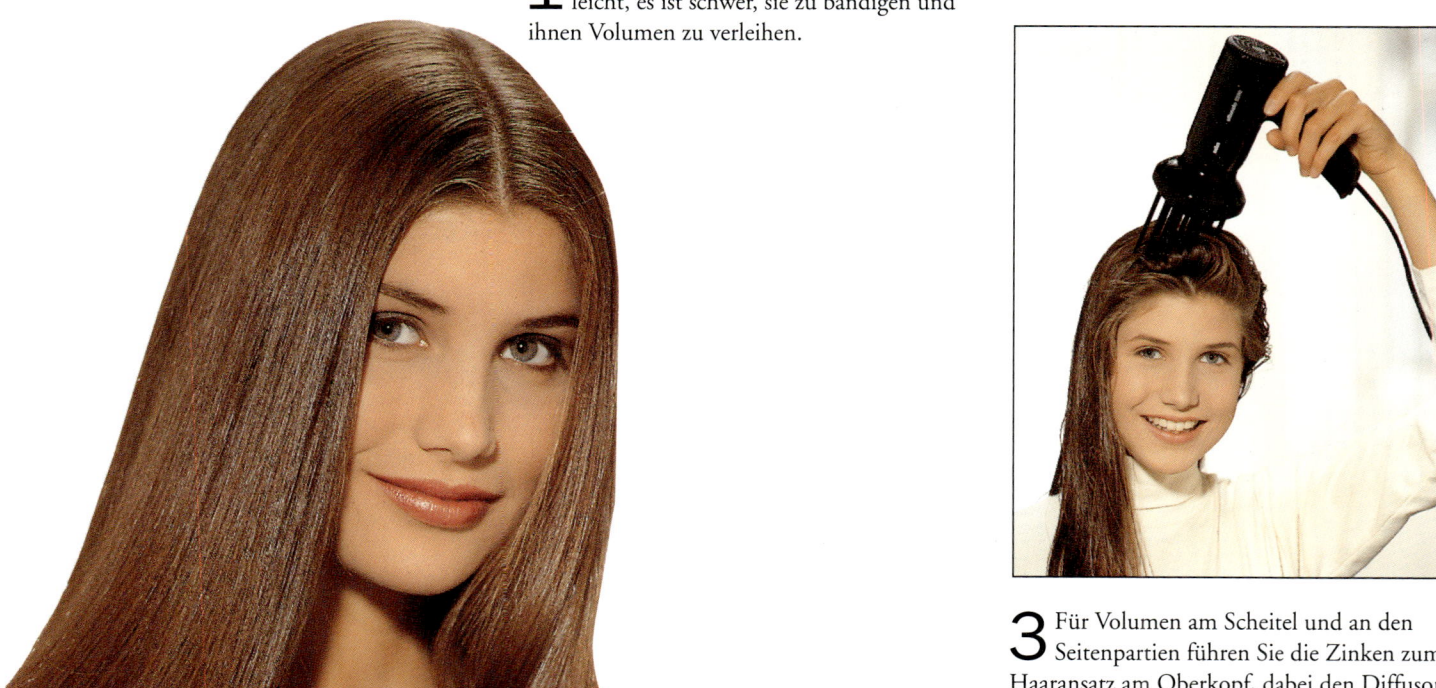

3 Für Volumen am Scheitel und an den Seitenpartien führen Sie die Zinken zum Haaransatz am Oberkopf, dabei den Diffusor leicht drehen. So lange fönen, bis die richtige Fülle entsteht.

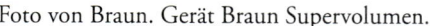

Foto von Braun. Gerät Braun Supervolumen.

IM HANDUMDREHEN FRISIERT

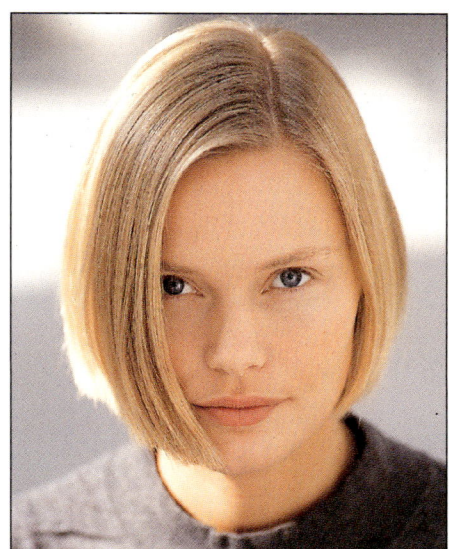

Aufheizbare Wickler bringen in Minuten Volumen, Spannkraft und Bewegung in Ihre Haare.

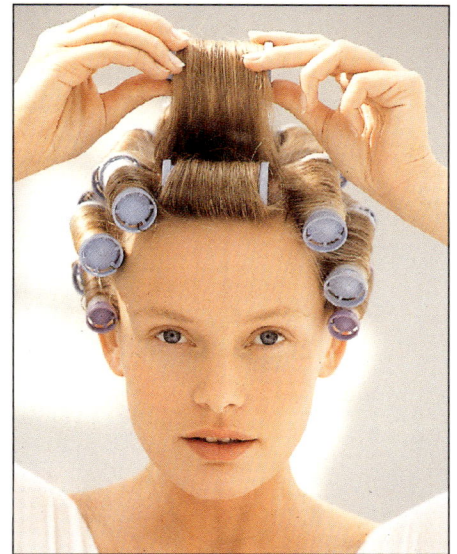

1 Haare waschen und pflegen. Fönschaum einmassieren und glattfönen. Die Wickler gemäß der Anleitung aufheizen.

2 Einzelne Partien, etwa 5 cm breit, auf jeweils einen Wickler rollen, keine Knickstellen in die Enden bringen. Mittlere und kleine Wickler für das vordere Deckhaar und die Seitenpartien verwenden, größere für die Wirbelpartie.

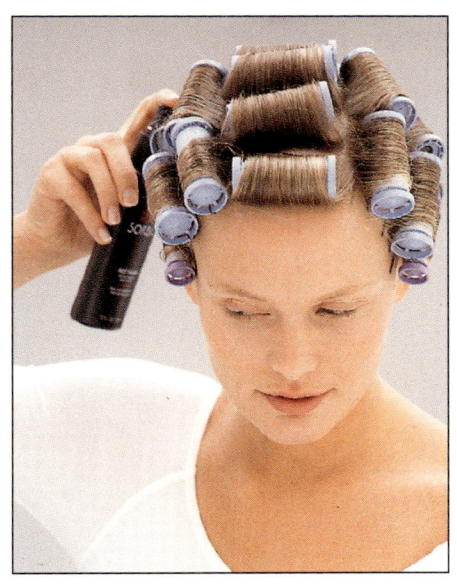

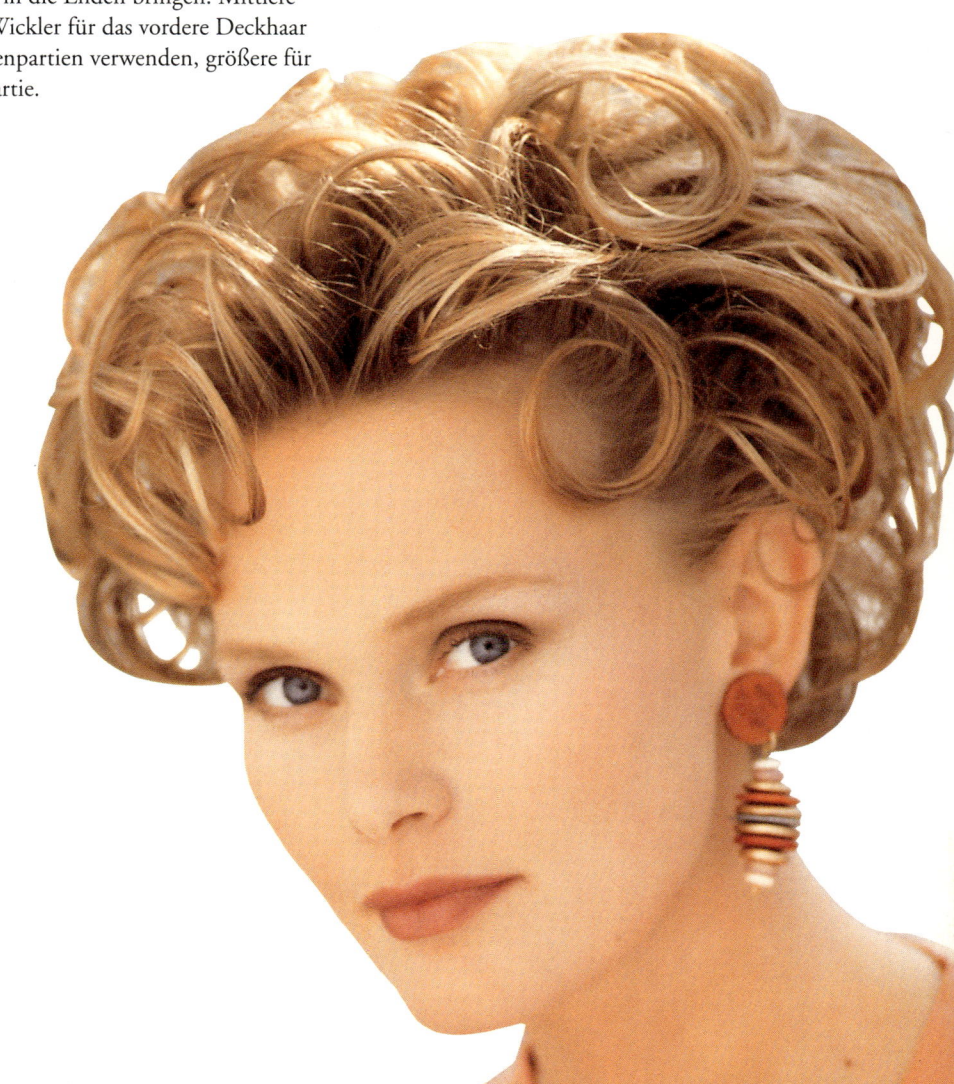

3 Wickler bis zum Ansatz rollen. Die Enden sollten glatt untergerollt sein. Achten Sie darauf, daß die Haare stets gleich gespannt sind. Klemmen Sie jeden Wickler mit dem beiliegenden Clips fest. Die eingerollten Haare mit Fönlotion besprühen. Die Wickler sorgfältig auskühlen lassen, dann erst abnehmen. Die Locken dabei nicht zerstören. Für das Finish die Locken auflösen, indem Sie mit den Fingern durch die Haare streichen.

Frisur von Trevor Sorbie, London.

VERRÜCKT GEKREPPT

Wenn Sie ein Kreppeisen mit verschieden gewellten Metallplatten verwenden, können Sie im Handumdrehen die verschiedensten Frisuren mit rieselnden Wellen entwickeln.

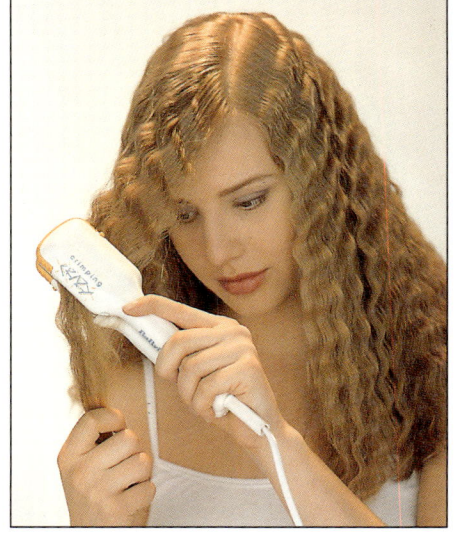

1 Schritt 1 bildet die Basis für alle Kreppfrisuren. Haare waschen und pflegen. Dann glattfönen und mit Fönlotion besprühen. Befestigen Sie die Krepp-Platte Ihrer Wahl nach Anleitung. Das heiße Kreppeisen partienweise an die Haare drücken, ein paar Sekunden festhalten, dann loslassen. Ein Stück weiter unten den Vorgang wiederholen. Setzen Sie das Kreppeisen regelmäßig an, damit die Frisur einheitlich wird. Bei den restlichen Haaren ebenso verfahren.

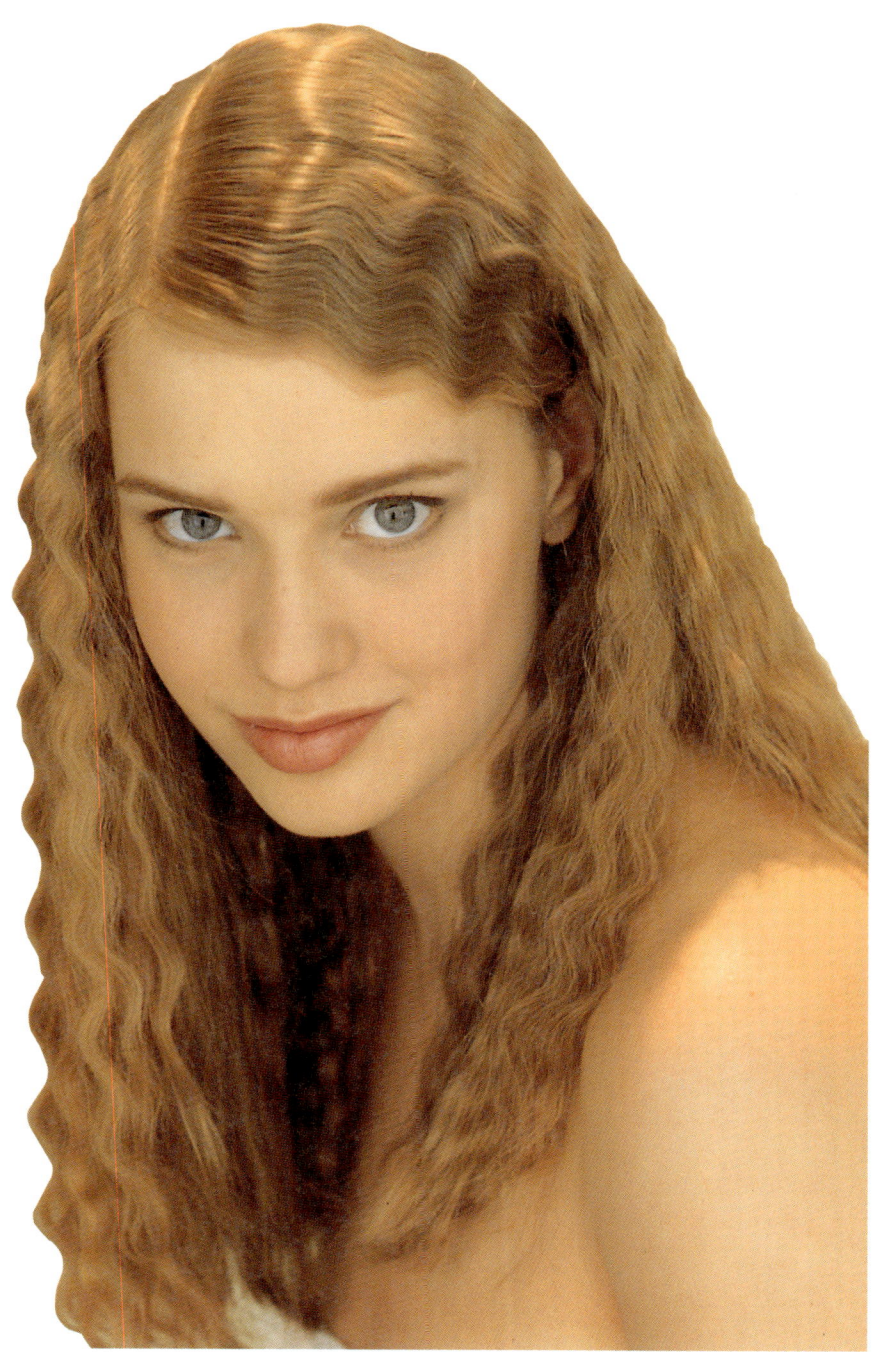

Links: Für diese Kreppfrisur die Wellplatten am ganzen Kopf einsetzen.

Die Frisuren auf beiden Seiten von Charles Worthington für BaByliss.

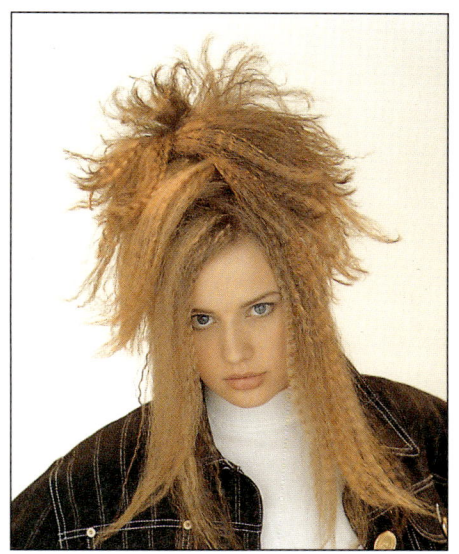

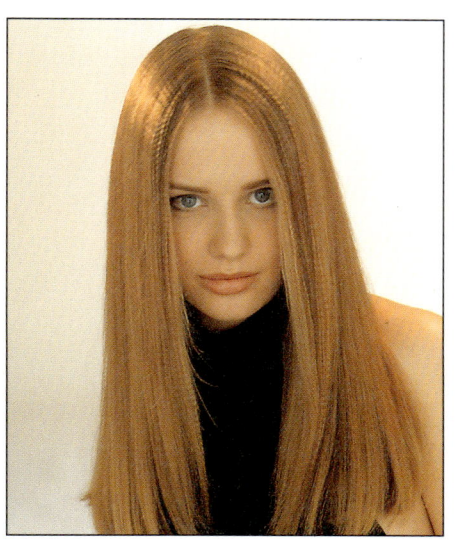

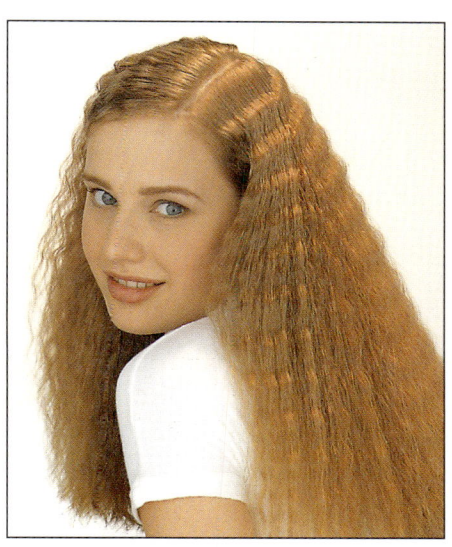

2 Die Standardplatten des Kreppeisens für Volumen und Struktur nehmen, die Haare am Oberkopf zum Pferdeschwanz abbinden; zwei dicke Haargummis darüberziehen. Die abstehenden Haarsträhnen fächerartig ausbreiten und mit Haarspray fixieren.

3 Schimmernde Haare erhalten Sie, wenn Sie eine feingerippte Krepp-Platte verwenden. Dadurch bekommt das Haar nicht nur mehr Struktur, sondern zusätzlichen Glanz. Einfach wahllos die oberen Haarpartien kreppen. Das geht für lange Haare genauso wie für einen kurzen Pagenschnitt.

4 Für weicher fallende Kreppwellen arbeiten Sie vor dem Trocknen Schaumgel in die gewaschenen und gepflegten Haare. Dadurch erhalten die Haare Form. Dann nehmen Sie die tiefgerillten Platten, um die Wellen zu formen. Zum Schluß mit einem grobgezinkten Kamm durch die Haare streichen. Das gibt noch mehr weiche Fülle.

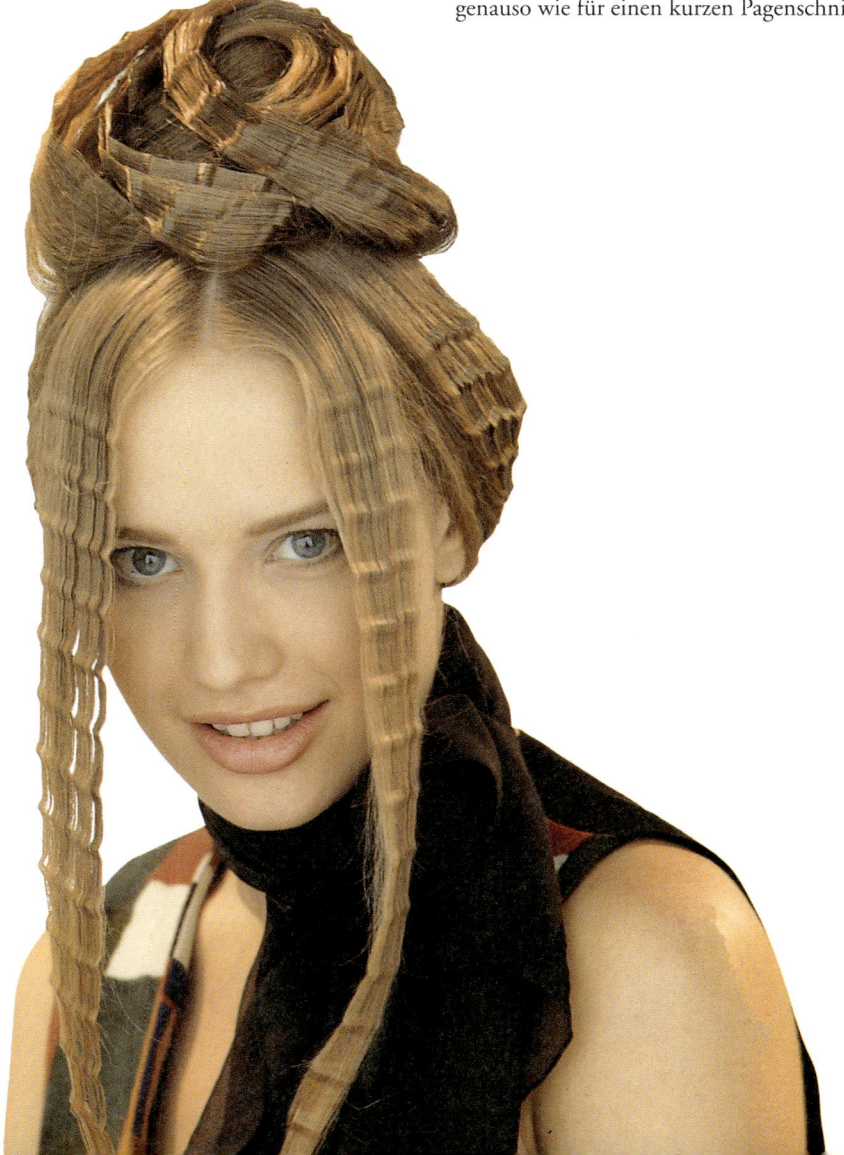

5 Der Bambus-Effekt entsteht, wenn man die Haare in kleine Strähnen abteilt und kreppt. Das ergibt einen sehr drahtigen und exakten Effekt. Am Ansatz beginnen und die Haare immer strähnenweise bearbeiten und möglichst gleichmäßig kreppen. Wenn Sie fertig sind, die Haare in gekreppten Strähnen belassen, nicht durchbürsten. Zum Schluß einen Haarring am Scheitel befestigen, die Haare wirbelartig daran clipsen, ein paar Strähnen vom Deckhaar frei herunterrieseln lassen. Das nimmt der Frisur die Strenge.

GEHEIMTIP VOM EXPERTEN

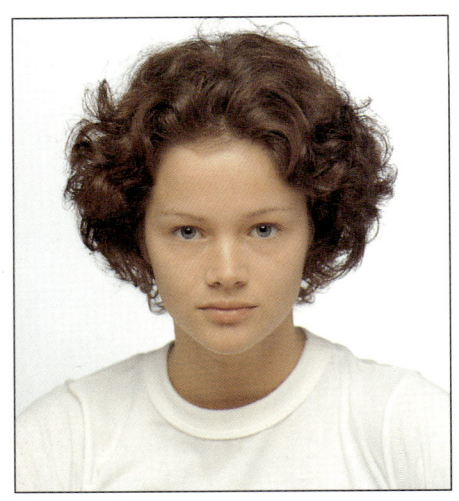

Für den internationalen Stylisten Trevor Sorbie, viermal „Britischer Friseur des Jahres", sind Kneten und verwandte Techniken die Grundlage für preisgekrönte Frisuren. Sein Geheimtip: „Lassen Sie Ihre Finger frisieren".

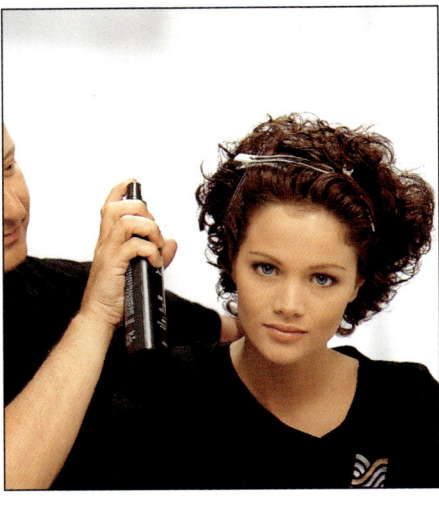

Gewelltes, dickes Haar wie dieses wird leicht kraus und stumpf, wenn es an der Luft trocknet. Folgen Sie Trevor Sorbies Schritt-für-Schritt-Anleitung für diese tollen Frisurergebnisse.

CHECKLISTE

Sie brauchen:
Für das Kneten:
✔ Haarspray
✔ Clipse zum Abteilen
✔ Fön mit Diffusoraufsatz
Für die Fingerwellen:
✔ Gel für Skulpturlocken
✔ Stylingkamm

1 Die Haare aus dem Gesicht bürsten und die Deckhaare in Wellen nach vorn schieben. Klemmen Sie nun die Wellen mit einer Reihe Clipse fest und sprühen Sie Lockenformspray darüber.

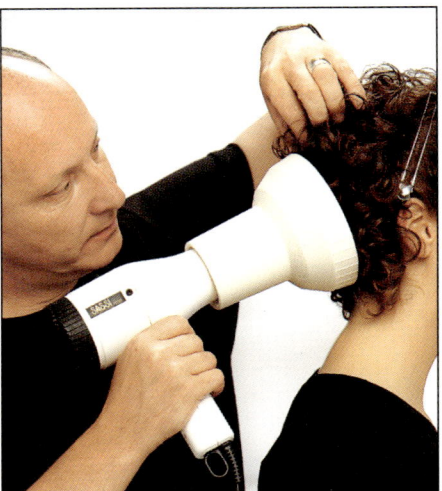

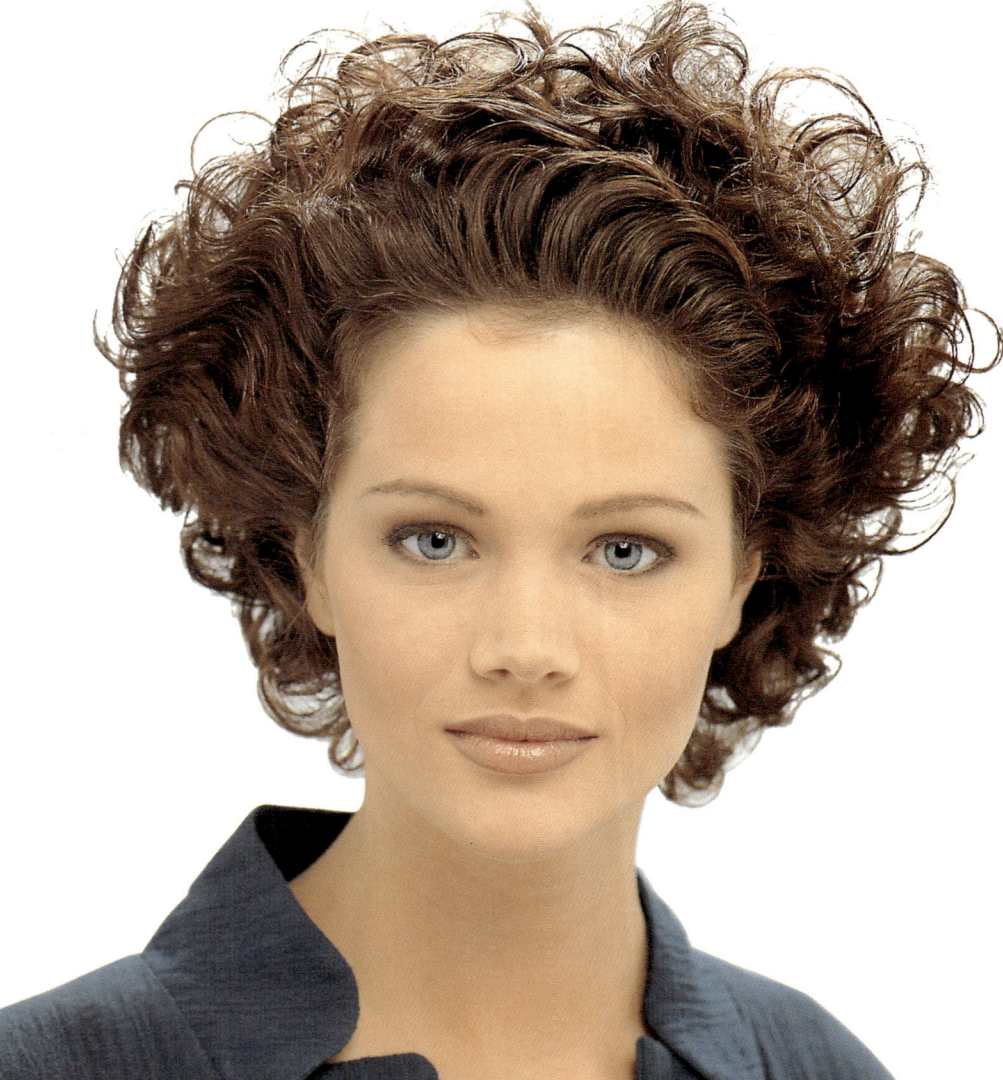

2 Nehmen Sie einen Fön mit Diffusoraufsatz, um die Locken sanft anzuheben. Zuerst die Haare am unteren Ansatz trocknen. Das gibt Stand und Fülle. Wenn die Haare ganz trocken sind, mit den Fingern in Form bringen. Weiches Wachs sorgt für extra Struktur und läßt die Locken frei fallen. Erwärmen Sie eine Spur Wachs zuerst in den Handflächen und kneten Sie es dann mit den Fingerspitzen in die Enden der Locken.

Für ein völlig anderes Aussehen werden die Haare geschickt mit der Fingerwelltechnik gestylt.

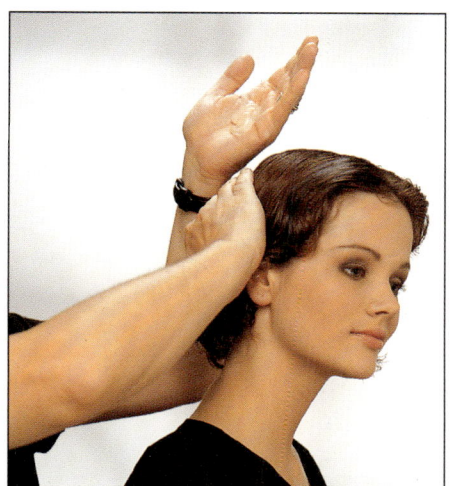

1 Waschen und pflegen Sie die Haare.

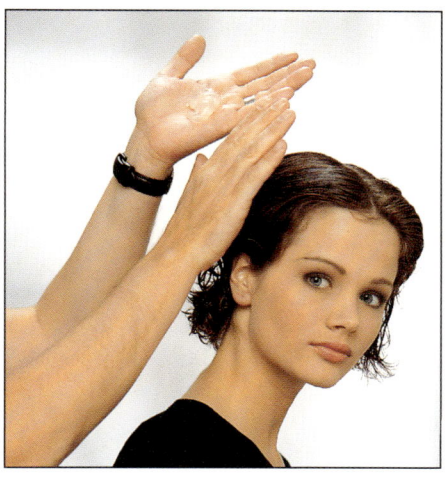

2 Immer ein wenig Gel in kurzen Abständen im Haar verteilen und mit der zweiten Hand Wellen modellieren.

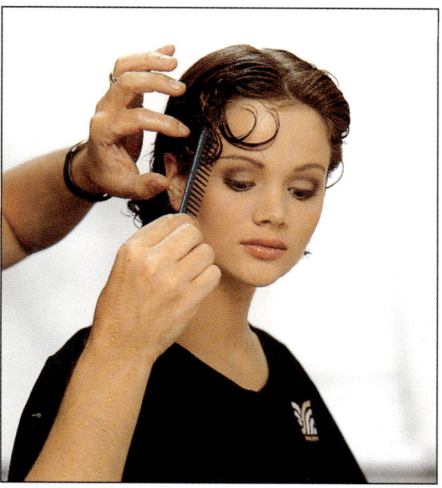

3 Einen Seitenscheitel ziehen, dann wie auf dem Foto glatt von den Schläfen abwärts kämmen. Die Enden am Haaransatz können sich selbst rollen. Für die Wellenbildung einen Kamm mit weit auseinanderstehenden Zinken verwenden. Mit den Fingern und dem Kamm die Haare in Form eines „S" modellieren. Lufttrocknen lassen oder, wenn nicht genügend Zeit ist, einen flachen Diffusor nehmen, dann werden die Haare nicht zerzaust.

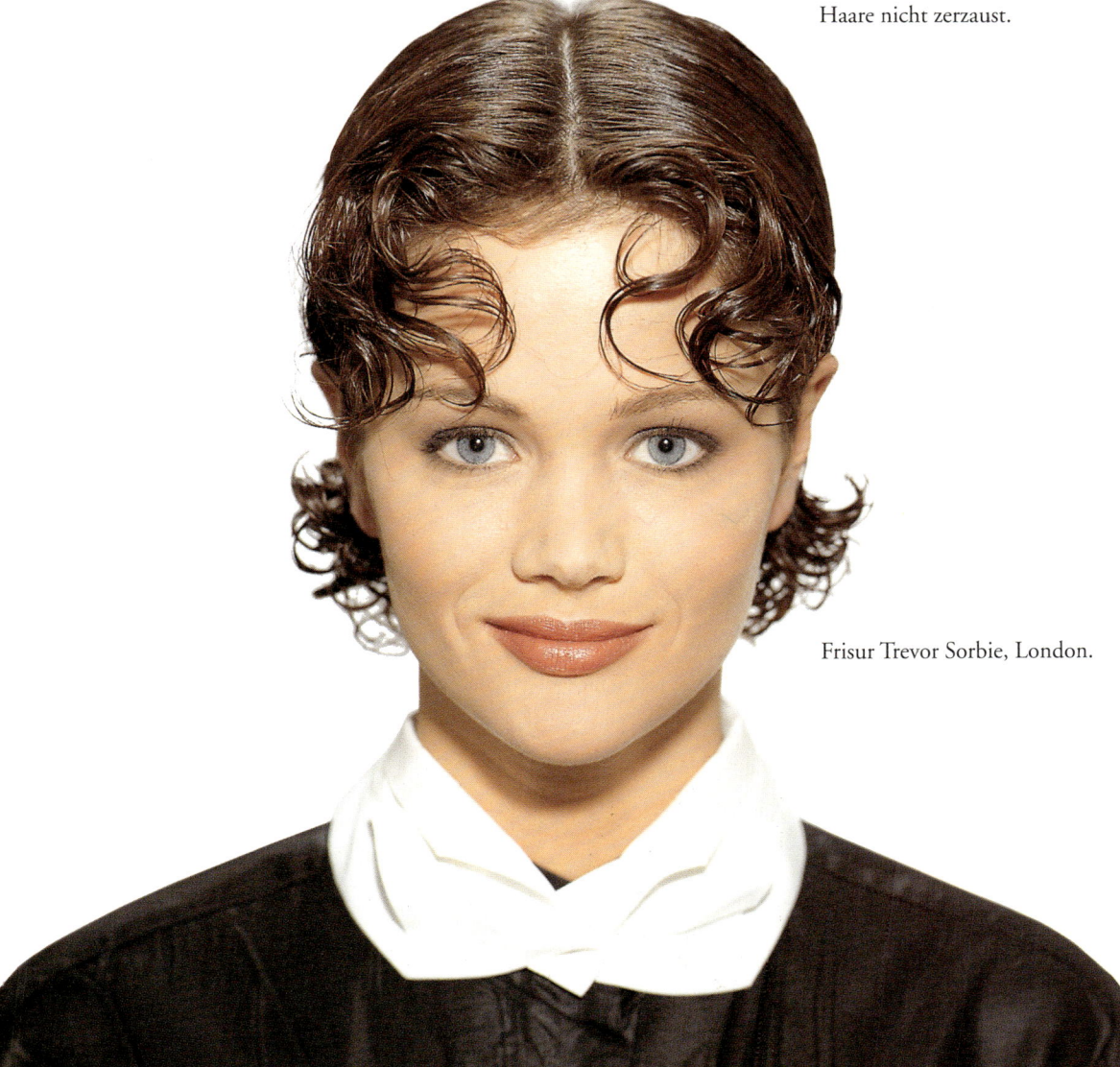

Frisur Trevor Sorbie, London.

HAAR-SCHMUCK

Sobald Sie die grundlegenden Techniken beherrschen, können Sie Ihre Haare auf vielfältige Weise ausgehfein machen. Unsere Vorschläge zeigen Ihnen, wie Sie Zöpfe, Chignons, französische Rollen, hochsitzende Haarknoten, Zopffrisuren, Spirallocken und einfache Locken zaubern können. Wenn Sie den Schritt-für-Schritt-Anleitungen folgen, können Sie das entsprechende Styling für sich schaffen. Sie werden staunen, wie leicht sich Ihr Haar verwandeln lässt, um zu fast jeder Stimmung und Gelegenheit zu passen.

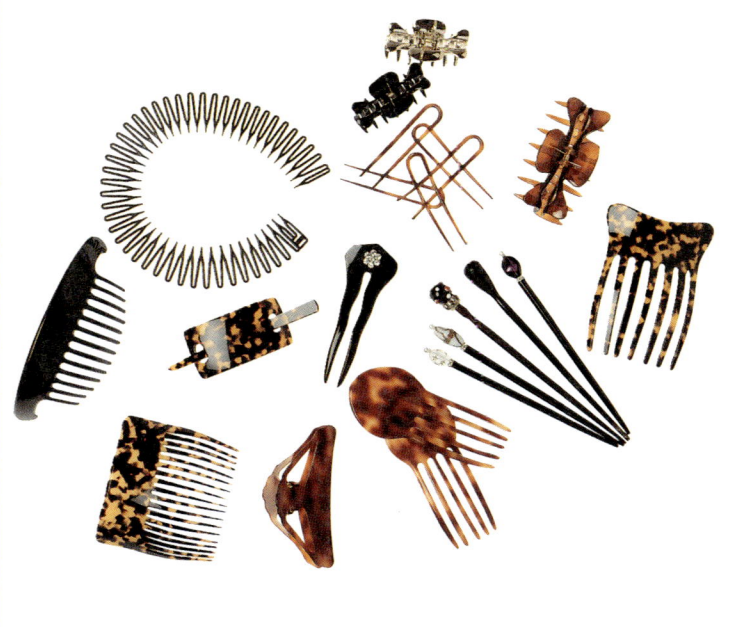

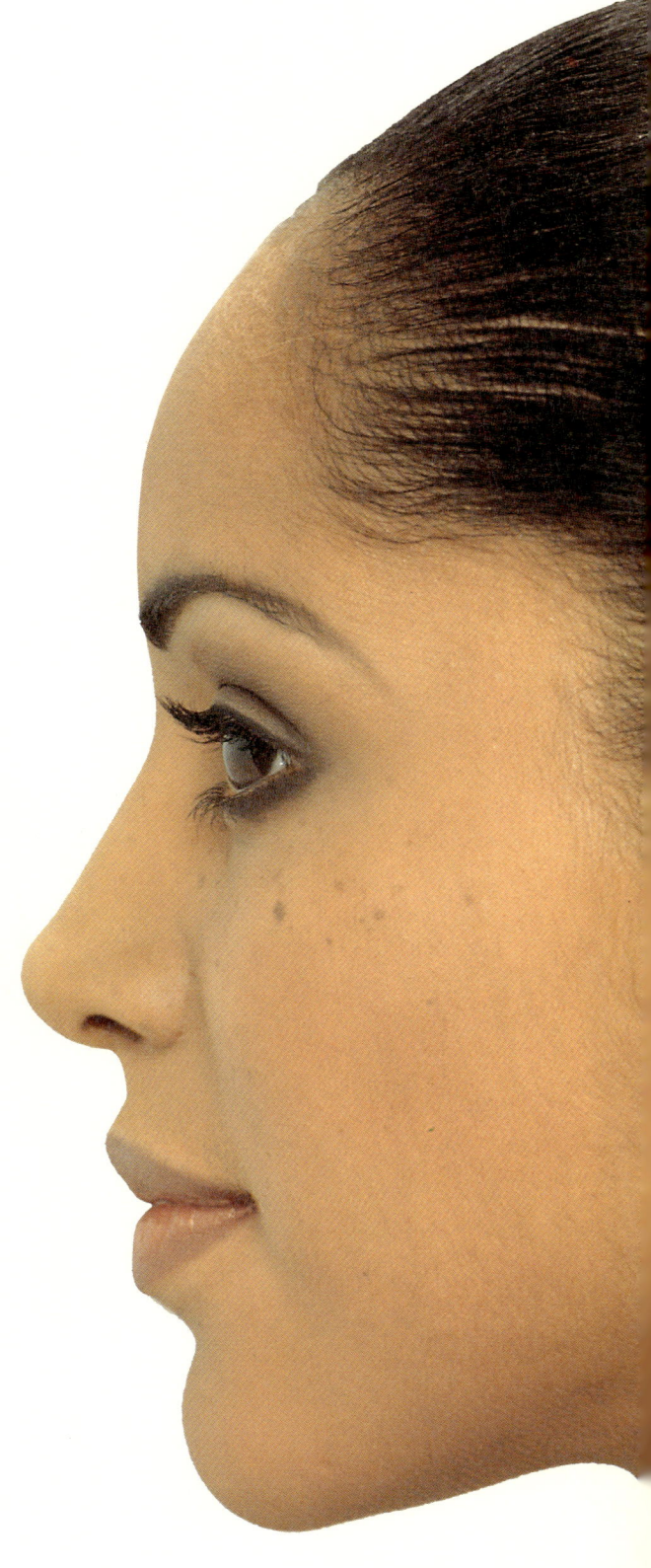

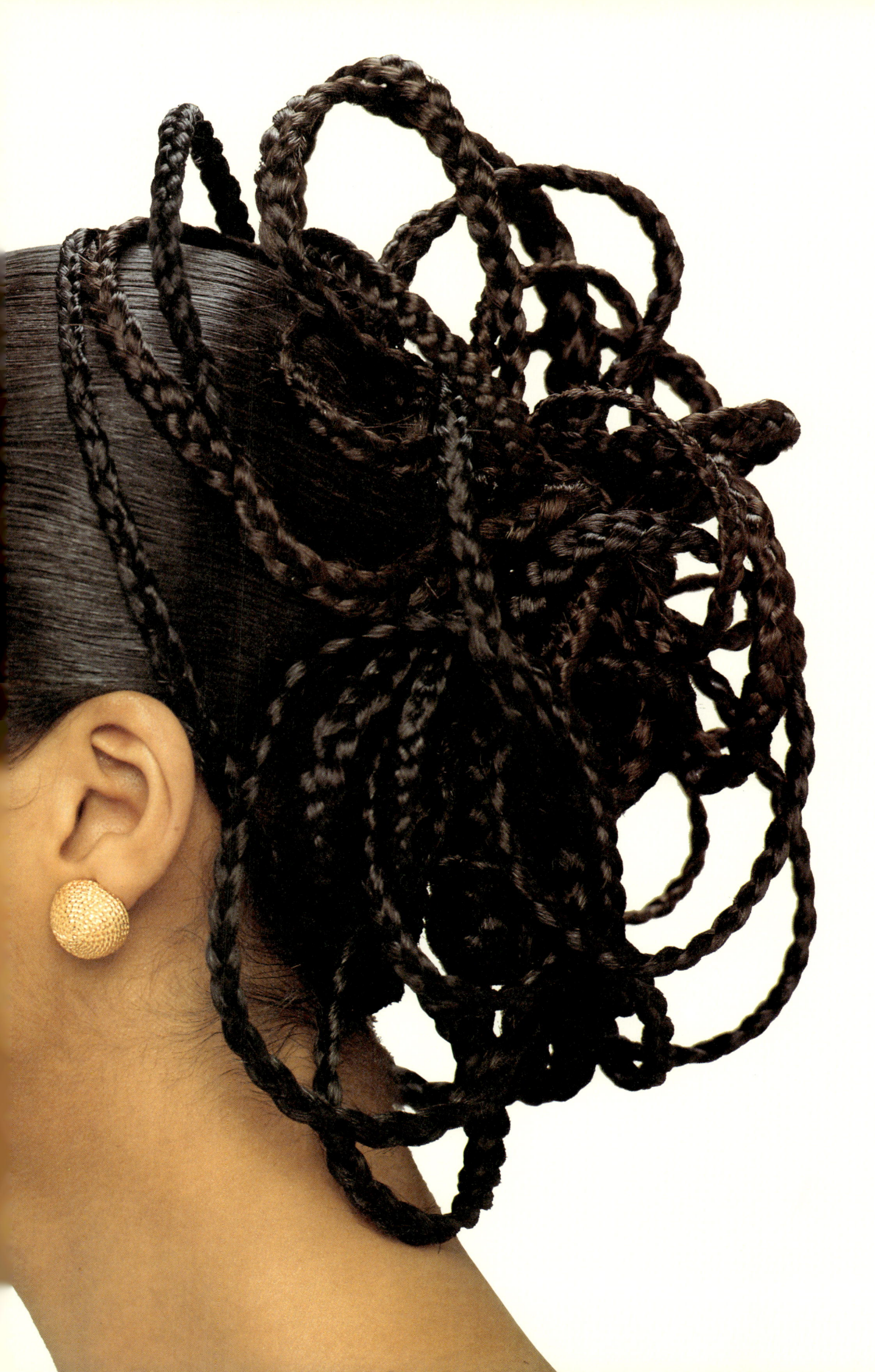

DREHEN UND FLECHTEN

Der Blickfang für eine klassische Frisur entsteht, wenn Sie die Seitenhaare aufdrehen und dann in einen Zopf einarbeiten.

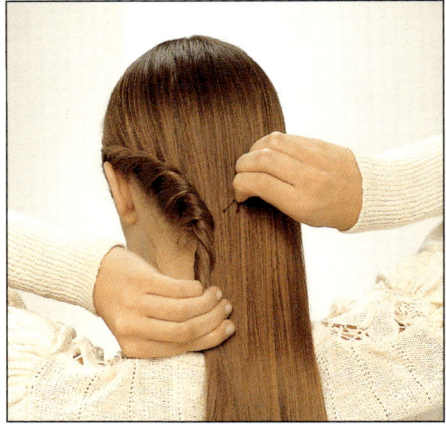

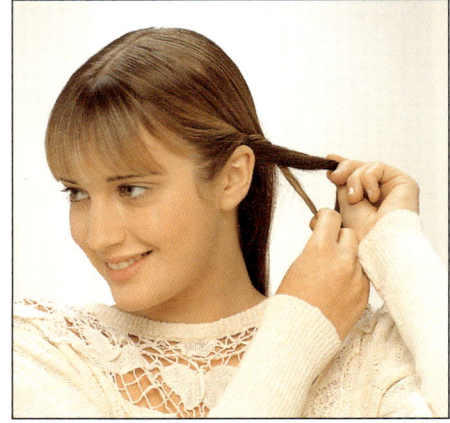

1 Nehmen Sie eine dünne Partie auf einer Seite Ihres Kopfes, gerade über dem Ohr, und teilen Sie sie in zwei gleich lange Strähnen, die Sie zusammenzudrehen. Bis zum Haarende fortsetzen.

2 Sichern Sie die Rolle mit einem Haarclip in Nackenhöhe und wiederholen Sie diese Schritte auf der anderen Kopfseite.

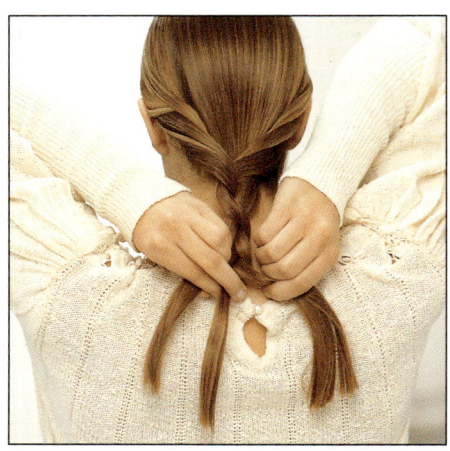

3 Als nächstes wird aus den Strähnen ein Dreier-Zopf geflochten: Nehmen Sie dazu die aufgedrehten Strähnen der linken und rechten Seite und das restliche Haar als dritte Strähne. Legen Sie die rechte über die mittlere Strähne, dann die linke über die mittlere und schließlich die rechte wieder über die mittlere. Verfahren Sie auf diese Weise bis zum Ende. Zuletzt das Ende mit einem Haarband abbinden und den Zopf mit einer dekorativen Masche zum Anklemmen schmücken.

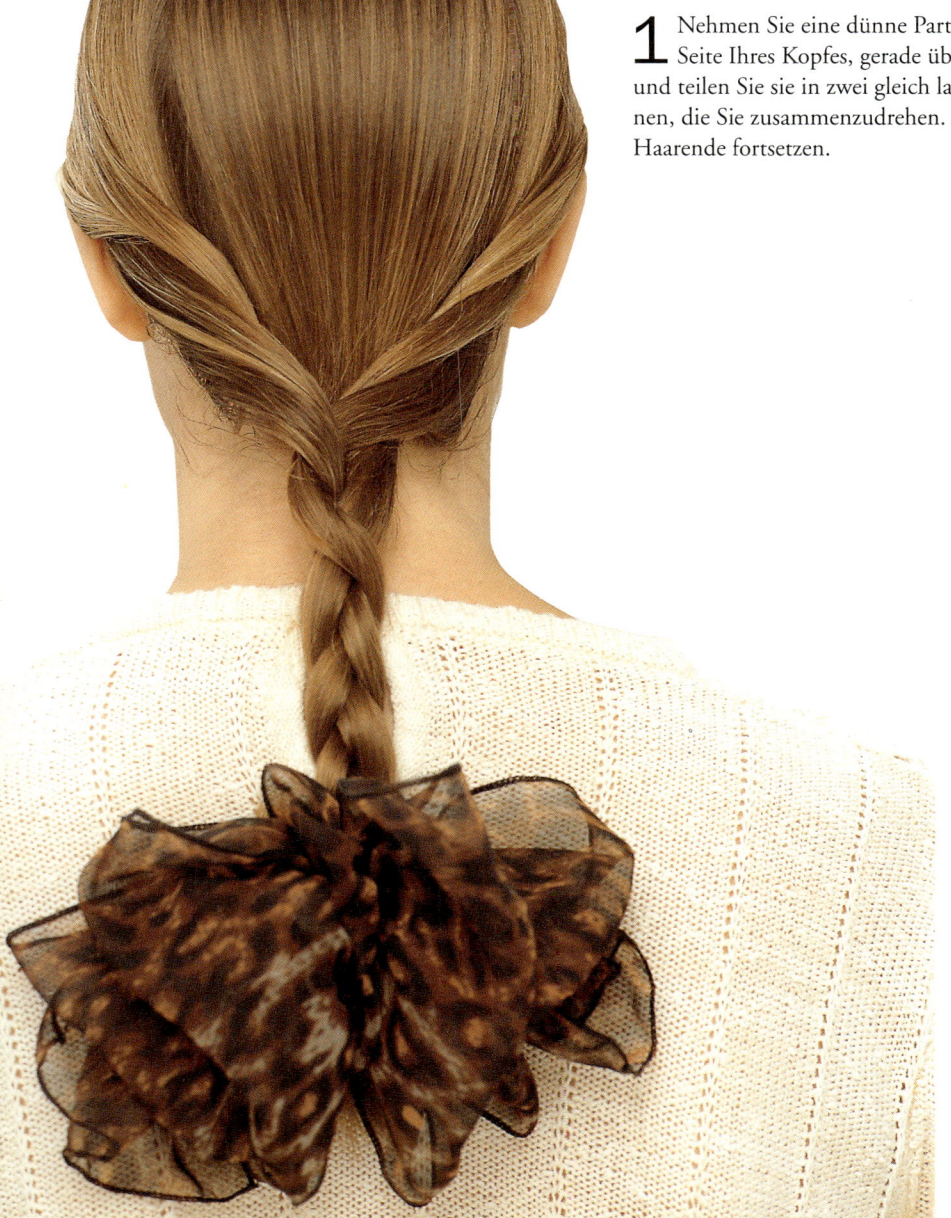

GEZOGENE SEITENZÖPFE

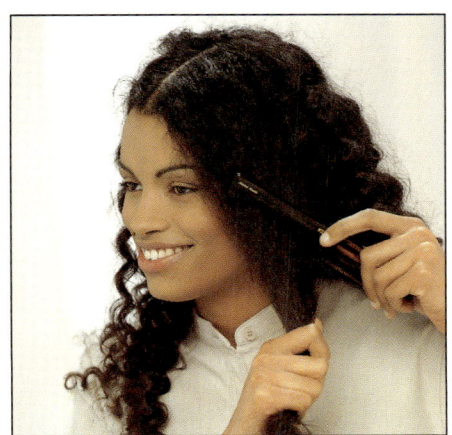

Lockige Haare können in Form gebracht werden, indem sie an der Seite geflochten werden und üppige Locken frei über die Schultern herabfallen.

1 Haar in der Mitte scheiteln, an der Seite eine großzügige Partie abteilen und Haare möglichst eng an den Kopf kämmen.

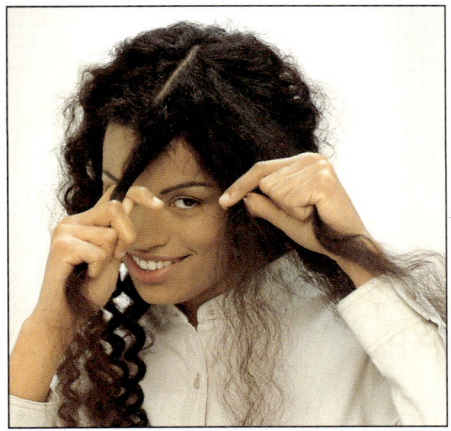

2 Teilen Sie die Partie in drei gleich lange Strähnen und halten Sie sie auseinander.

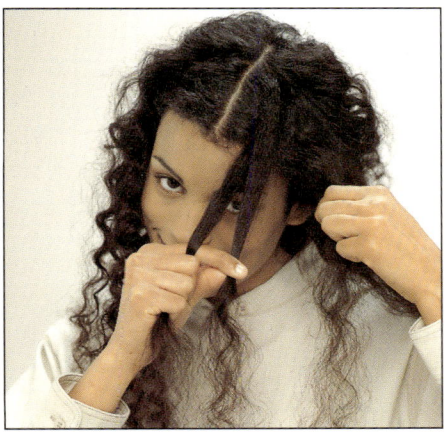

3 Beginnen Sie nun mit dem gezogenen Zopf, indem Sie die Strähnen in Richtung Gesicht legen und dann in gewohnter Weise flechten. Das heißt, Sie nehmen die rechte Strähne über die mittlere Strähne, dann die linke über die mittlere und wieder die rechte über die mittlere. Halten Sie den Zopf in der Position wie auf dem Foto.

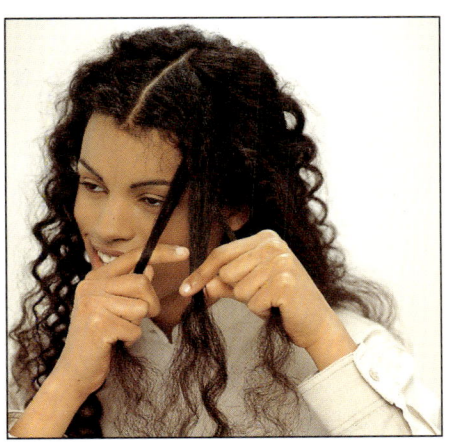

4 Bis zum Ende flechten und das Zopfende mit einem Band abbinden. Fixieren Sie den Zopf hinter Ihrem Ohr und drehen Sie ihn in die richtige Lage. Dann auf der anderen Seite einen zweiten Zopf flechten.

TIP
Machen Sie die Locken formbarer, indem Sie sie mit Wasser besprühen und mit Ihren Händen drücken.

CHECKLISTE
Zeit: 5 Minuten
Schwierigkeitsgrad:
leicht
Haartyp: lang mit Naturlocken oder Dauerwellen
Sie brauchen:
✔ Stylingkamm
✔ überzogene Haargummis
✔ Haarklammern

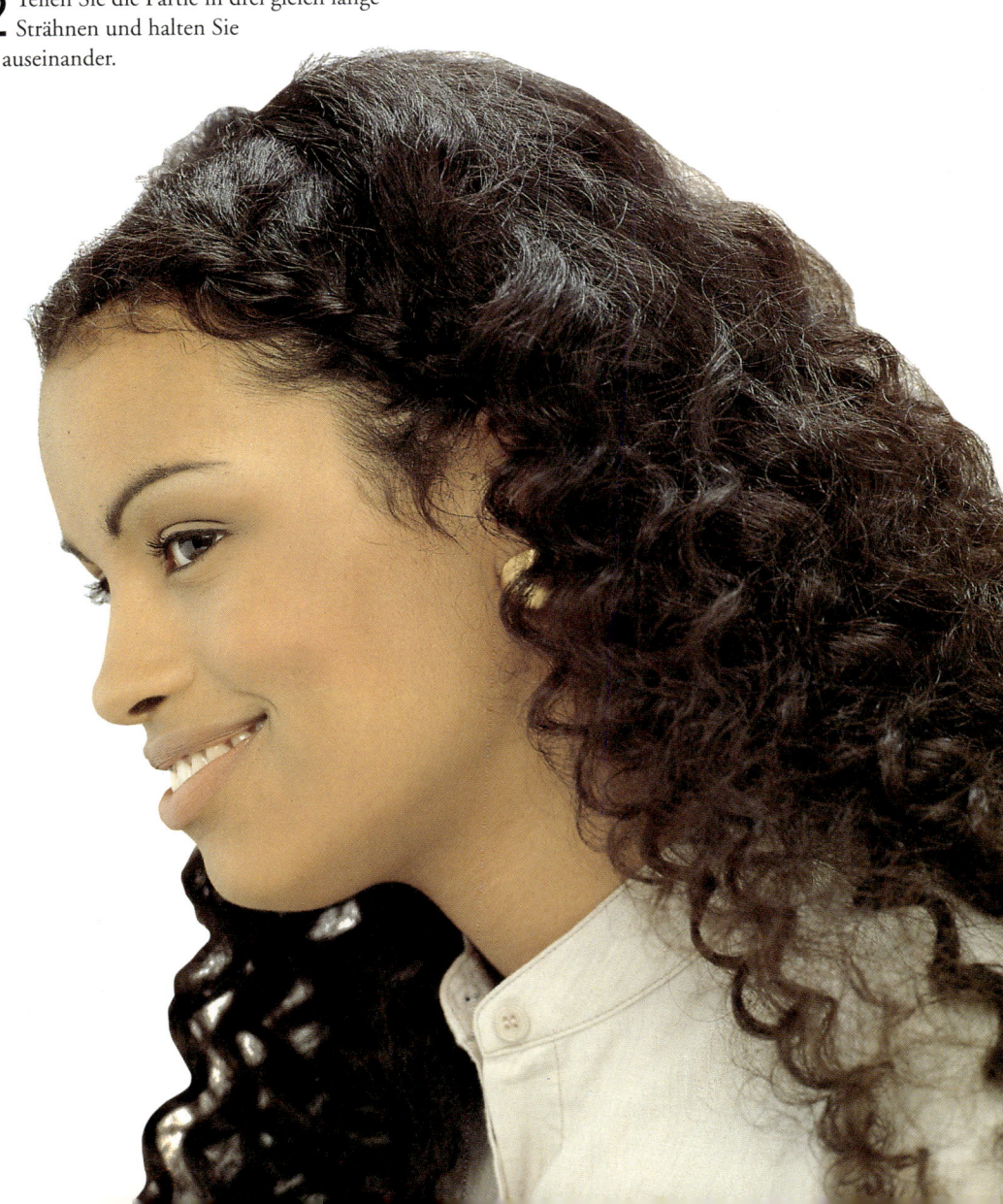

DEKO-ZOPF

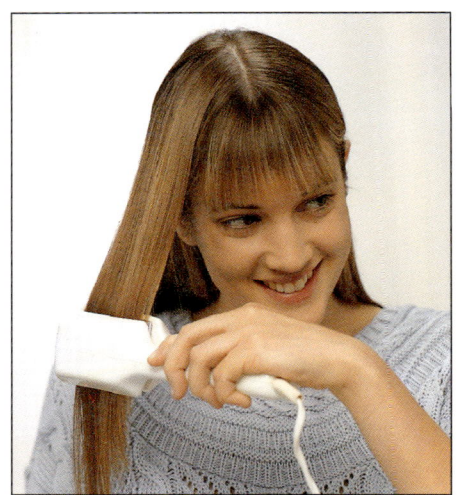

Gerade Haare werden perfekt glatt gebürstet und dann mit einer Zopfmasche verschönert.

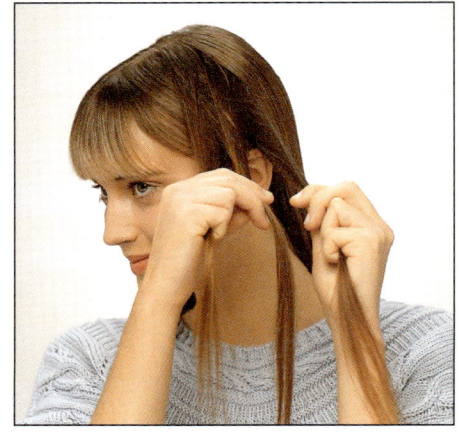

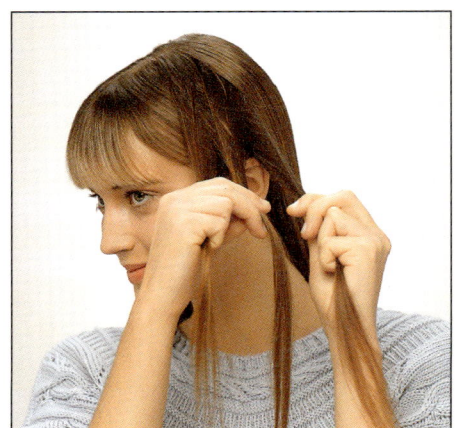

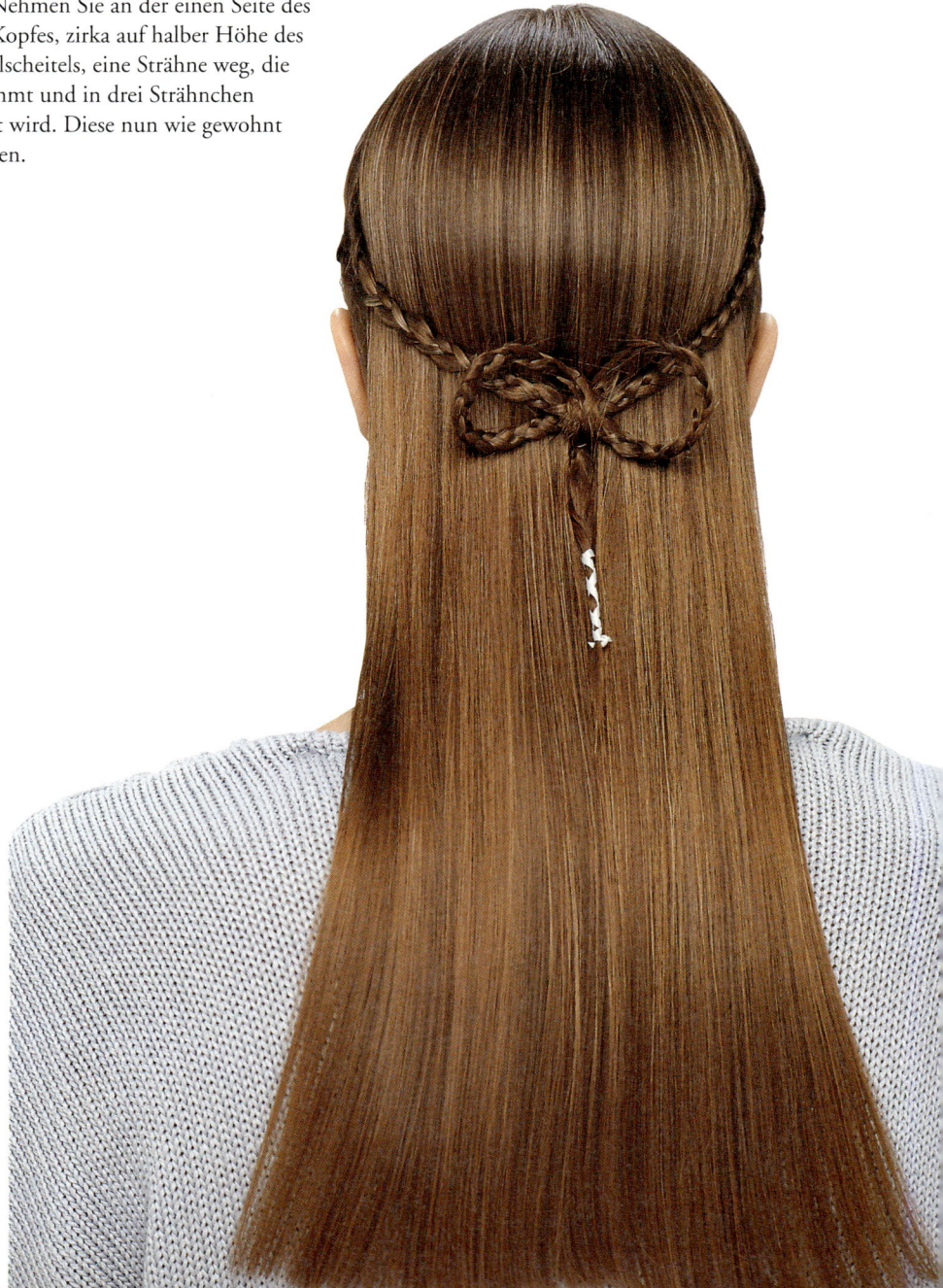

1 Ziehen Sie in der Mitte einen Scheitel und streichen Sie mit dem Glätteisen über jede Strähne, jeweils vom Ansatz zu den Spitzen, um sämtliche Knicke wegzuplätten.

2 Nehmen Sie an der einen Seite des Kopfes, zirka auf halber Höhe des Mittelscheitels, eine Strähne weg, die gekämmt und in drei Strähnchen geteilt wird. Diese nun wie gewohnt flechten.

3 Flechten Sie weiter bis zu den Haarenden, dann mit einem überzogenen Haargummi abbinden. Auf der anderen Seite einen zweiten Zopf flechten.

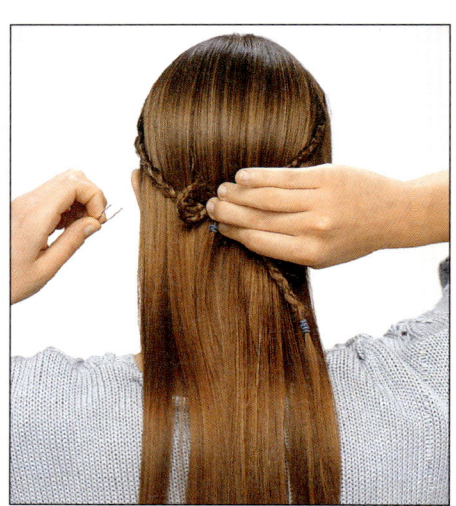

4 Zum Schluß binden Sie die beiden Zöpfe am Hinterkopf wie auf dem Foto zu einer Masche und stecken sie mit Haarnadeln fest. Die Enden mit einem schmalen Bändchen zieren.

CHECKLISTE
Zeit: 10 Minuten
Schwierigkeitsgrad: ziemlich leicht
Haartyp: lang, leicht gewellt oder glatt
Sie brauchen:
✔ Glätteisen
✔ Stylingkamm
✔ überzogene Haargummis
✔ ein kurzes, schmales Bändchen
✔ Haarnadeln

HAARMASCHE

Ein einfacher Pferdeschwanz wird durch ein eingearbeitetes Band und eine Masche am Ende zum Blickfang.

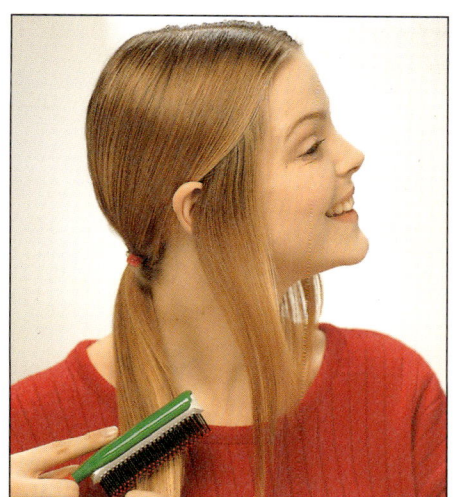

1 Bürsten Sie die Haare glatt in einen ordentlichen Pferdeschwanz und lassen Sie an den Seiten jeweils eine schmale Passee frei. Binden Sie den Pferdeschwanz ab.

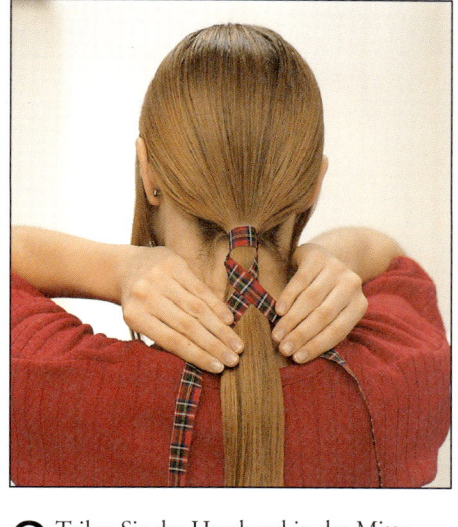

2 Teilen Sie das Haarband in der Mitte und kreuzen Sie es wie auf dem Foto.

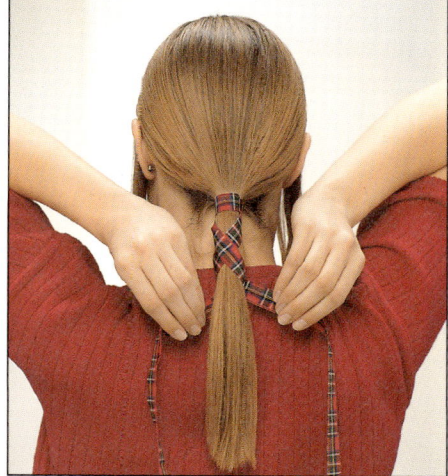

3 Legen Sie das Band quer über den Pferdeschwanz.

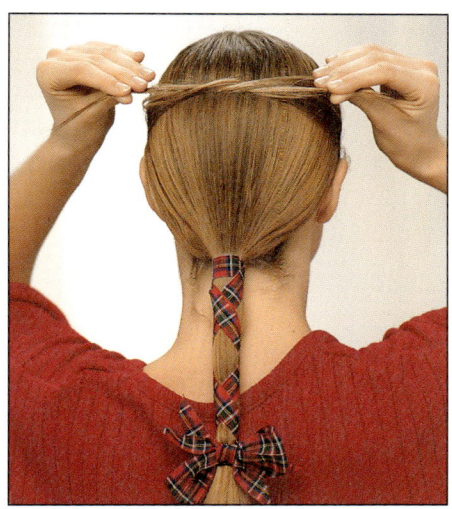

4 Kreuzen Sie das Band weiter entlang des Pferdeschwanzes bis zirka 50–75 mm von den Haarenden entfernt. Binden Sie eine Masche. Dann aus den Seitenpartien in der Mitte des Hinterkopfes über dem bandgezierten Pferdeschwanz ebenfalls eine Masche binden. Wenn nötig, mit einer Haarnadel fixieren.

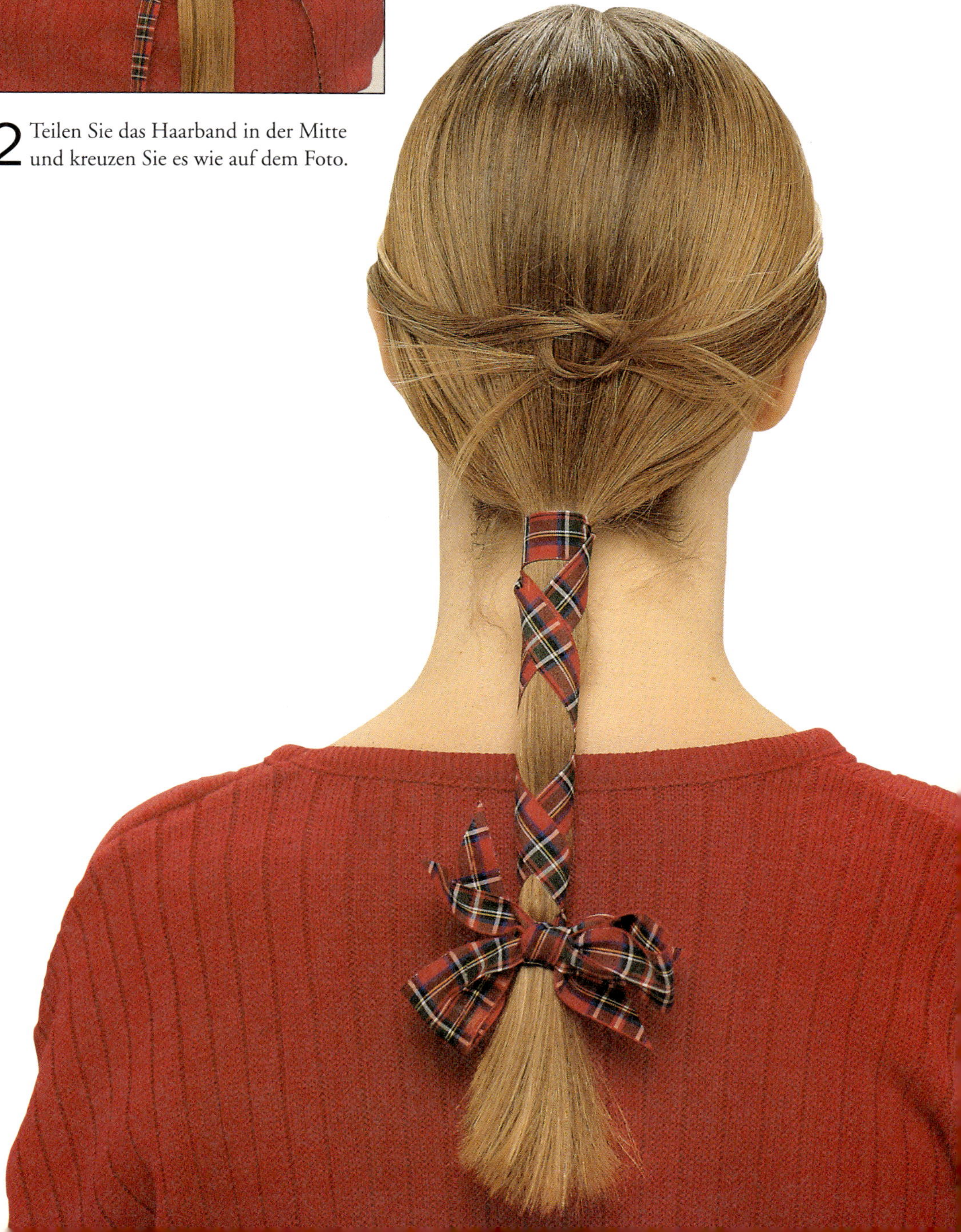

CHECKLISTE

Zeit: 5 Minuten
Schwierigkeitsgrad: leicht
Haartyp: lang und gerade

Sie brauchen:
✔ Bürste, Kamm
✔ überzogenes Haargummi
✔ Haarband von etwa 1 m Länge

PFERDESCHWANZ MIT DRAHTSCHLEIFE

Mit diesem nützlichen
Accessoire kann ein einfacher
Pferdeschwanz im Hand-
umdrehen verändert werden.

TIP
Um fliegende Haarenden in den Griff
zu bekommen, ein paar Tropfen Fluid
in den Handflächen verteilen und
über die Haare streichen.

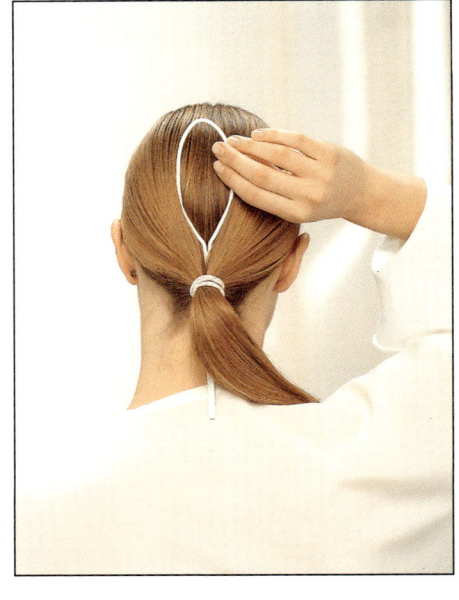

1 Haare im Nacken abbinden und die
Drahtschleife wie auf dem Foto in die
Haare stecken.

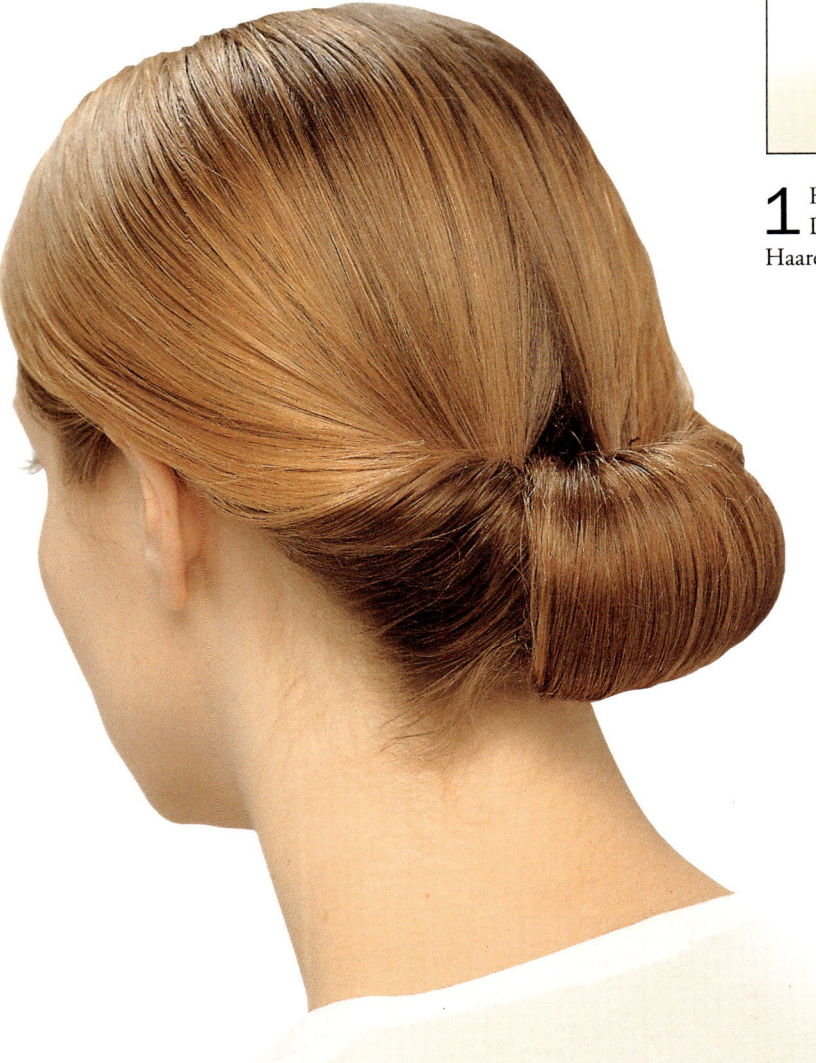

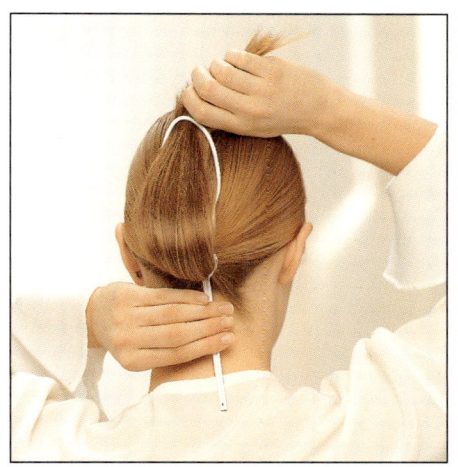

2 Ponysträhne durch das Gerät fädeln.

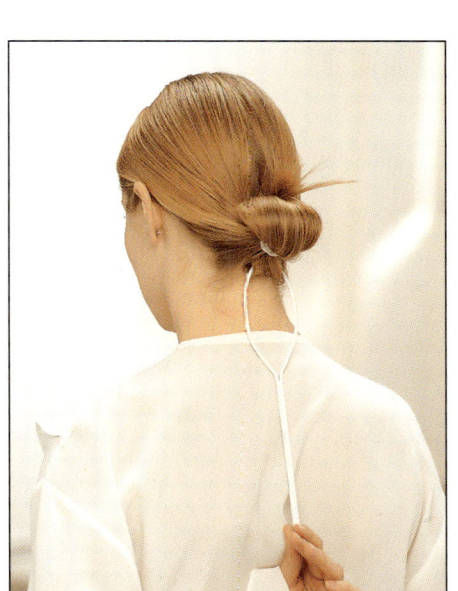

5 ... so kommt der Pferdeschwanz durch die Schleife ...

> **TIP**
>
> Die gleiche Technik läßt sich bei nassem Haar anwenden, wenn Sie zuerst Gel auftragen und vor dem Stylen gleichmäßig durchkämmen.

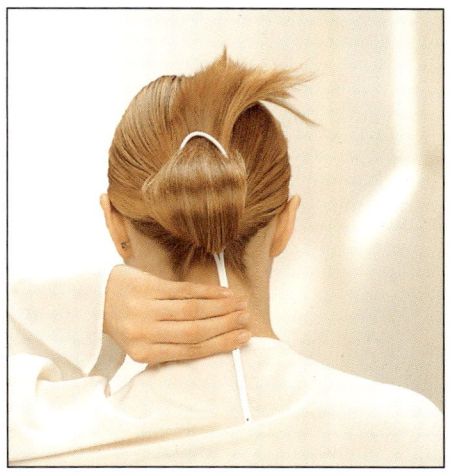

3 Drahtschleife nach unten ziehen ...

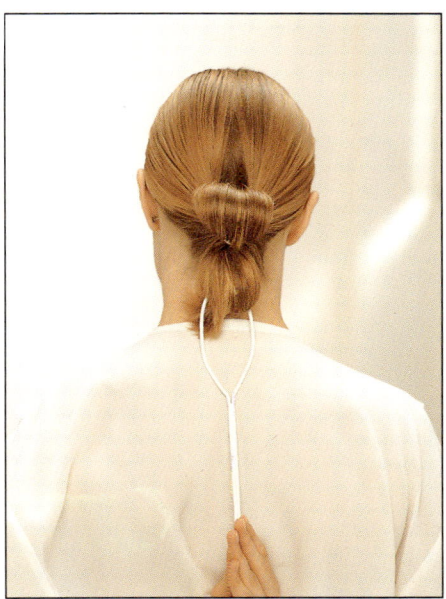

6 ... und unten wieder zum Vorschein.

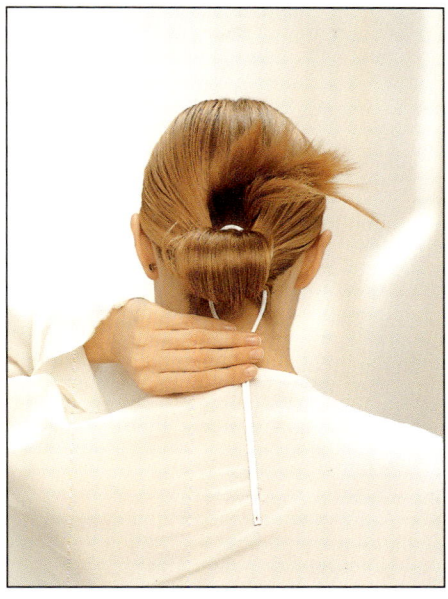

4 ... weiter nach unten ziehen ...

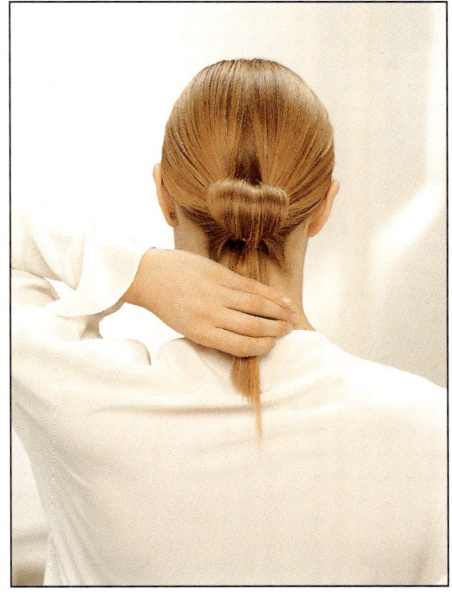

7 Streichen Sie die Haare mit den Händen glatt und stecken Sie die Schleife nochmals ins Haar. Einen sauberen, glatten Chignon erhalten Sie durch Wiederholung der Schritte 2 bis 6.

PFERDESCHWANZ UND KRAUSES HAAR

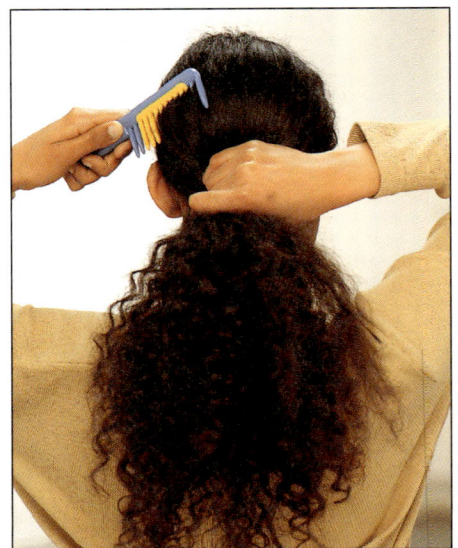

1 Nehmen Sie einen Kamm mit weit auseinanderstehenden Zinken, um die Haare zum Pferdeschwanz zusammenzufassen. Mit einem Haargummi abbinden.

Die Drahtschleife als Styling-hilfe für die Lockenfülle. Das Ergebnis: ein Pferdeschwanz mit doppelter Drehung.

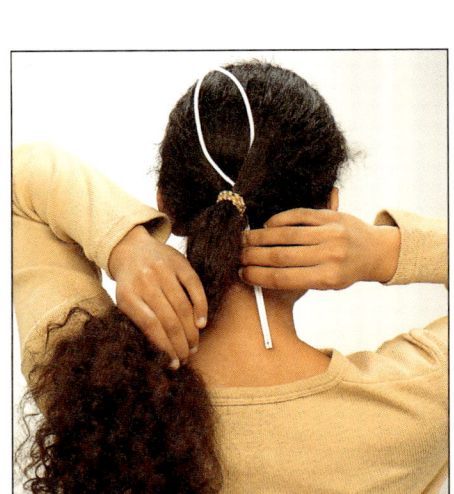
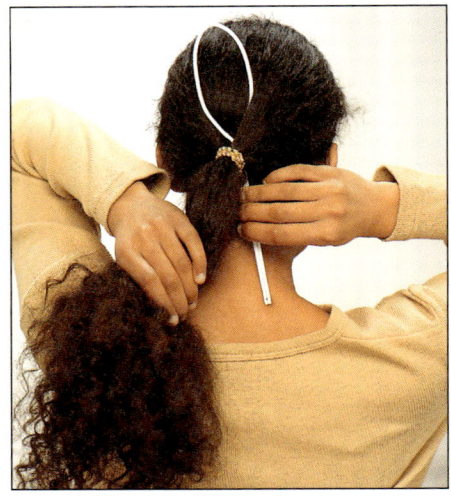

2 Die Drahtschleife wie auf dem Foto einlegen.

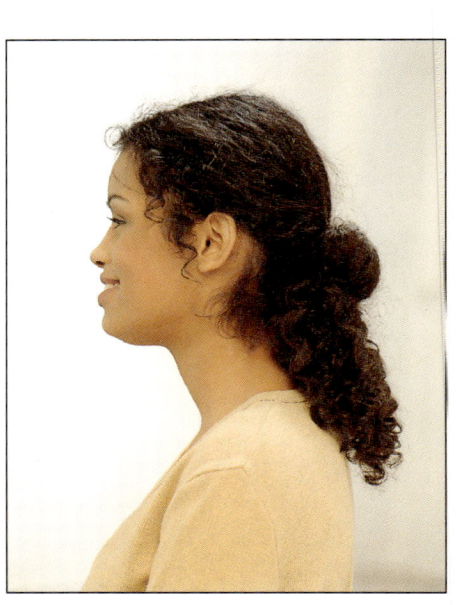

Die fertige Frisur im Profil.

3 Den Pferdeschwanz durch die Schleife fädeln.

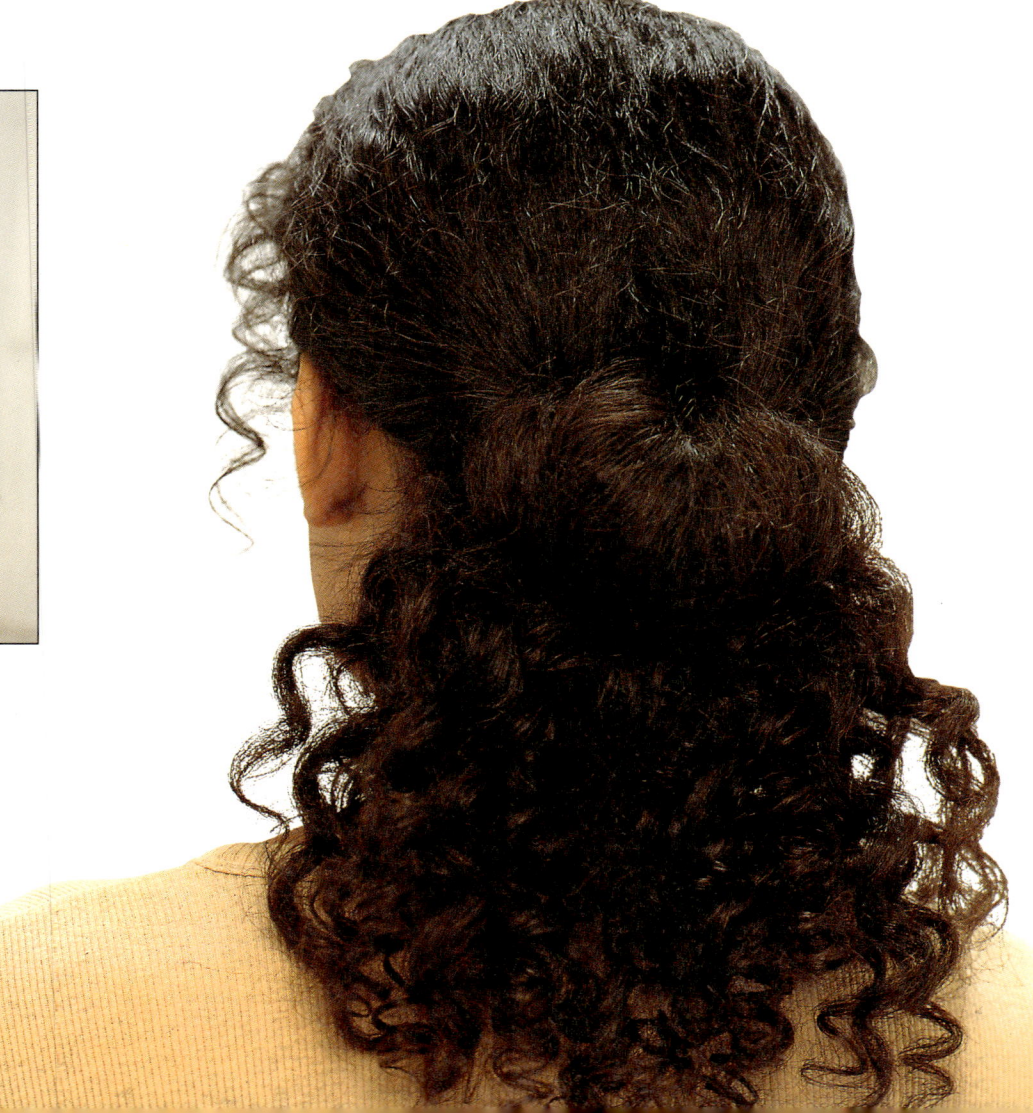

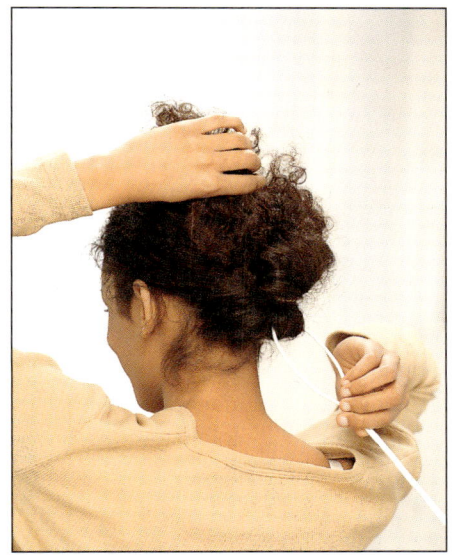

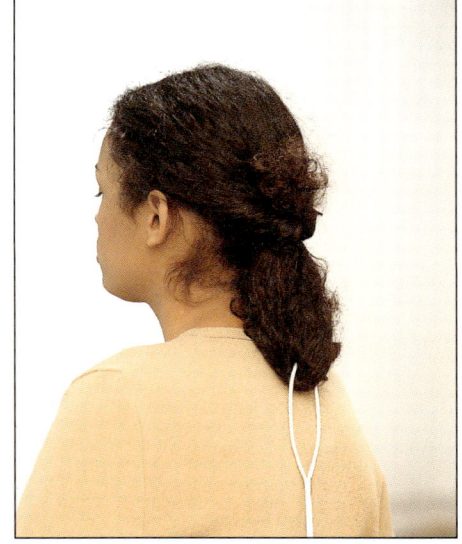

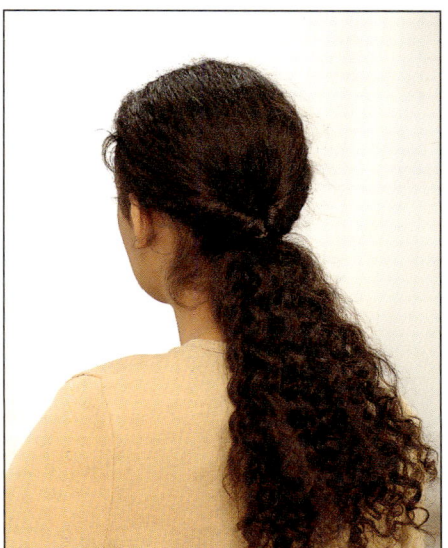

4 Beginnen Sie, die Schleife nach unten zu ziehen …

5 … ziehen Sie weiter …

6 … bis der Pferdeschwanz durchgezogen ist.

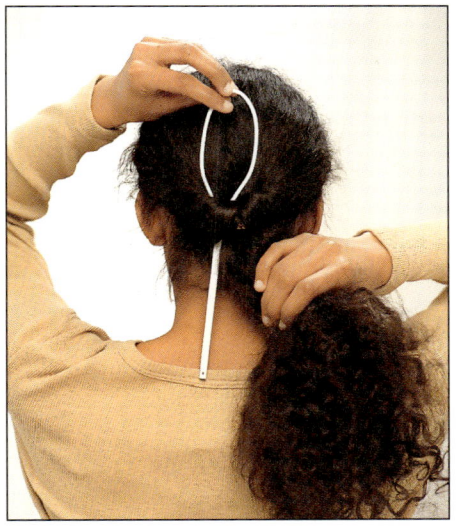

7 Wiederholen Sie Schritt 3 bis 6.

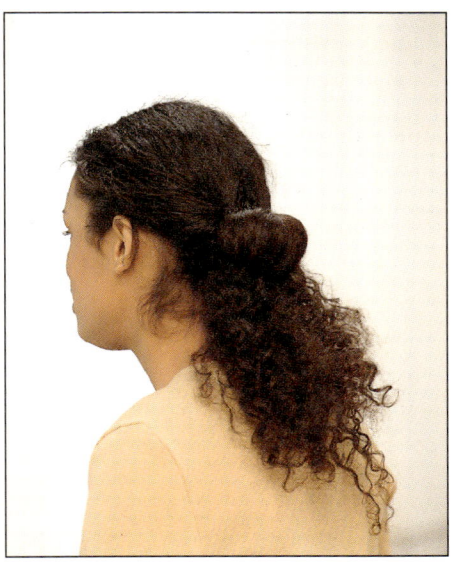

8 Ein wenig Fönschaum in den Händen verteilen, damit die Locken auffrischen und in Form kneten.

TIP

Wenn Sie die Drahtschleife in den Pferdeschwanz einlegen, achten Sie darauf, daß die Öffnung breit genug ist, um auch das gebogene Ende der Schleife durchziehen zu können.

FRANZÖSISCHER ZOPF

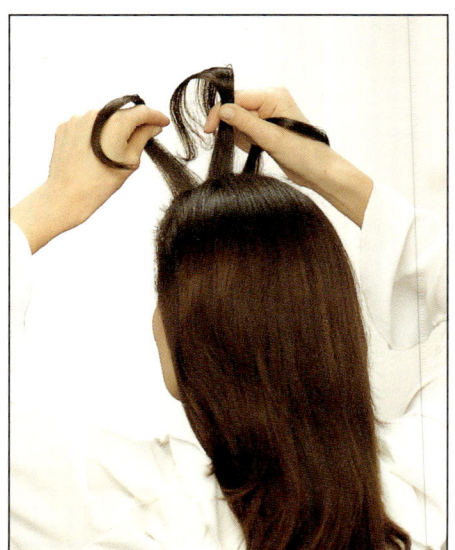

Dieser elegante Zopf sieht schwierig aus, ist aber mit etwas Übung machbar.

1 Vom vorderen Deckhaar ein Passee abteilen und in drei Strähnen trennen.

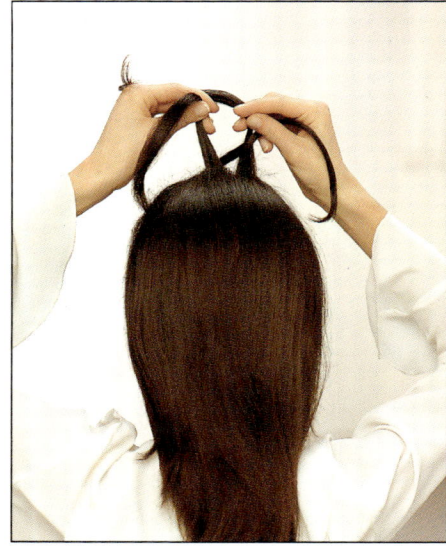

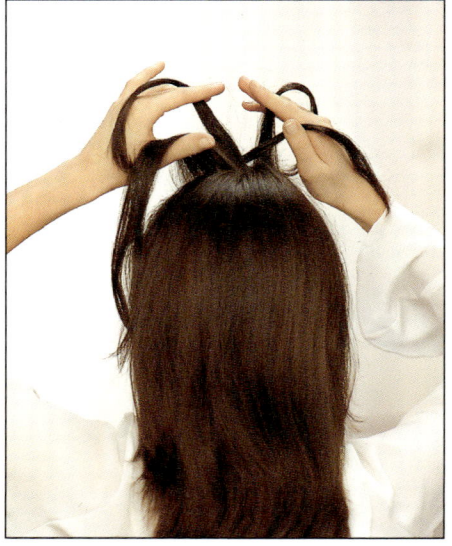

2 Flechten Sie einmal. Legen Sie dazu die rechte Strähne über die mittlere, dann die linke über die mittlere und wieder die rechte über die mittlere.

3 Halten Sie mit den Fingern den Zopf fest und nehmen Sie mit den Daumen mehr Haare (zirka 12,5 mm breite Streifen) von beiden Seiten des Kopfes auf und geben Sie sie zu den ersten Strähnen. Flechten Sie die Strähnen noch einmal.

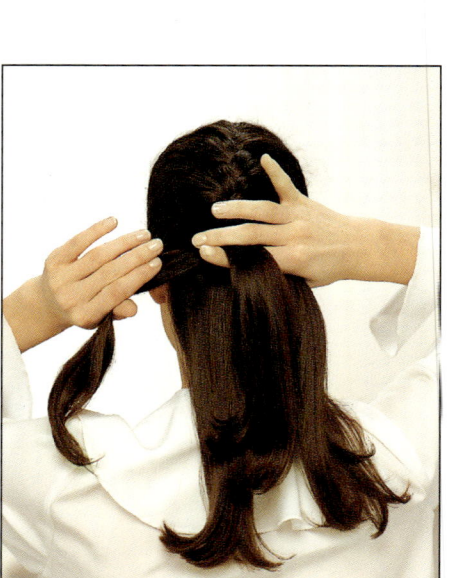

TIP
Kürzere Deckhaare, z. B. ein auswachsender Pony, können in diesen Zopf geflochten werden.

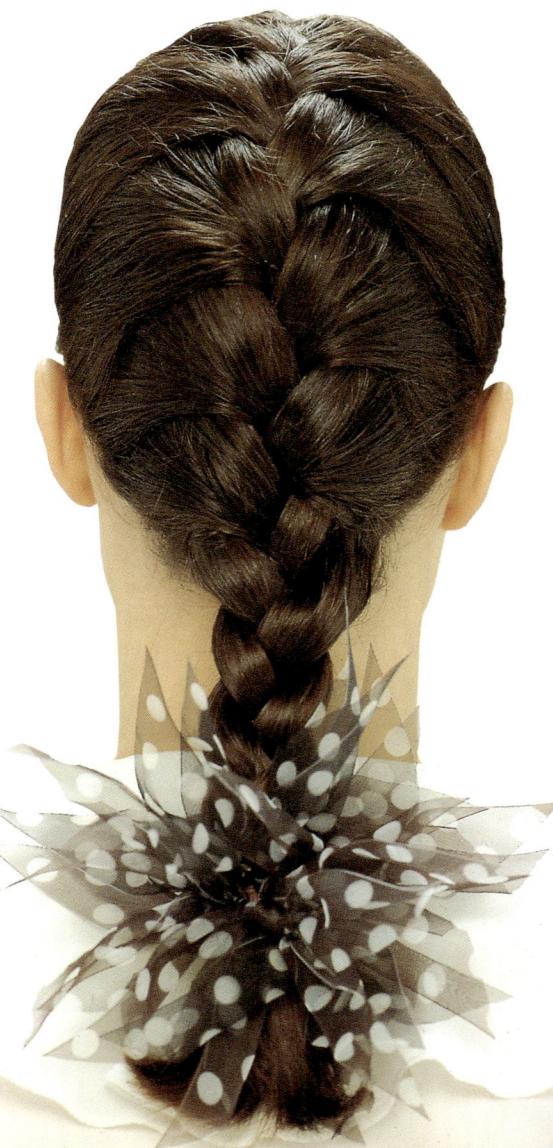

4 Fahren Sie so fort und flechten Sie immer mehr Haare ein, indem Sie am Zopf entlang flechten. Fixieren Sie das Ende mit Haargummi und einem Zierband.

CHECKLISTE
Zeit: 15 bis 20 Minuten
Schwierigkeitsgrad: ziemlich schwierig
Haartyp: halblang bis lang, gerade
Sie brauchen:
✔ Haargummi
✔ Zierband zum Anklemmen

INDIANERZÖPFE

Diese raffinierten Zöpfe haben ein Fischgrätmuster – einmal etwas anderes.

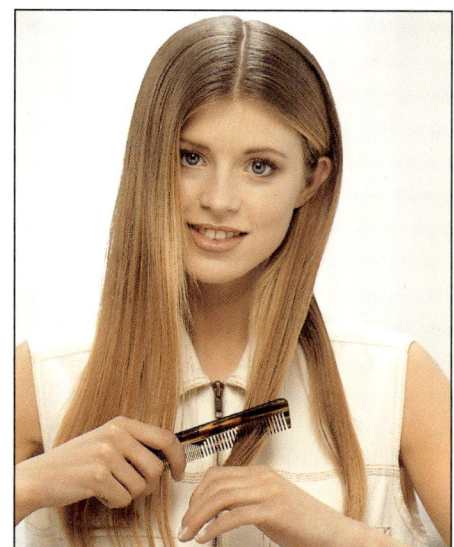

1 Scheiteln Sie die Haare in der Mitte und kämmen Sie sie gerade.

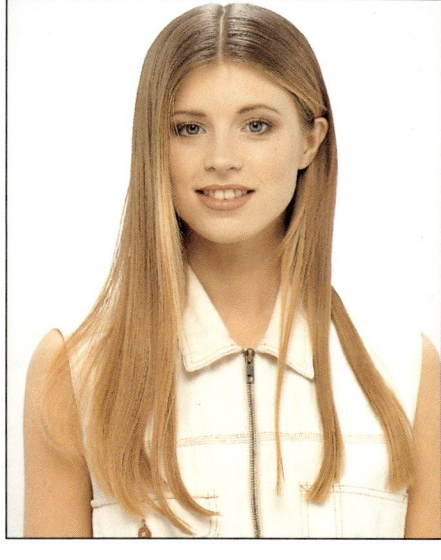

2 Die Haare auf einer Seite in zwei Strähnen teilen, dann eine feine Strähne von der Hinterseite der hinteren Strähne nehmen und zur vorderen Strähne legen (siehe Foto).

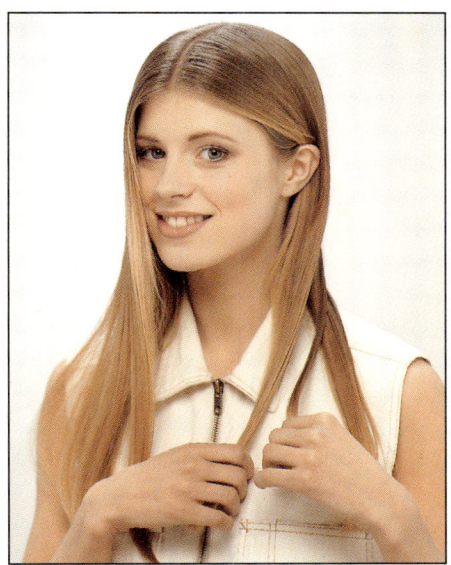

3 Jetzt nehmen Sie eine feine Strähne von der Vorderseite der vorderen Strähne und legen sie zur hinteren Strähne. Dann wieder eine Strähne von der Hinterseite nach vorn legen und so weiter. Sie werden sehen, wie schnell sich das Fischgrätmuster zeigt. Binden Sie die Enden ab und wickeln Sie Federn mit einem feinen Lederbändchen darum. Auf der anderen Kopfseite die drei Schritte wiederholen.

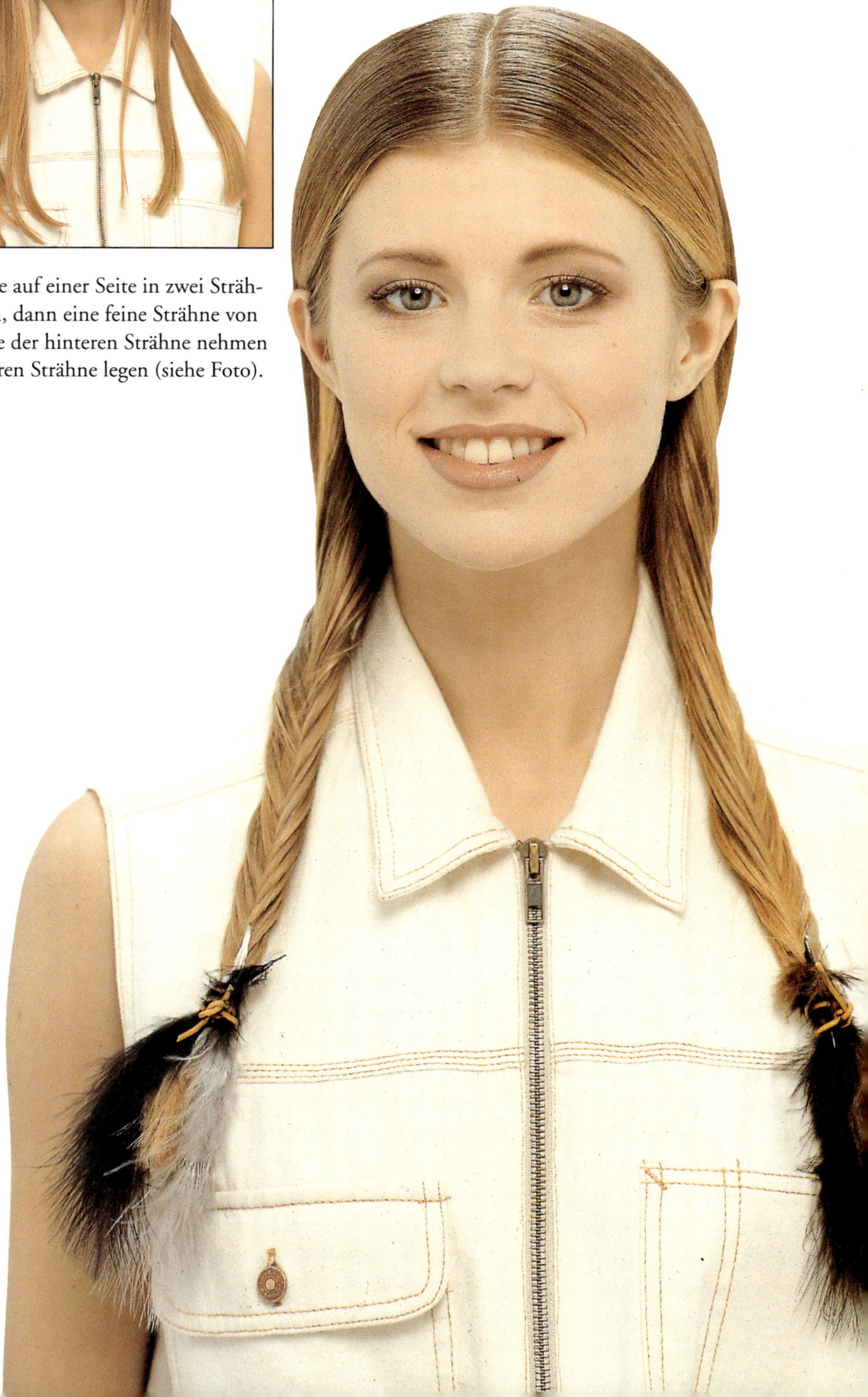

TOP-ZÖPFCHEN

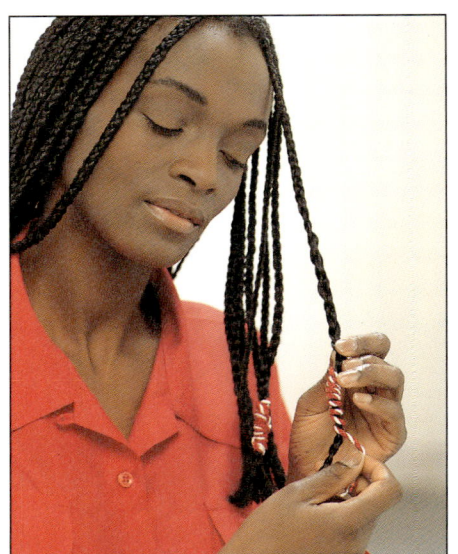

Fein geflochtene Zöpfe werden mit einer bunten Kordel am Kopf abgebunden und zu einem Knoten drapiert.

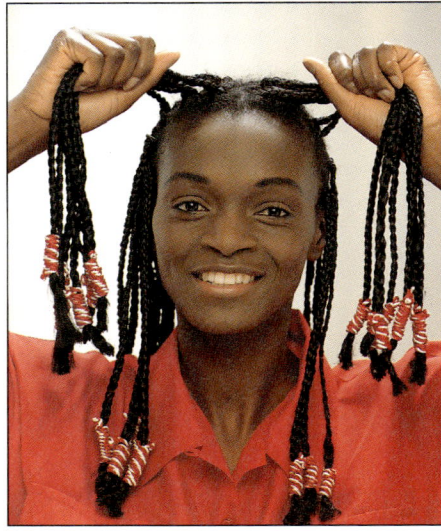

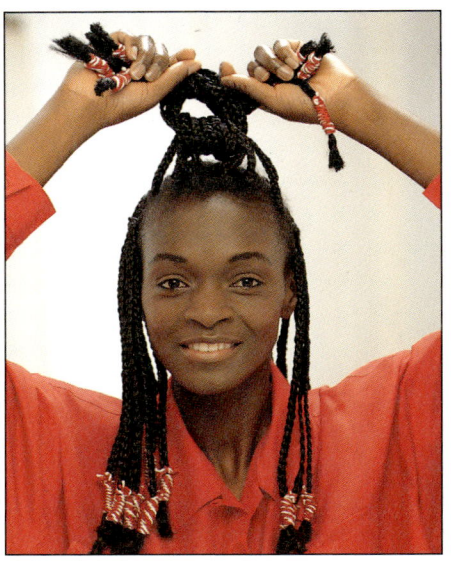

1 Umwickeln Sie die Enden eines jeden Zopfes mit dem Band und machen Sie jeweils einen Knoten.

3 Machen Sie einen Knoten.

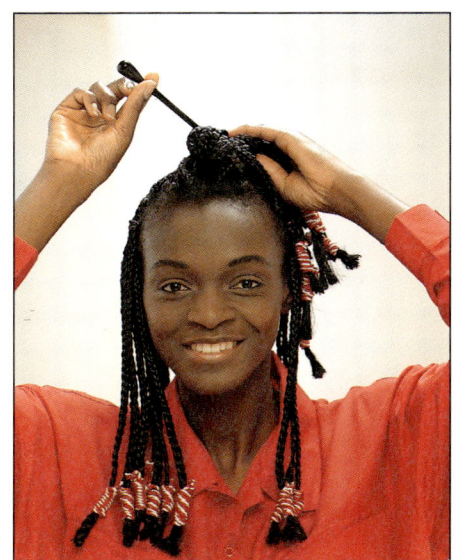

2 Zöpfe übereinander kreuzen und am Oberkopf mit beiden Händen festhalten, wie das Foto zeigt.

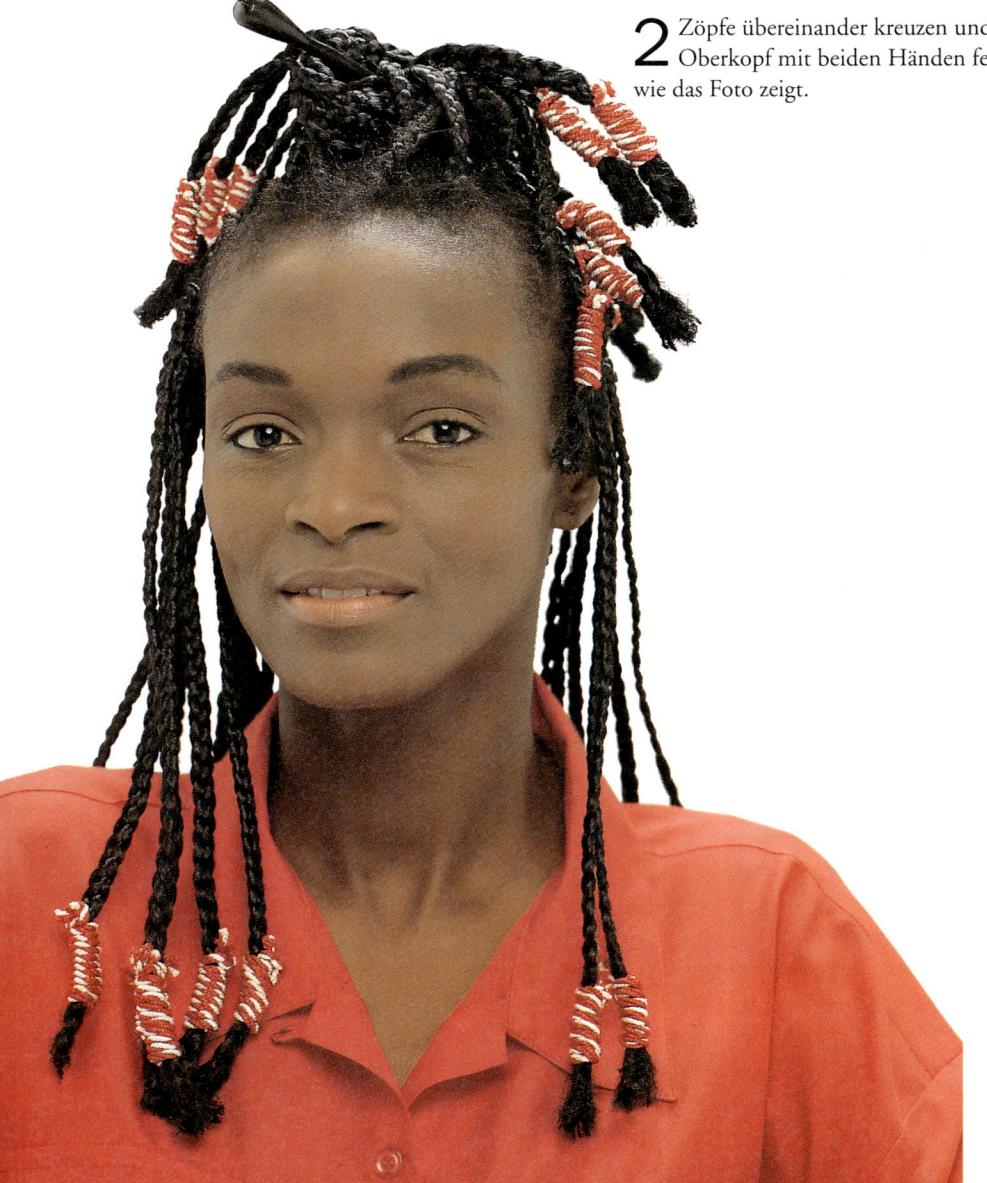

4 Wiederholen Sie Schritt 3 und es entsteht ein Doppelknoten. Fixieren Sie diesen Knoten mit einer hübschen Haarnadel.

CHECKLISTE

Zeit: 15 bis 20 Minuten
Schwierigkeitsgrad: leicht
Haartyp: lang, sehr fein geflochtene Zöpfe

Sie brauchen:
✔ etwa 5 Meter lange, bunte Kordel
✔ dekorative Haarnadel

GEZÄHMTE ZÖPFE

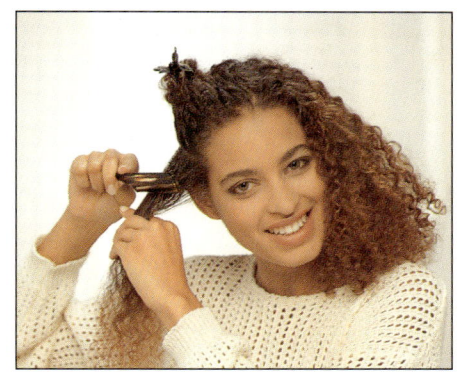

Wenn Sie das Deckhaar flechten, während das restliche Haar Ihr Gesicht umfließt, können Sie einen interessanten Kontrast erzeugen.

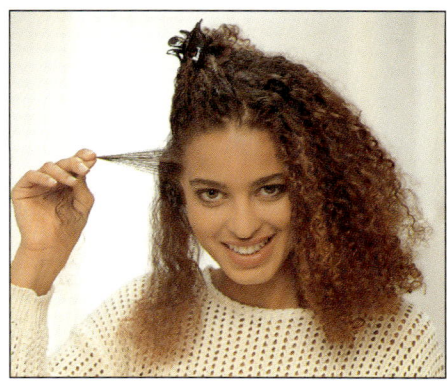

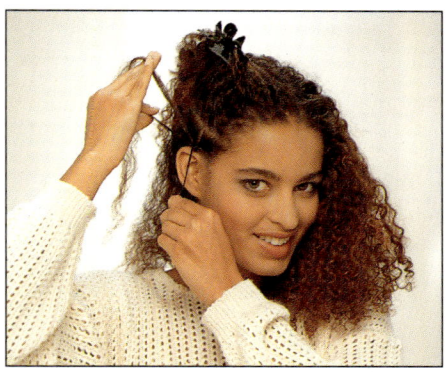

1 Fixieren Sie das Deckhaar einer Seite Ihres Kopfes mit Clipsen, das übrige Haar bleibt offen. Nehmen Sie einige Haare in Ohrhöhe und bürsten Sie diese gerade.

TIP

Sie bekommen fülligere Locken, wenn Sie den Kopf nach vorn legen, dann Stylingspray verwenden und das herunterhängende Haar durchkneten.

2 Flechten Sie einen straffen Zopf, indem Sie die rechte Strähne über die mittlere legen, dann die linke über die mittlere und nehmen Sie immer mehr Haare für die äußeren Strähnen.

3 Auf diese Weise fortfahren und den Zopf jeweils nach hinten an den Kopf legen.

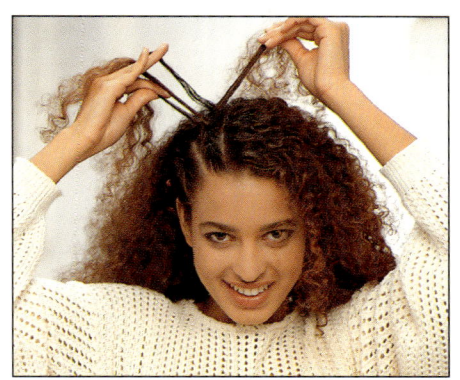

4 Teilen Sie die Haare wieder ab, etwa in 25 mm breite Partien parallel zum und über dem vorherigen Zopf und wiederholen Sie den Vorgang. Fahren Sie auf diese Weise fort, bis das ganze Deckhaar geflochten ist. Kneten Sie das übrige Haar für größere Fülle in abstehende Locken und schmücken Sie es am Schluß mit einem hübschen Stirnreif.

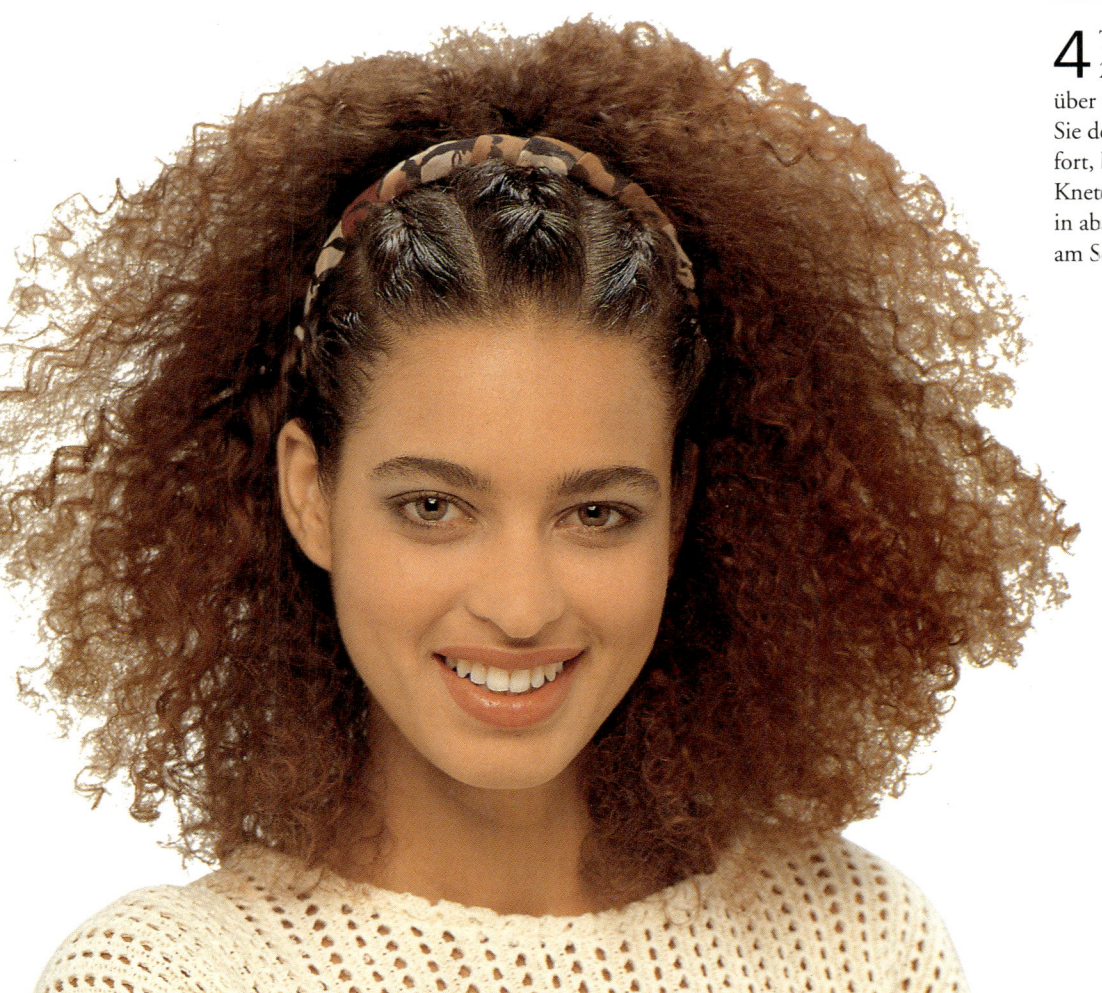

CHECKLISTE

Zeit: 15 Minuten
Schwierigkeitgrad: braucht Übung
Haartyp: halblanges oder langes Haar, Naturlocken oder Dauerwellen

Sie brauchen:
✔ große Clipse
✔ schmale Haargummis
✔ Stirnreif

GEWEBTER ZOPF

CHECKLISTE

Zeit: 10 Minuten
Schwierigkeitsgrad: erfordert Übung
Haartyp: halblanges bis langes gerades Haar
Sie brauchen:
✔ Stylingkamm
✔ Dekorband

Für diesen ungewöhnlichen Zopf brauchen Sie die Hilfe einer Freundin.

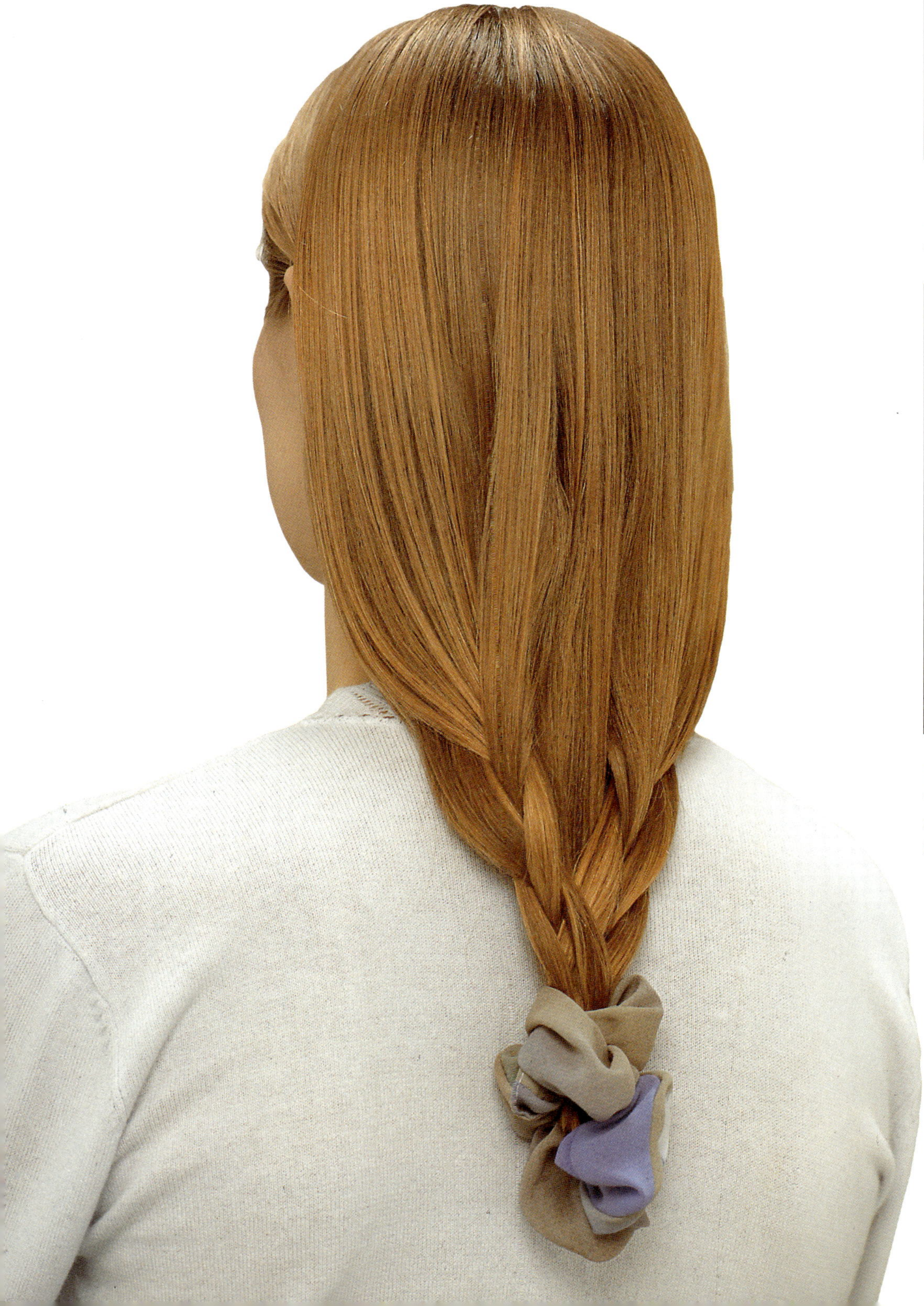

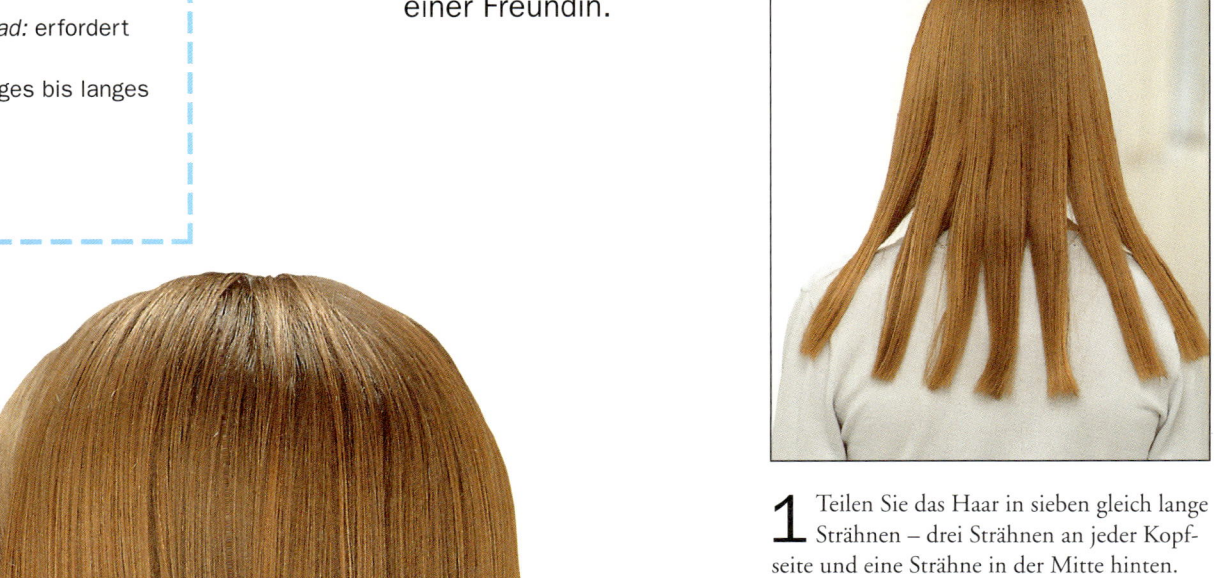

1 Teilen Sie das Haar in sieben gleich lange Strähnen – drei Strähnen an jeder Kopfseite und eine Strähne in der Mitte hinten.

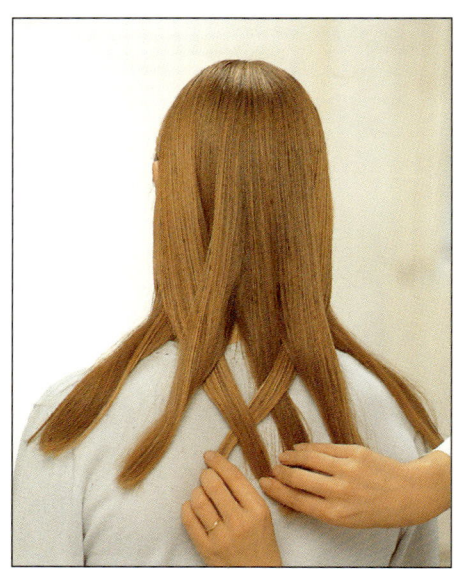

5 Nehmen Sie die dritte Strähne der rechten Seite und legen Sie sie über die mittlere Strähne und unter die dritte Strähne der linken Seite.

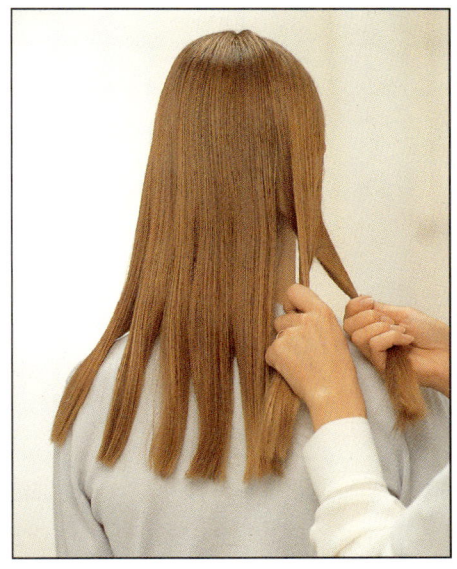

2 Beginnen Sie an der rechten Seite und legen Sie die Strähne, die dem Gesicht am nächsten ist, über die zweite Strähne.

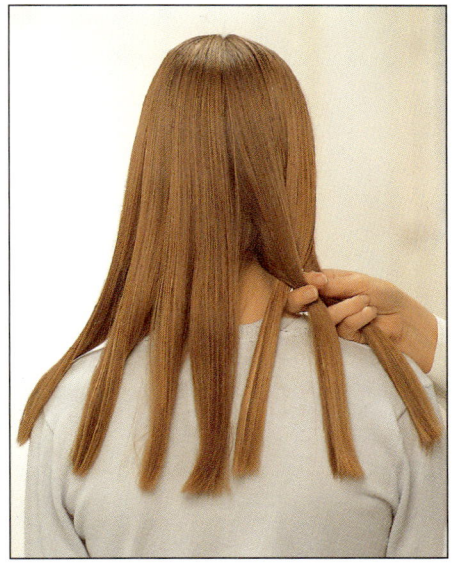

3 Legen Sie, wie das Bild zeigt, die dritte Strähne nun über die jetzige zweite.

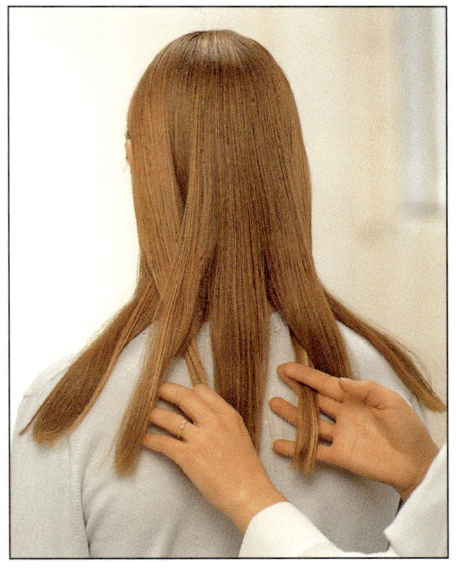

4 Wiederholen Sie Schritt 2 und 3 mit der linken Seite. Die ursprünglich erste Strähne in jeder Passee ist nun die dritte Strähne.

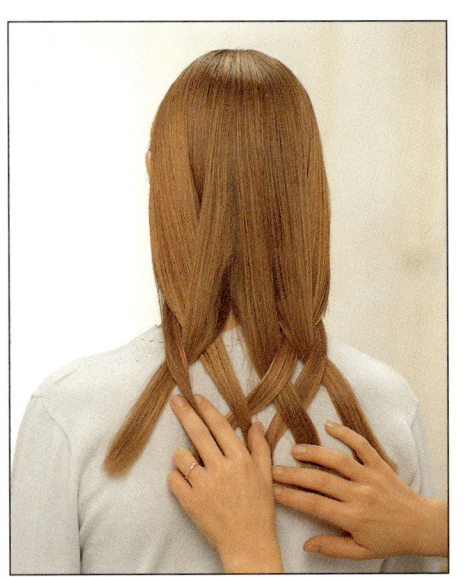

6 Nun legen Sie die erste Strähne der rechten Seite über die zweite Strähne und unter die mittlere Strähne.

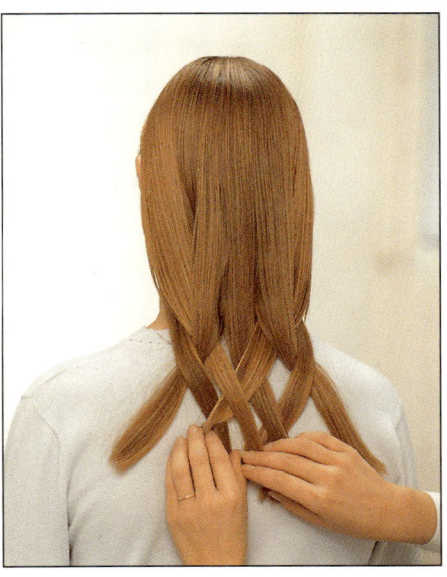

7 Wiederholen Sie Schritt 6 an der linken Seite. Schließen Sie den Zopf mit einem Dekorband ab.

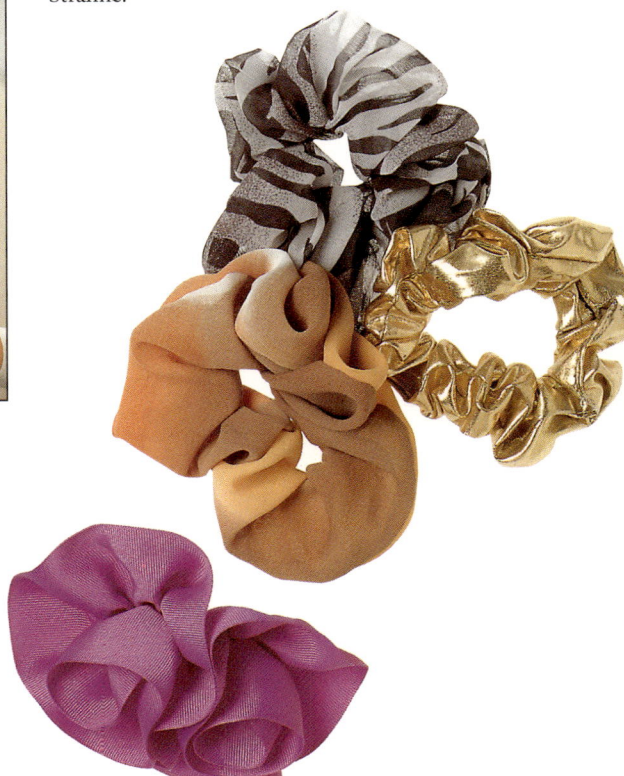

RASTA-ZÖPFE

Schmale Zöpfe sind zeitaufwendig, doch dafür halten sie mehrere Wochen.

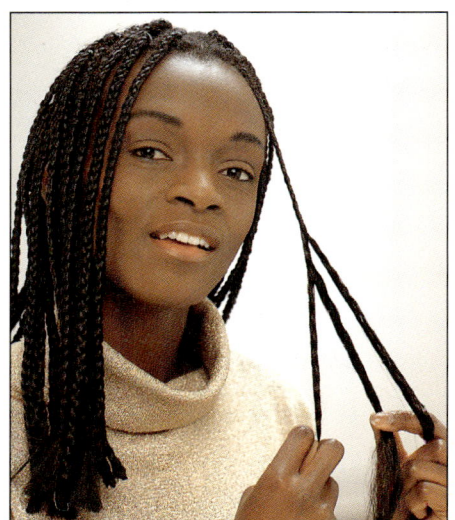

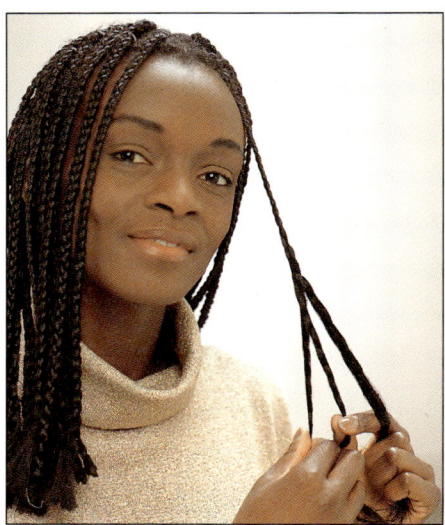

> ## CHECKLISTE
>
> *Zeit:* erfordert Übung, doch selbst dann zeitaufwendig
> *Schwierigkeitsgrad:* recht einfach
> *Haartyp:* geeignet für Afro-Haare
>
> *Sie brauchen:*
> ✔ kleine Haargummis
> ✔ ungefähr 5 m feines, goldenes Band

1 Ungefähr 25 mm breite Haarpartien nehmen und in jeweils drei Strähnen teilen. Beginnen Sie mit dem Flechten des Zopfes.

2 Flechten Sie vom Haaransatz bis zu den Spitzen.

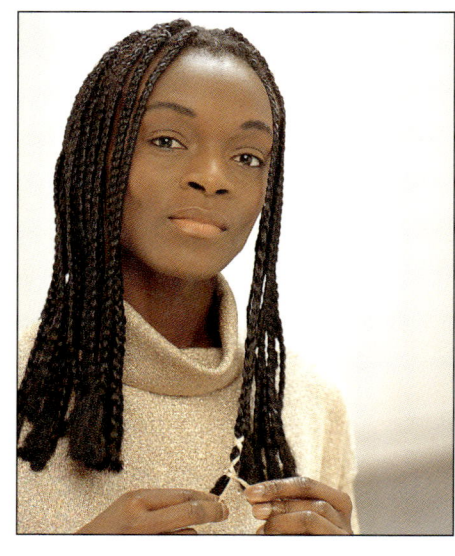

3 Die Enden mit Haargummis sichern und mit feinen, goldenen Bändchen verzieren. Wiederholen Sie den Vorgang am ganzen Kopf.

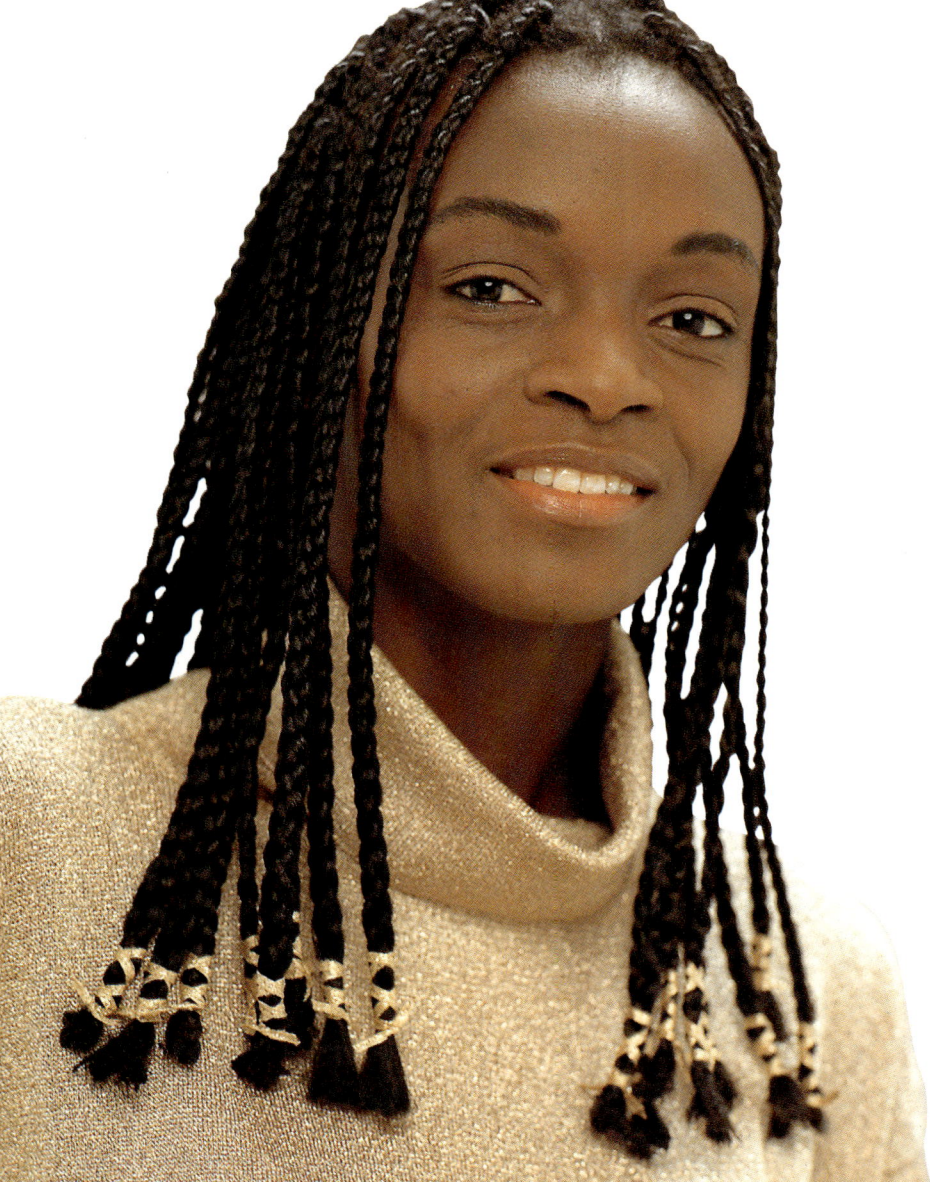

> ## TIP
> Wenn Sie die Zöpfe länger tragen, nehmen Sie Feuchtigkeitsspray, um die Kopfhaut geschmeidig zu halten.

ZICKZACK-ZÖPFE

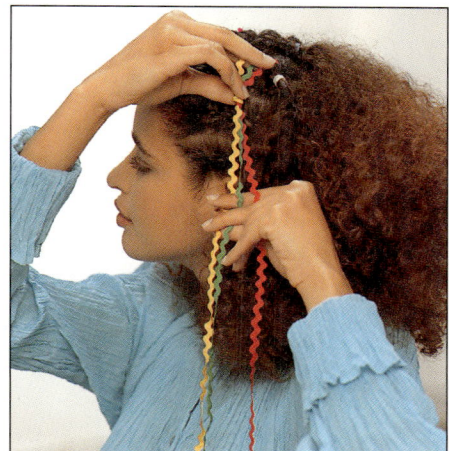

Sie bringen Farbe in Ihr Haar, wenn Sie für ein junges und frisches Styling feine gezackte Bänder einflechten.

1 Flechten Sie das vordere Deckhaar wie auf Seite 97 beschrieben. Knüpfen Sie drei feine gezackte Bänder an einem Ende zusammen und pinnen Sie diese an das Haargummi einer Strähne.

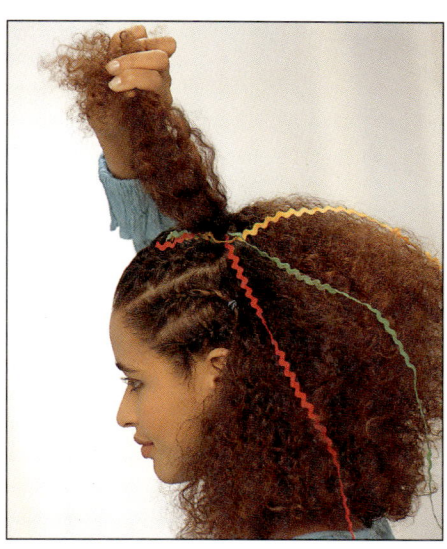

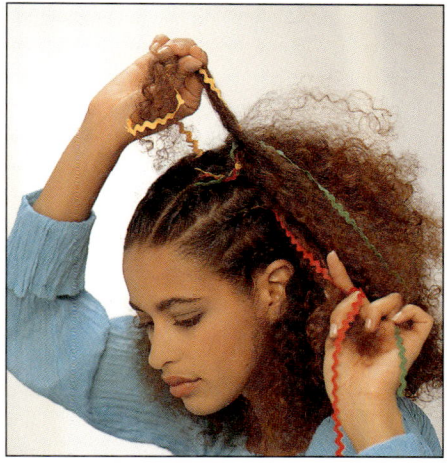

2 Eine Passee nehmen und in drei Strähnen teilen, wobei ein Band jeweils zu einer Strähne kommt.

3 Beginnen Sie zu flechten, indem Sie die rechte Strähne über die mittlere, die linke über die mittlere und die rechte wieder über die mittlere legen. Und so weiter.

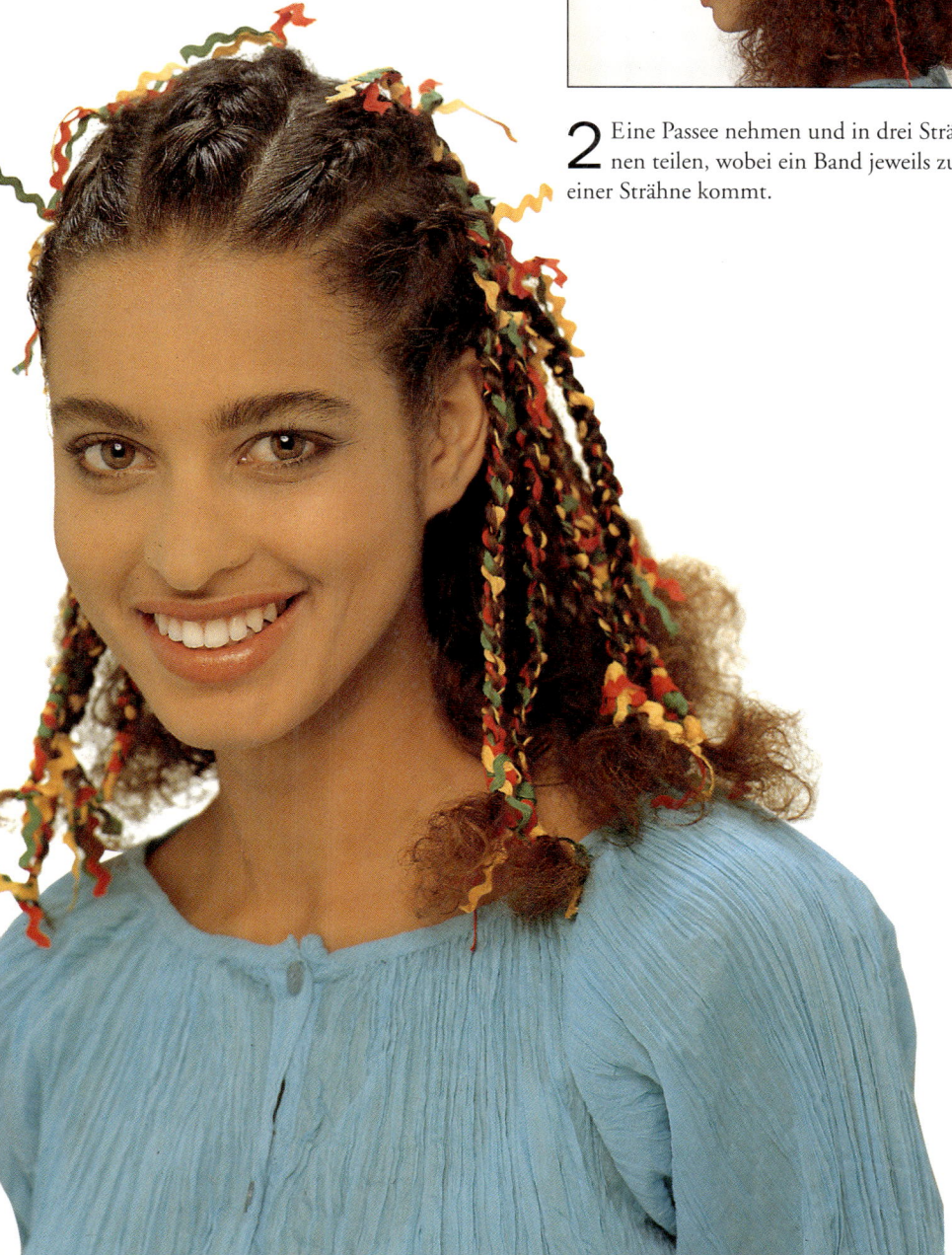

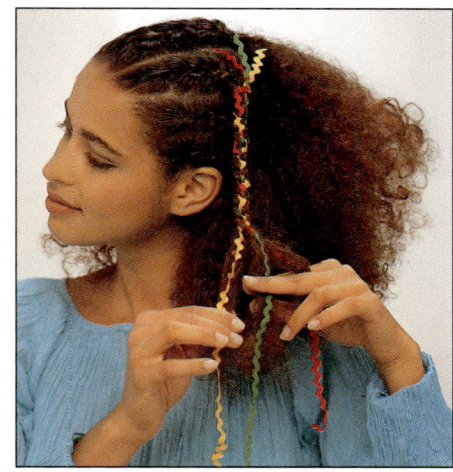

4 Flechten Sie bis zum Haarende und verknoten Sie am Ende das Bändchen.

CHECKLISTE

Zeit: zeitaufwendig
Schwierigkeitsgrad: recht einfach
Haartyp: Naturlocken oder Dauerwellen
Sie brauchen:
✔ bunte, gezackte Bänder, ungefähr 3 bis 5 m von jeder Farbe
✔ schmale Haargummis

GEDREHTER KNOTEN

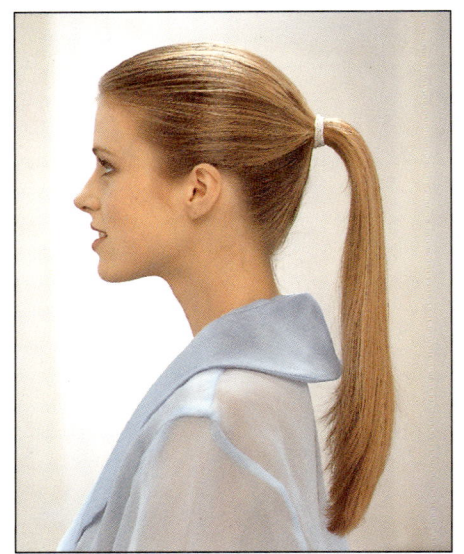

Diese Frisur beginnt mit einem Pferdeschwanz, ist einfach, aber hinreißend.

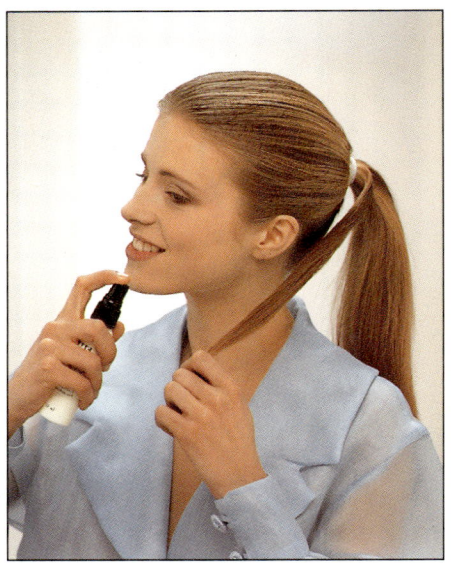

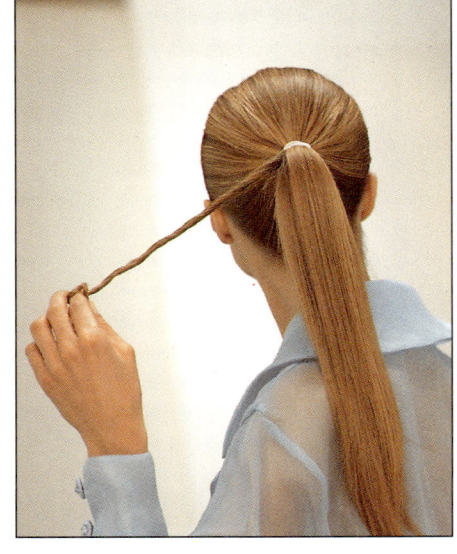

1 Kämmen Sie das Haar glatt zurück und binden Sie es mit einem Haargummi zu einem Pferdeschwanz.

2 Für zusätzlichen Schimmer besprühen Sie eine schmale Strähne mit Glanzspray.

3 Halten Sie eine Strähne an der Spitze, drehen Sie das Haar, bis es selbst Spiralen wirft.

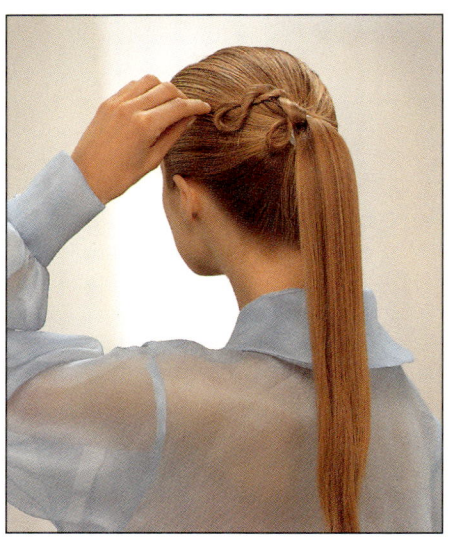

4 Legen Sie die Spirale in eine Art Schlinge und fixieren Sie sie mit Haarnadeln. So fortfahren, bis das ganze Haar spiralig eingedreht ist. Schmücken Sie das Haar mit Paillettenbändchen.

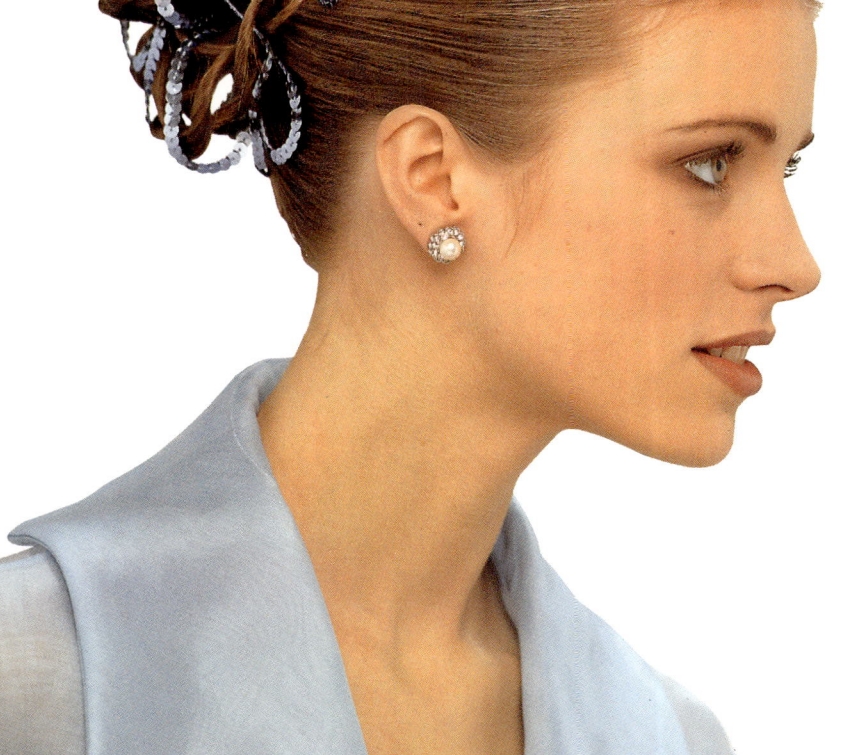

CHECKLISTE

Zeit: 10 Minuten
Schwierigkeitsgrad: einfach
Haartyp: gerades,
gleich langes Haar

Sie brauchen:
✔ Haargummi
✔ Schiebespangen
✔ Haarnadeln
✔ Glanzspray
✔ ein 1 m langes
Paillettenbändchen

BALLETTKNOTEN

Ein klassischer Knoten mit beeindruckender Wirkung durch den Zopf.

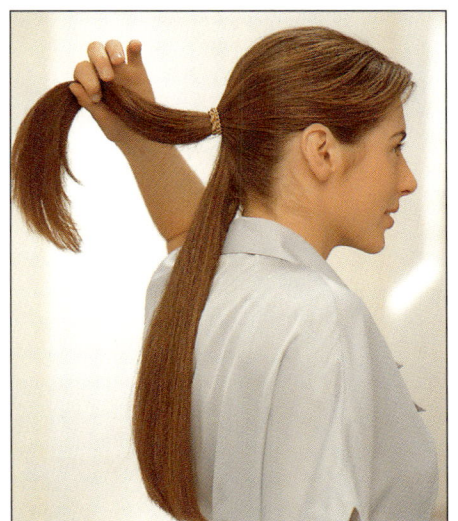

1 Das Haar glatt nach hinten kämmen und zu einem Pferdeschwanz binden. Lassen Sie aber eine Passee übrig.

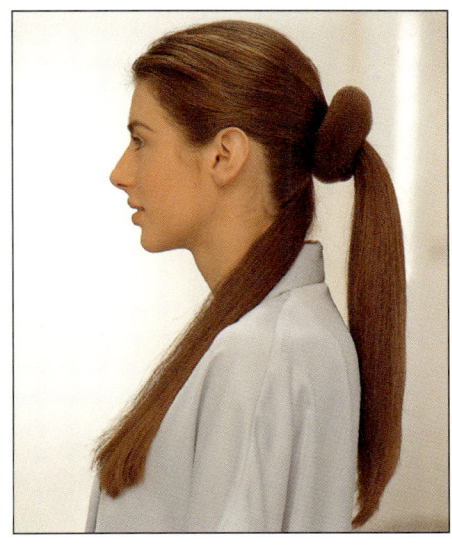

2 Geben Sie einen Knotenring um den Pferdeschwanz.

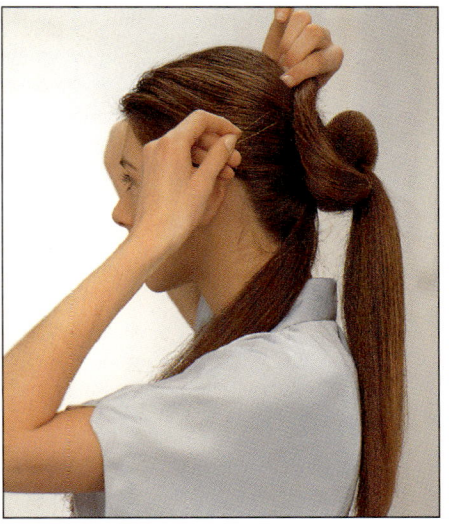

3 Ein Drittel des Pferdeschwanzes nehmen, um den Knotenring winden und feststecken. Wiederholen Sie diesen Vorgang mit den anderen Teilen.

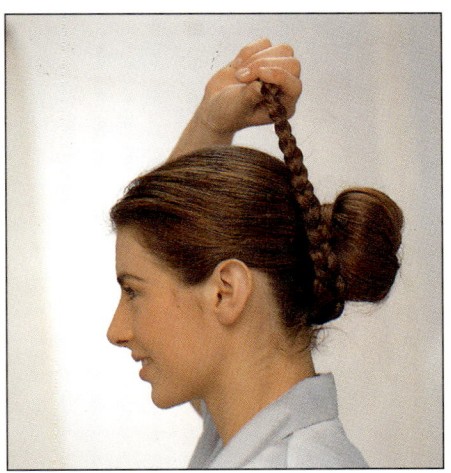
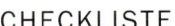

4 Flechten Sie die übrige Passee, indem Sie die rechte Strähne über die mittlere Strähne, die linke wieder über die mittlere Strähne legen und so fort. Winden Sie den Zopf rund um den Ansatz des Knotens und stecken Sie ihn fest.

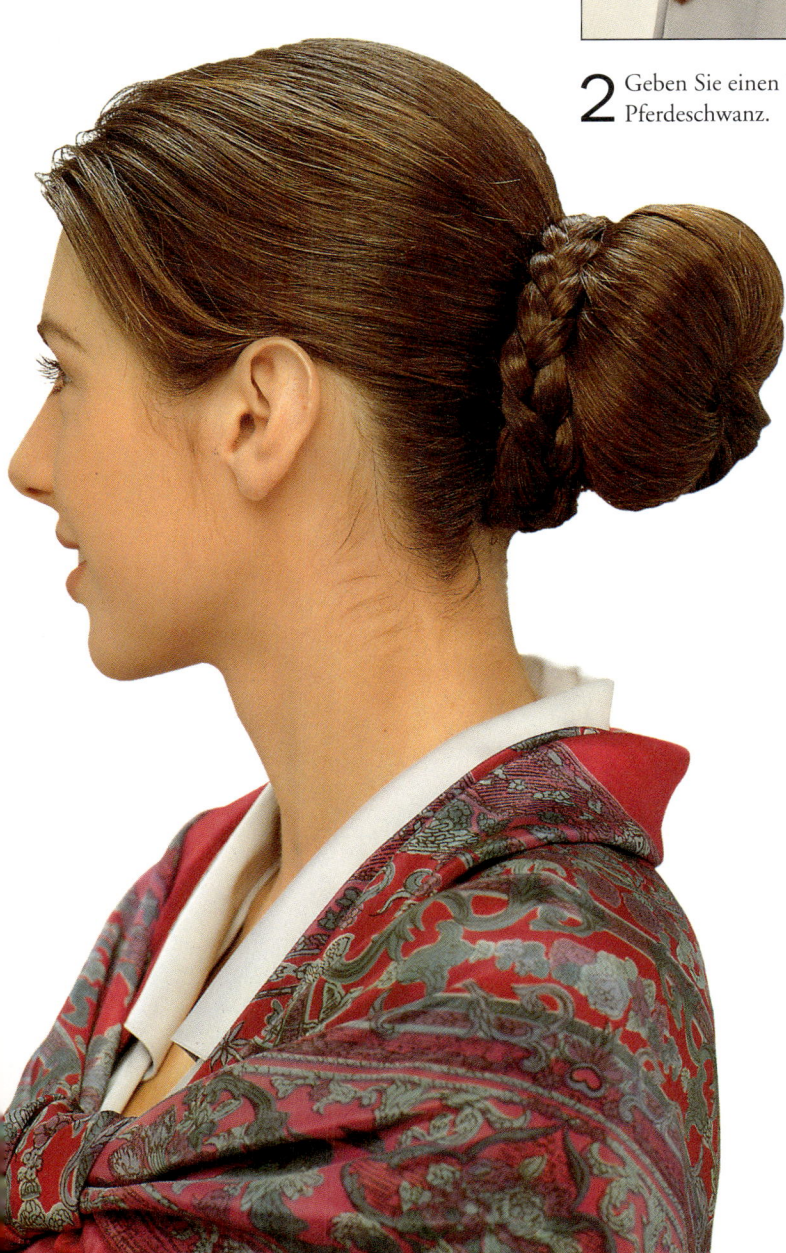

CHECKLISTE

Zeit: 10 Minuten
Schwierigkeitsgrad: erfordert Übung
Haartyp: lang und gerade

Sie brauchen:
✔ Haargummi
✔ Haarknotenring
✔ Haarnadeln

KORDELZOPF

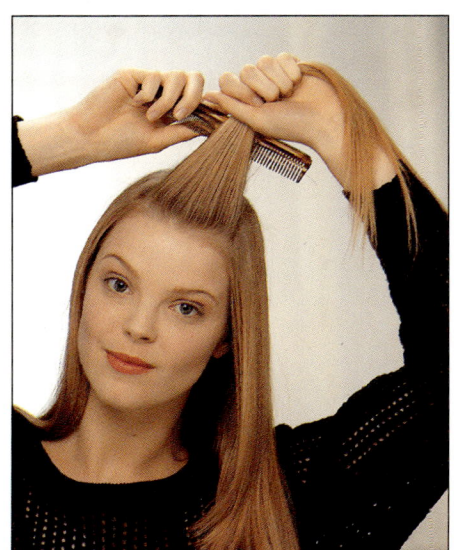

Für den besonderen Auftritt können Sie eine Kordel in einen einfachen Zopf winden.

1 Die oberen Deckhaare nehmen und gut kämmen. Anschließend die Deckhaare mit Clipsen fixieren und eine Kordel am Scheitel feststecken.

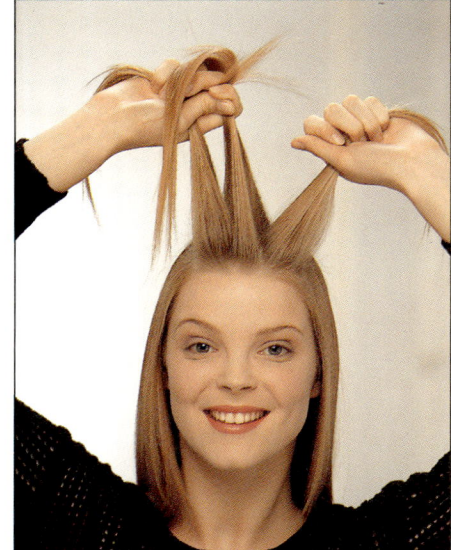

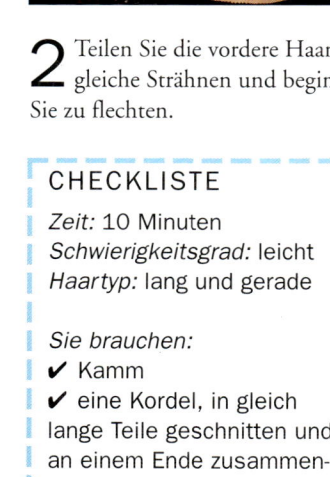

3 Wenn der Zopf die Spitze der Kordel berührt, verbinden Sie eine Kordel mit jeweils einer Strähne und verfahren Sie so bis zum Haarende.

2 Teilen Sie die vordere Haarpartie in drei gleiche Strähnen und beginnen Sie zu flechten.

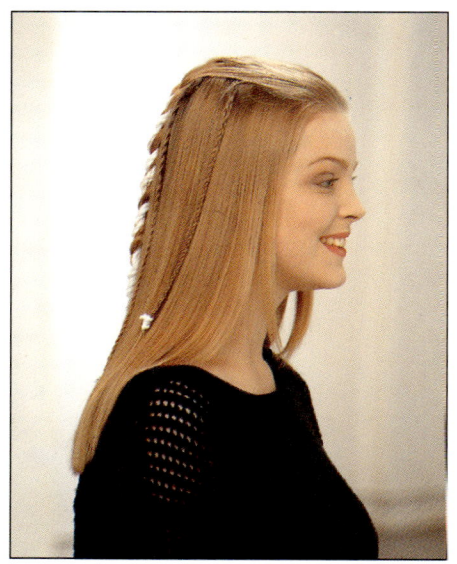

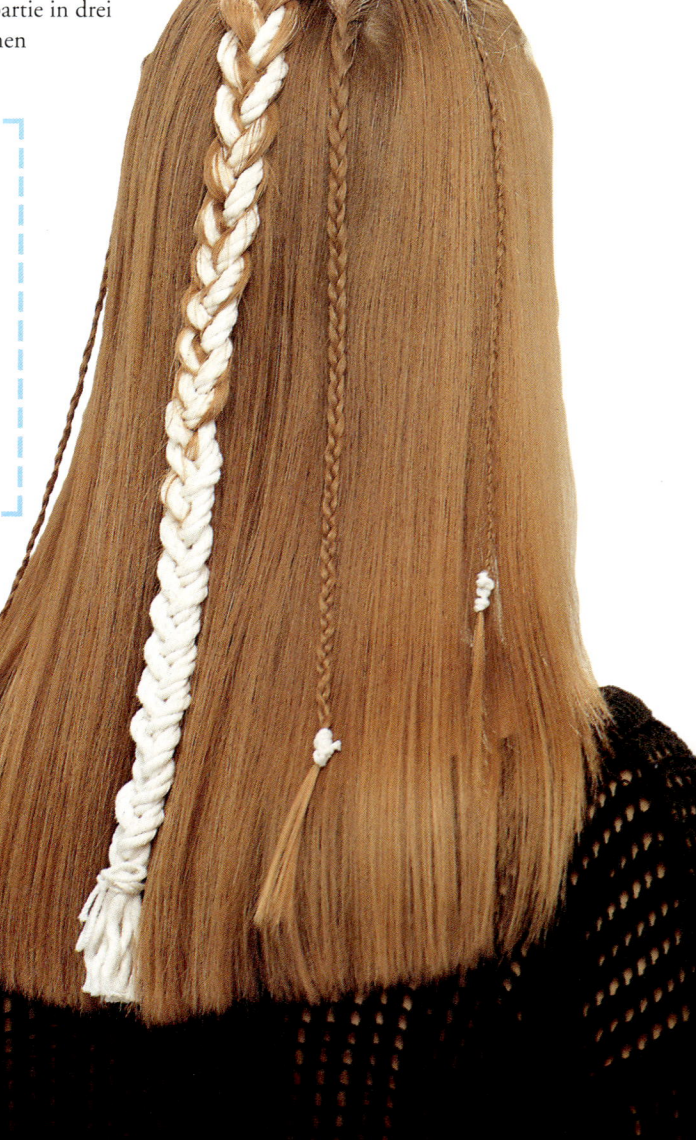

4 Mit Haargummi fixieren. Flechten Sie vier weitere kleine Zöpfe im gleichen Abstand um den Kopf und verknüpfen Sie die Enden mit schmalen Haarbändern.

CHECKLISTE

Zeit: 10 Minuten
Schwierigkeitsgrad: leicht
Haartyp: lang und gerade

Sie brauchen:
✔ Kamm
✔ eine Kordel, in gleich lange Teile geschnitten und an einem Ende zusammen-gebunden
✔ kleine Haarbänder

GELFRISUR

Zaubern Sie minutenschnell mit Gel. Ihr Haar erhält dadurch zusätzlichen Schimmer.

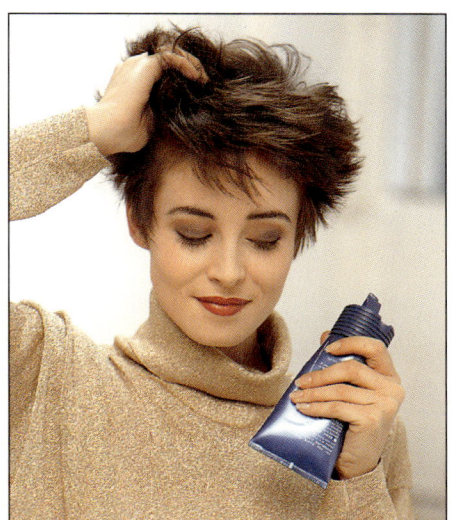

1 Verteilen Sie eine großzügige Menge Gel im Haar und zwar vom Ansatz bis zu den Spitzen.

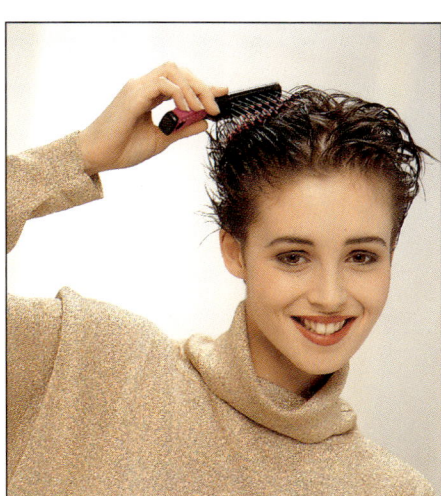

2 Benutzen Sie eine Tunnelbürste, einen Kamm oder Ihre Finger, um das Gel gleichmäßig im Haar zu verteilen.

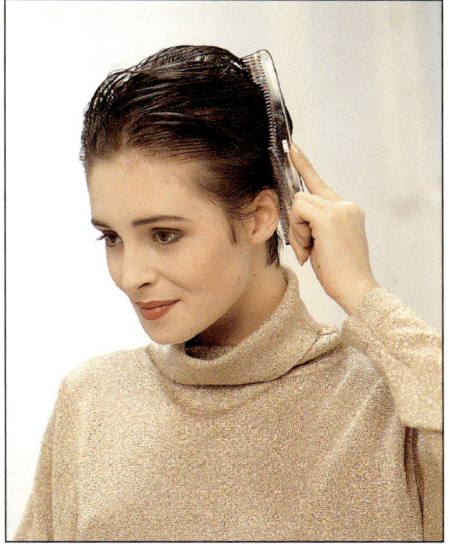

3 Kämmen Sie das Haar mit einem Stylingkamm in Form.

TIP
Verteilen Sie das Gel über das Haar, bevor Sie mit dem Styling beginnen.

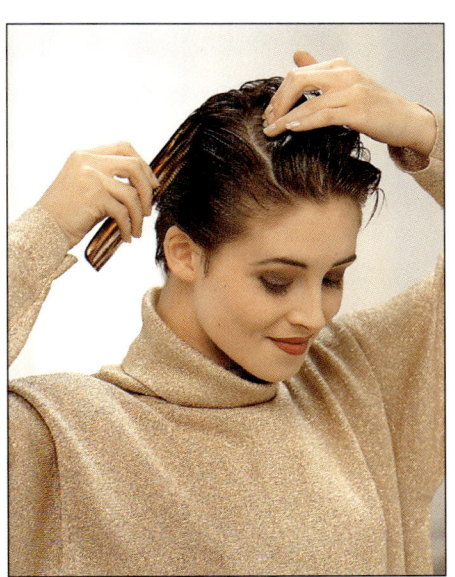

4 Formen Sie eine Stirntolle und kämmen Sie die Haare glatt an die Seiten und an den Hinterkopf.

CHECKLISTE
Zeit: 5 Minuten
Schwierigkeitsgrad: leicht
Haartyp: kurz

Sie brauchen:
✔ Gel
✔ kleine Tunnelbürste
✔ Stylingkamm

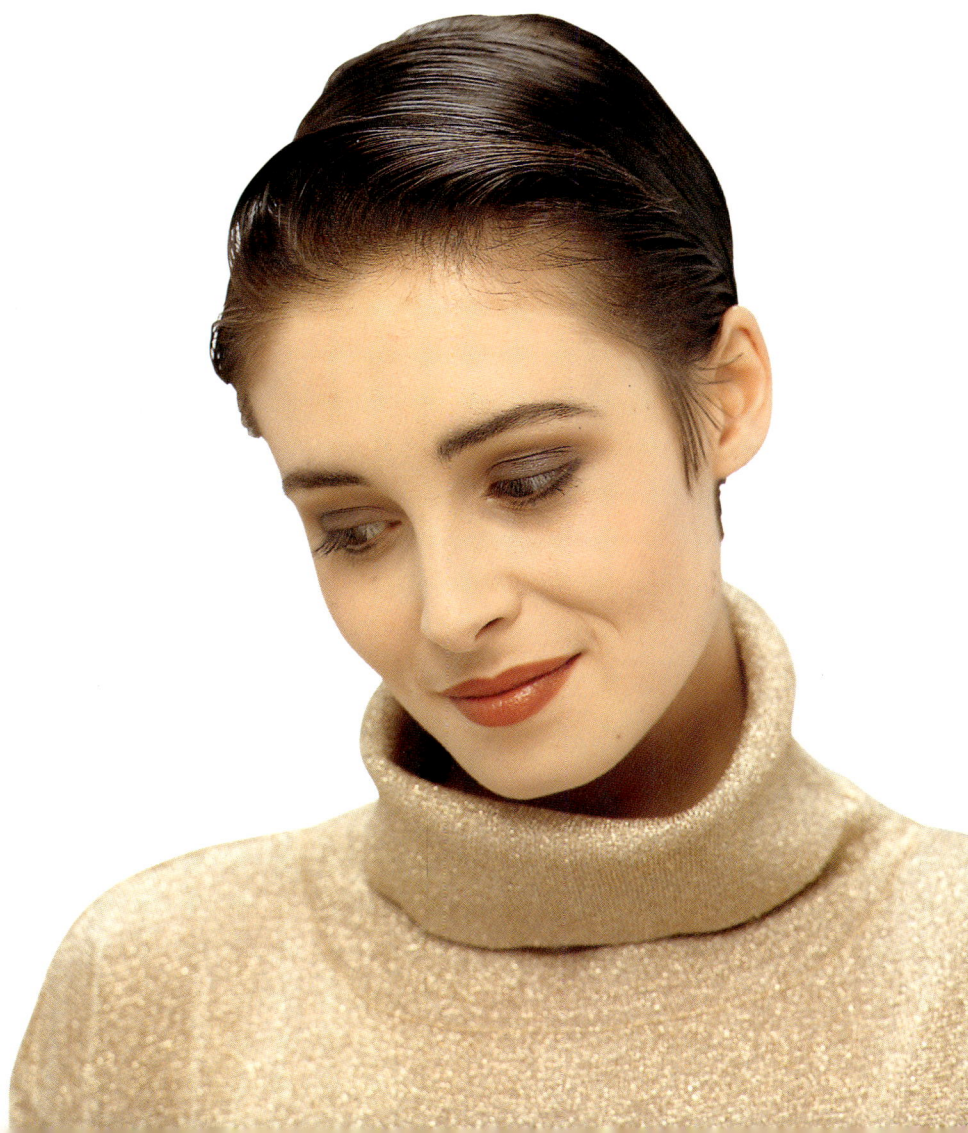

TEENIE-ZÖPFE

Dieses freche und pfiffige
Styling paßt Teenagern
ausgezeichnet.

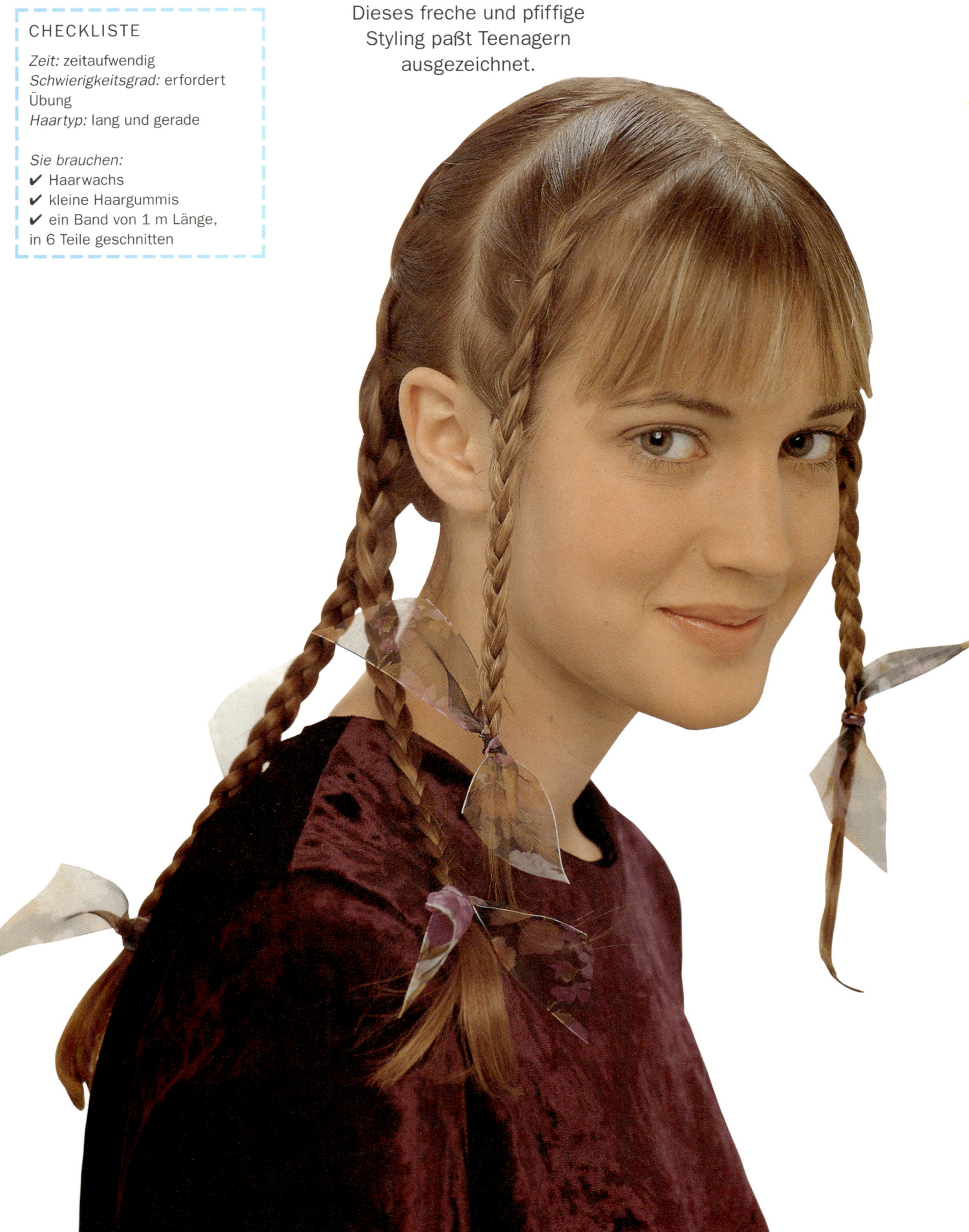

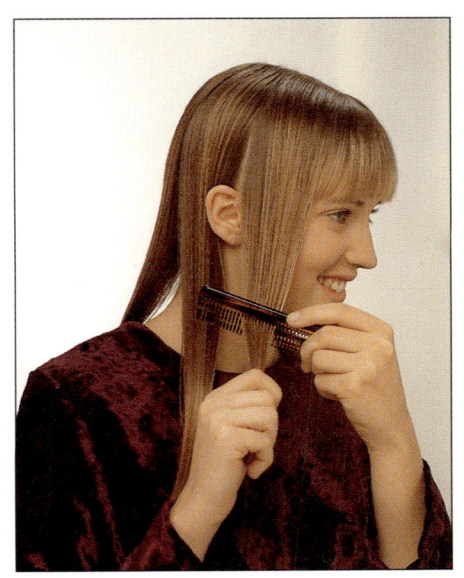

1 Scheiteln Sie das Haar in der Mitte und glätten Sie es mit ein wenig Wachs, das Sie vorher mit Ihren Handflächen erwärmt haben.

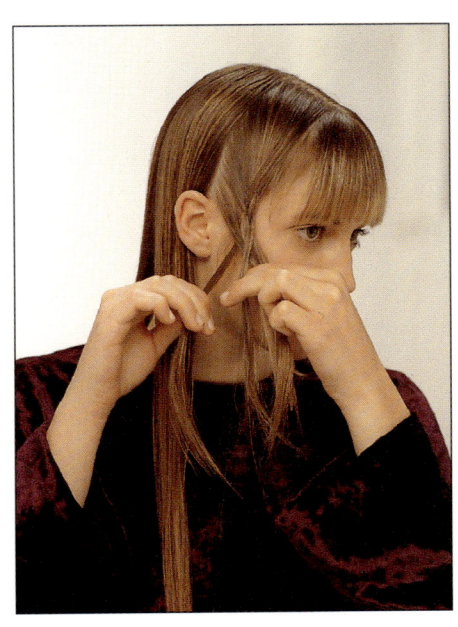

4 Fahren Sie damit bis zum Haarende fort und fixieren Sie den Zopf mit einem Haargummi.

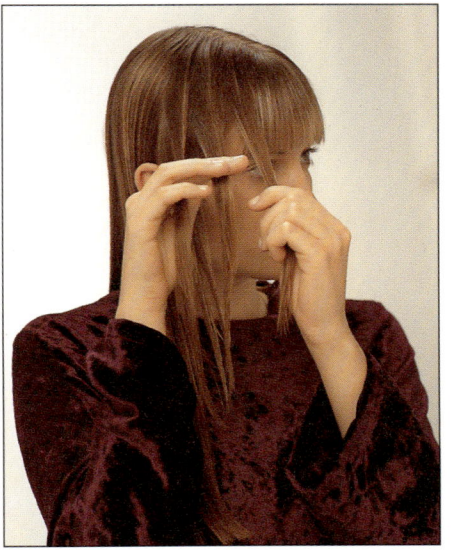

2 Nehmen Sie von einer Seite eine Passee, wie das Foto zeigt, und trennen Sie diese wieder in drei gleiche Strähnen.

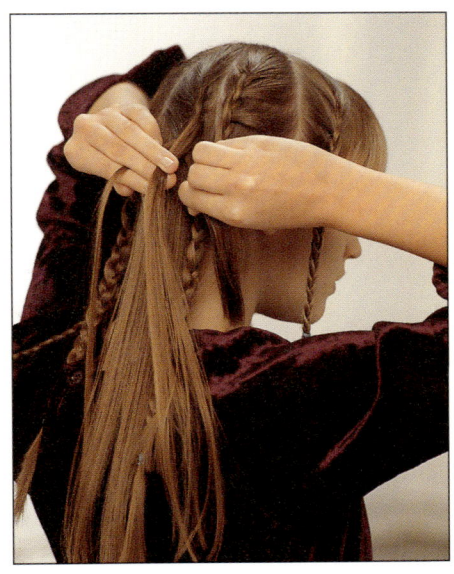

5 Teilen Sie das Haar am Hinterkopf in vier gleich dicke Strähnen, vom Oberkopf bis zum Nacken, und flechten Sie diese wie in der Abbildung. Beginnen Sie mit dem Flechten am Scheitel und nach jedem Kreuzen nehmen Sie weitere Haare von den Seiten dazu. Das geht am leichtesten mit den kleinen Fingern.

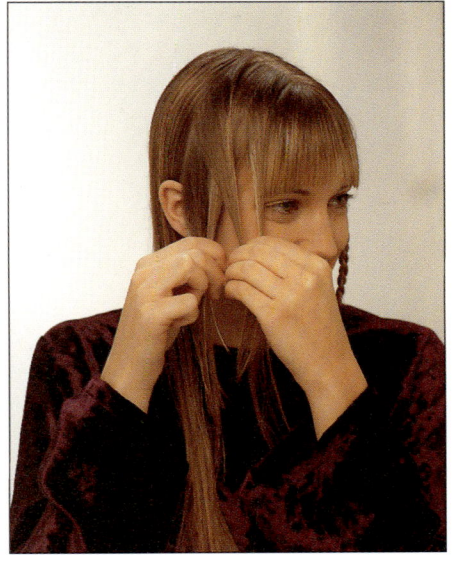

3 Flechten Sie, indem Sie die rechte Strähne über die mittlere und die linke über die mittlere, dann die rechte Strähne wieder über die mittlere legen. Setzen Sie dies fort, während Sie den Zopf leicht nach vorn ziehen.

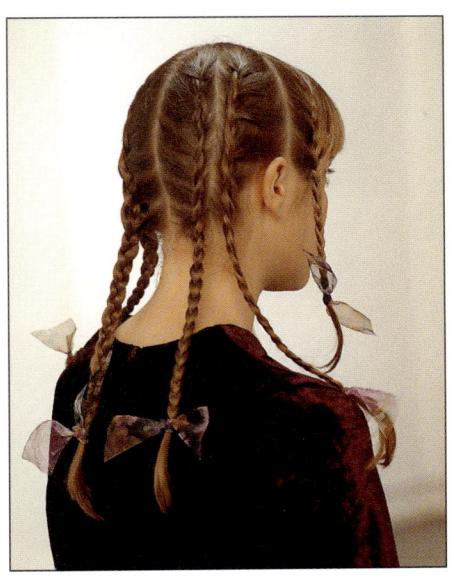

6 Fixieren Sie die Zopfenden mit kleinen Haargummis und schmücken Sie die Zöpfe mit Bändern.

ZOPFBAND

Ein einfacher Pferdeschwanz
wird durch einen zierlichen
Zopf aufgepeppt.

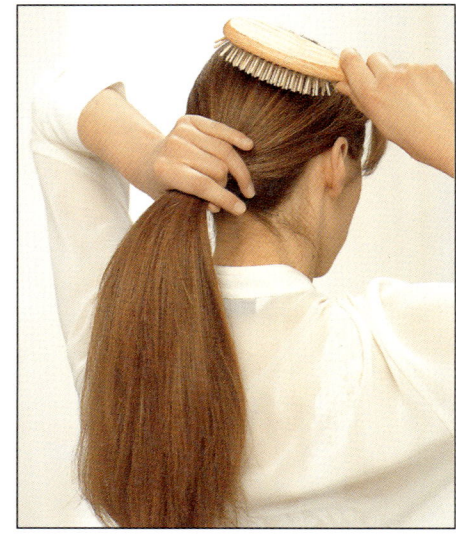

1 Bürsten Sie das Haar zurück und binden
Sie es im Nacken zu einem glatt fallen-
den Pferdeschwanz. Eine Strähne bleibt zum
Flechten über. Bearbeiten Sie diese mit ein
wenig Stylingwachs und fixieren Sie sie mit
einem Haargummi.

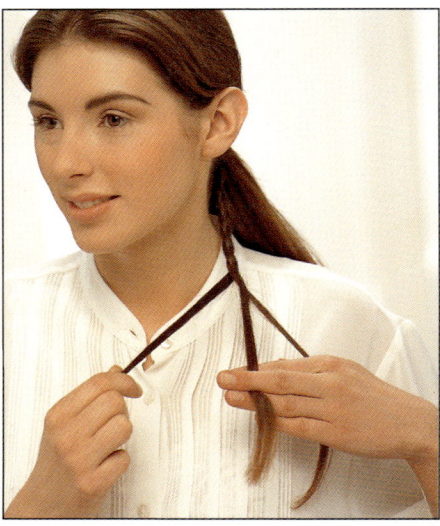

2 Teilen Sie die Strähne in drei gleich lange
Teile. Nun flechten Sie die Haare auf die
übliche Weise.

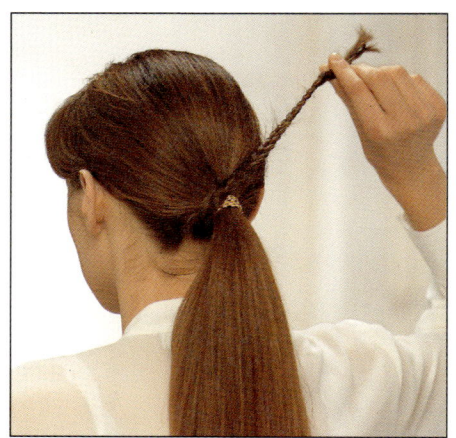

3 Nehmen Sie den Zopf und winden Sie
ihn um das Haargummi …

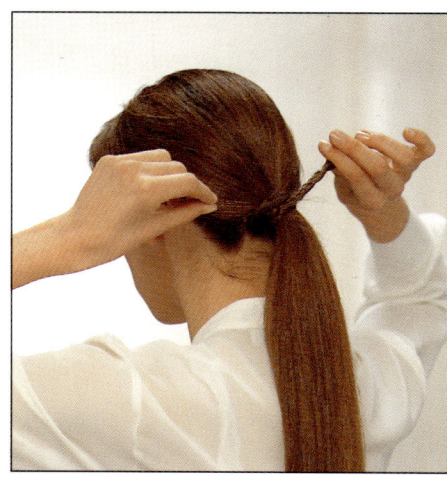

4 … und zwar sooft es geht. Fixieren Sie
ihn mit einer Schiebespange.

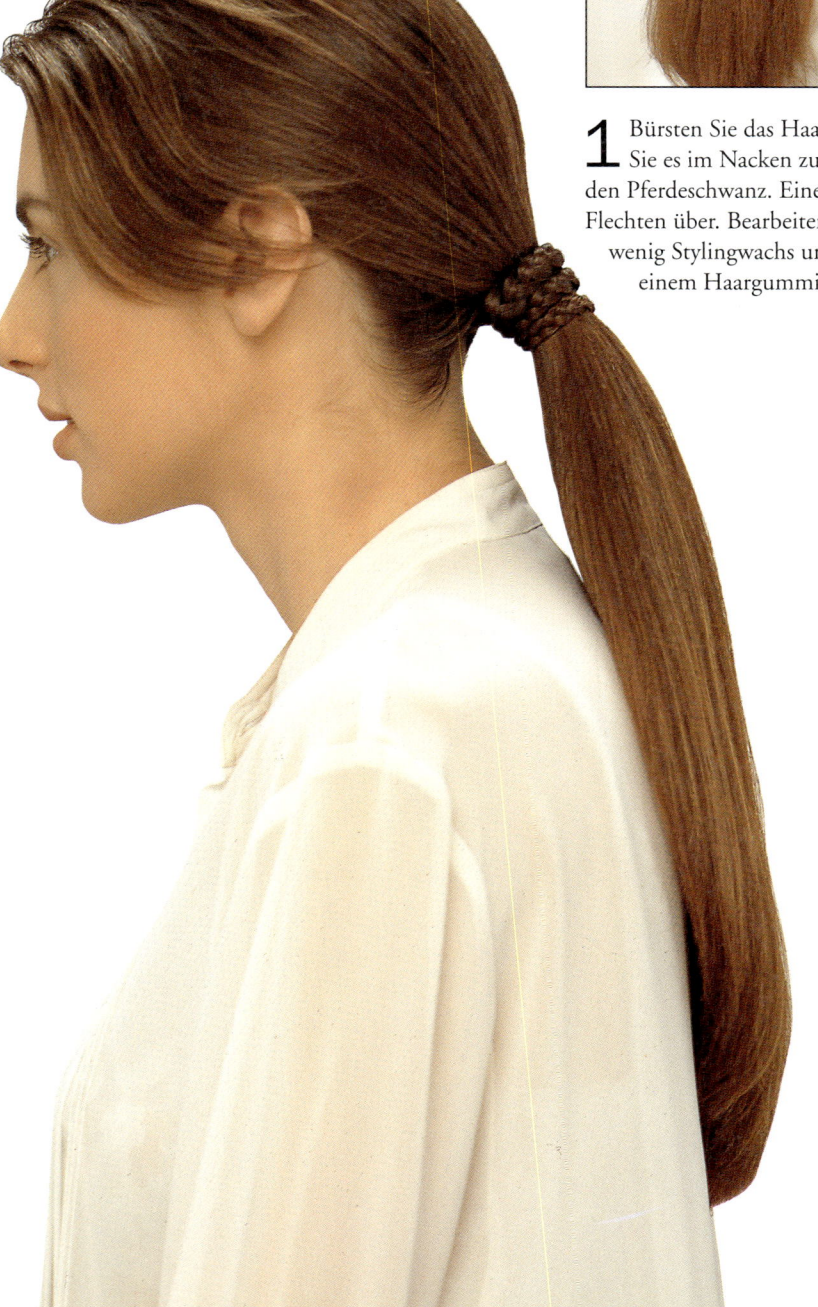

WEGGESTECKT

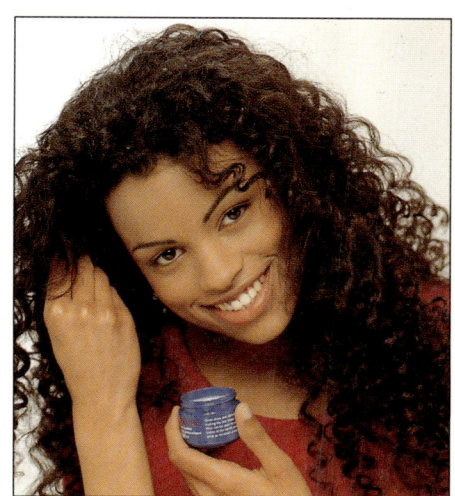

Langes, lockiges Haar ist wunderschön, aber oft widerspenstig. Hier ist eine einfache Methode, es zu zähmen.

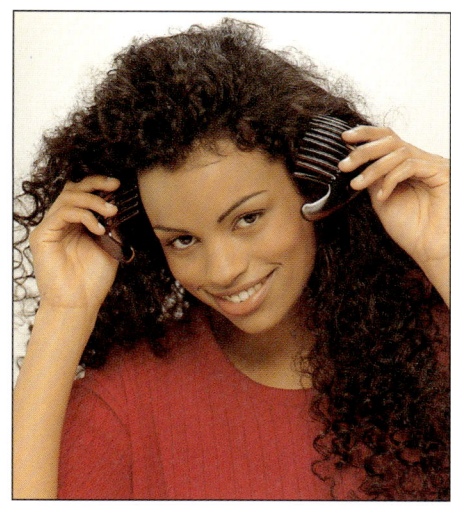

1 Verreiben Sie ein wenig Wachs zwischen Ihren Handflächen und arbeiten Sie es dann mit Ihren Fingerspitzen in die Locken. Das trennt die Locken und gibt ihnen Glanz.

3 Schieben Sie die zwei Kämme zusammen, damit die Haare halten.

TIP
Es ist leichter, lockiges Haar zu kämmen, wenn Sie einen grobzinkigen Kamm benutzen.

2 Nehmen Sie zwei große Lockensteckkämme, die sich ineinander verschließen und schieben Sie damit das Deckhaar in Richtung Scheitel.

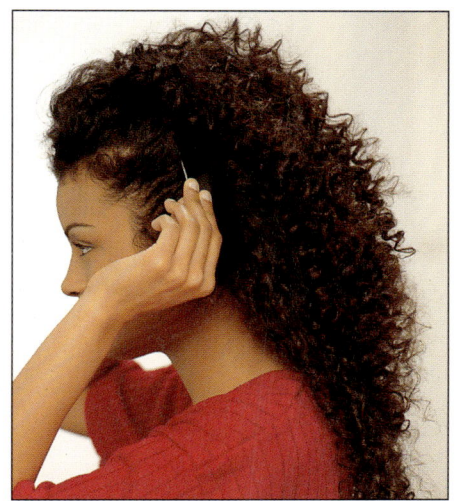
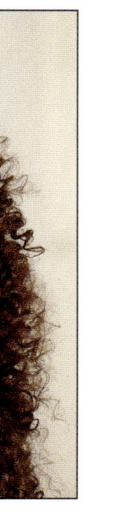

4 Wiederholen Sie diesen Vorgang mit zwei weiteren Kämmen in Ohrhöhe, um auch die hinteren Haare festzustecken.

CHECKLISTE

Zeit: 2 Minuten
Schwierigkeitsgrad: leicht
Haartyp: halblang bis lang, gelockt oder gerade

Sie brauchen:
✔ Wachs
✔ zwei Sets Haarkämme zum Zusammenstecken

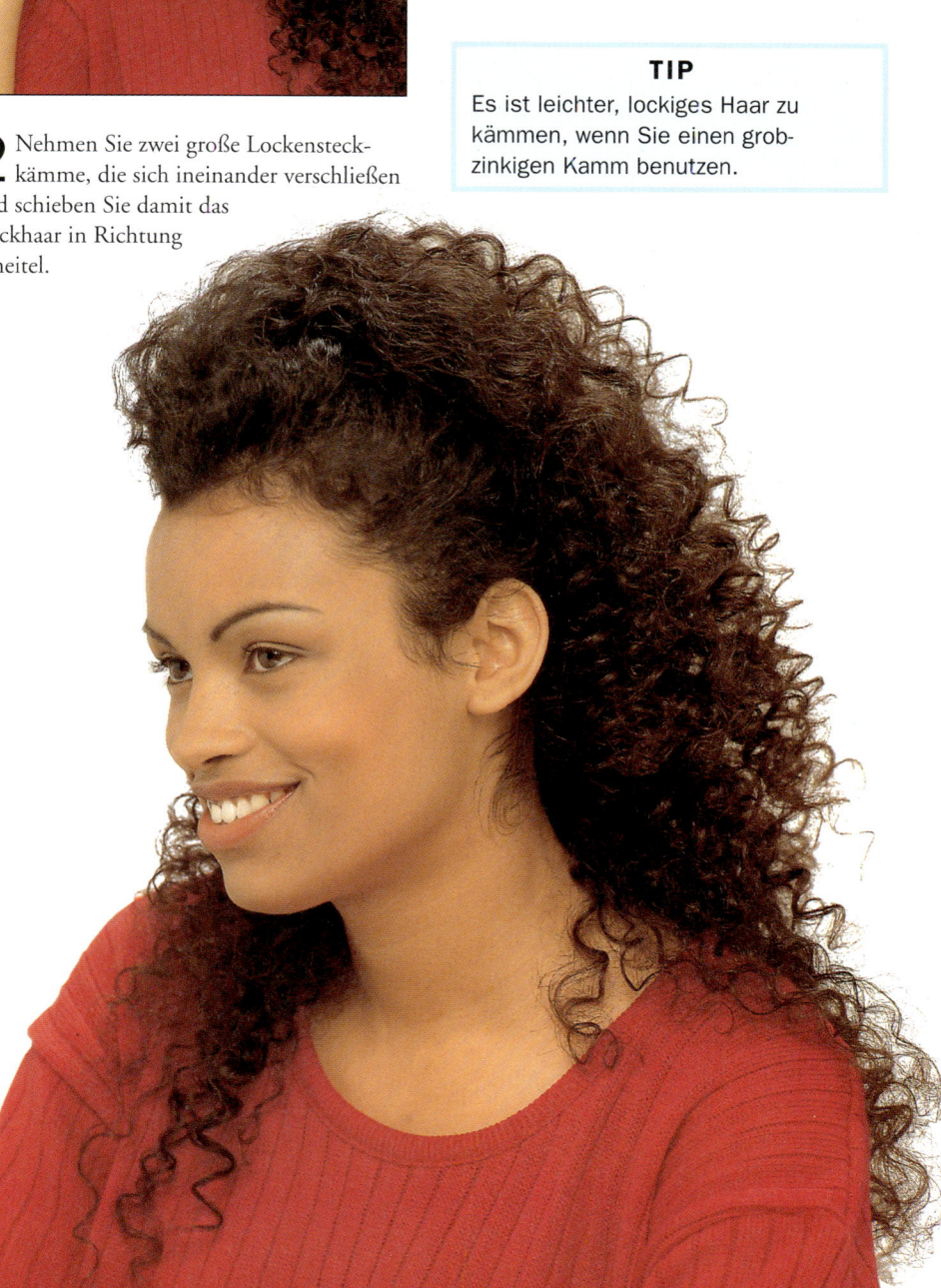

DRAPIERTER CHIGNON

Diese elegante Frisur paßt gut
für einen besonderen Abend.

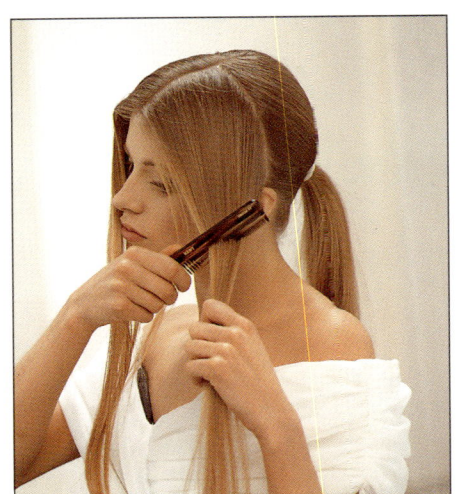

1 Ziehen Sie einen Mittelscheitel von der
Stirn bis zur Kopfmitte. Kämmen Sie die
Seitenhaare und binden Sie die hinteren
Deckhaare im Nacken zum Pferdeschwanz.

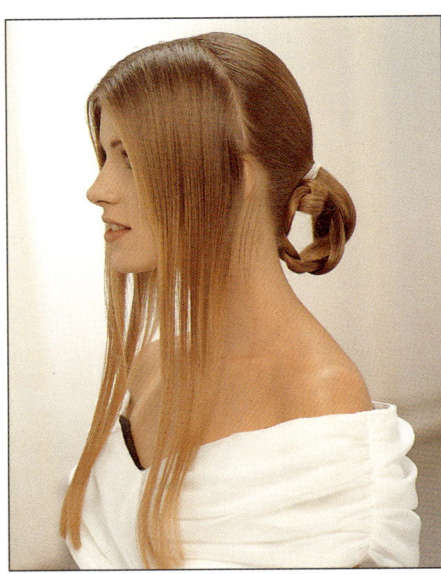

2 Flechten Sie den Pferdeschwanz locker,
indem Sie die rechte Strähne über die
mittlere, die linke Strähne über die mittlere
und die rechte Strähne wieder über die
mittlere legen. Und so weiter. Fixieren Sie das
Ende mit einem kleinen Band. Dann den
Zopf in einer Schlinge um den Ansatz legen
und mit Schiebespangen feststecken.

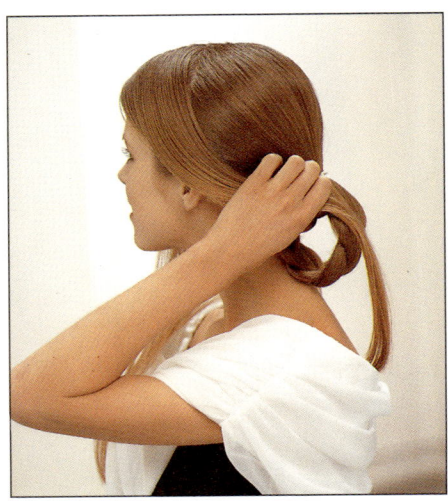

3 Kämmen Sie die Haare der linken Seite
in einem großen Bogen in Richtung
Pferdeschwanzschlinge.

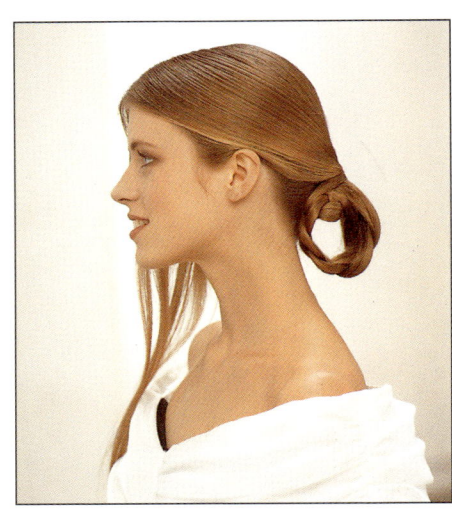

4 Drehen Sie die Haare um die Schlinge
und fixieren Sie sie mit Spangen. Wiederholen Sie 3 und 4 auf der rechten Seite.

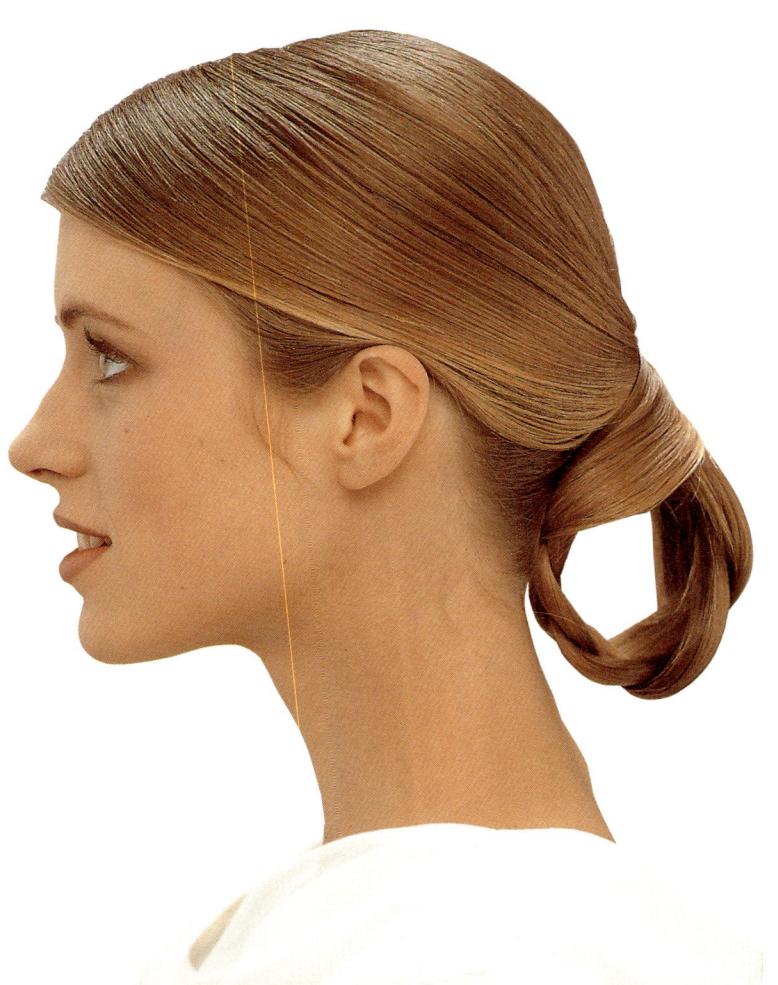

CHECKLISTE
Zeit: 5 bis 10 Minuten
Schwierigkeitsgrad: recht
einfach
Haartyp: lang und gerade

Sie brauchen:
✔ Kamm
✔ Haargummi
✔ einfache Schiebespangen

TIP
Selbst langes Haar sollte regelmäßig,
etwa alle 2 Monate, nachgeschnitten
werden, damit es gesund bleibt.

KREATIVE ZÖPFE

Ganz fein geflochtenes Haar erhält durch Pailletten eine extravagante Note für eine ganz besondere Abendfrisur.

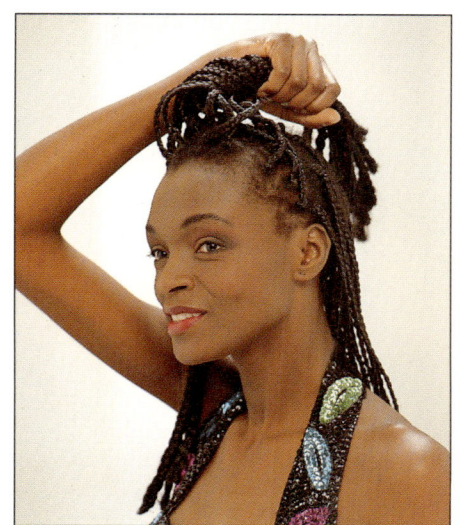

1 Halten Sie die Zöpfe am Scheitel fest und drehen Sie sie in eine Richtung.

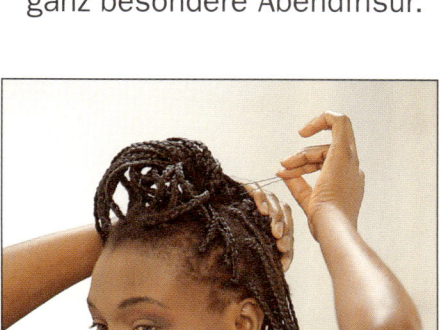

2 Fixieren Sie die Zöpfe mit Haarnadeln.

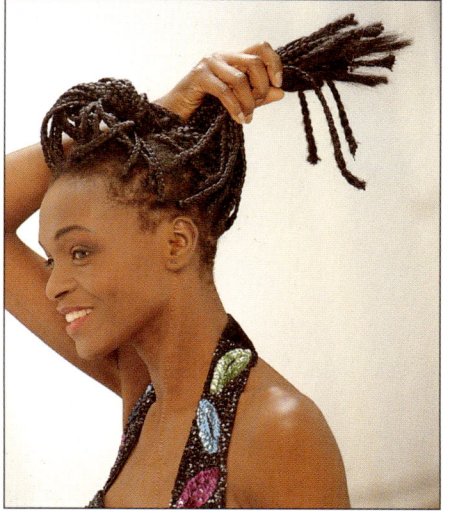

3 Fassen Sie die übrigen Zöpfe zusammen und schlingen Sie sie auch über den Scheitel.

> **TIP**
> Ein Hauch von Glanzspray sorgt für Schimmer im Haar.

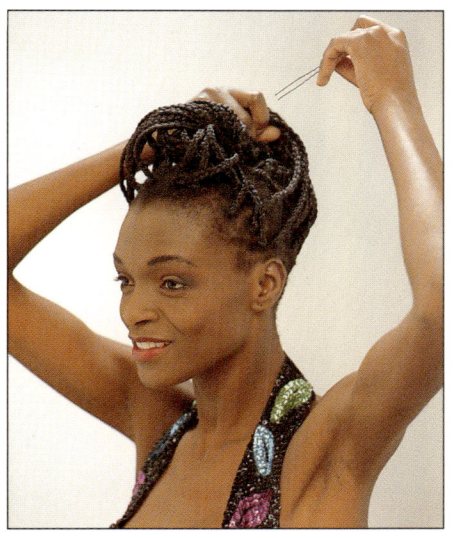

4 Fixieren Sie abschließend die Zöpfe mit Haarnadeln und schmücken Sie die Frisur mit einem Paillettenband.

CHECKLISTE
Zeit: 5 bis 10 Minuten
Schwierigkeitsgrad: recht einfach
Haartyp: geflochtenes langes Haar oder Steckzöpfe
Sie brauchen:
✔ Haarnadeln
✔ Streifen von feinen Paillettenbändern mit einer Gesamtlänge von 2 m

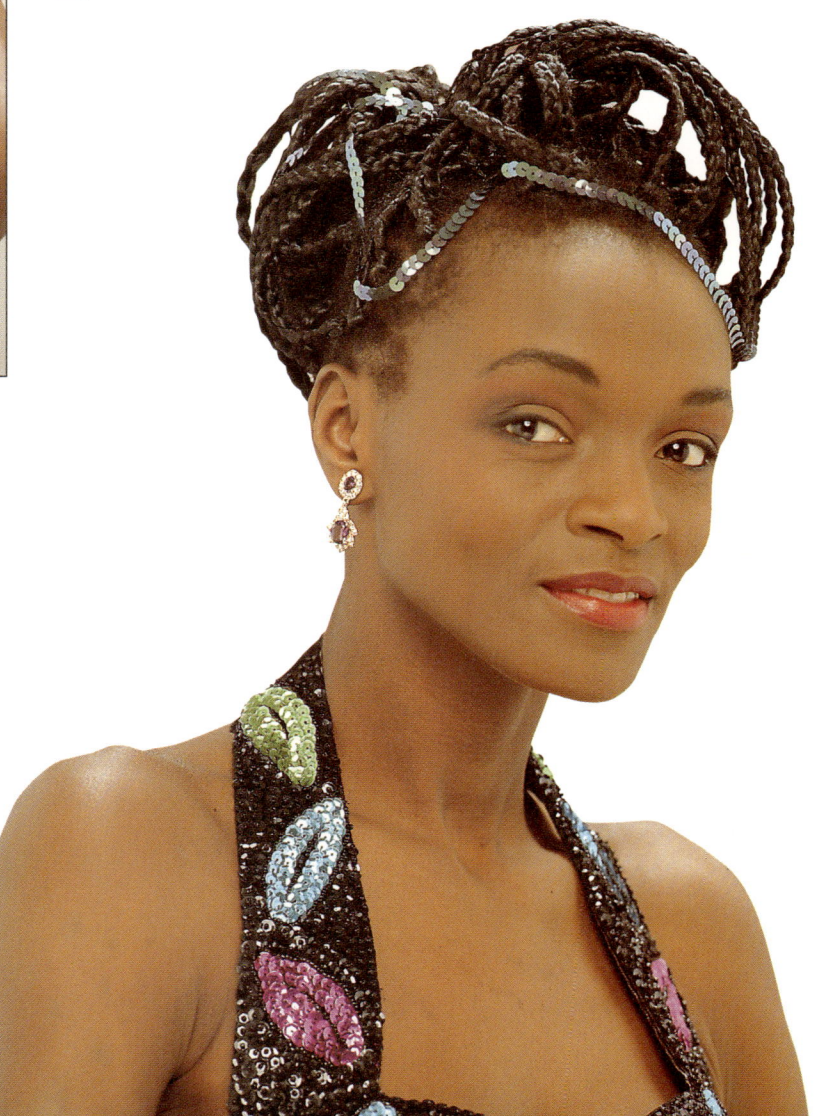

EINFACH AUFGESTECKT

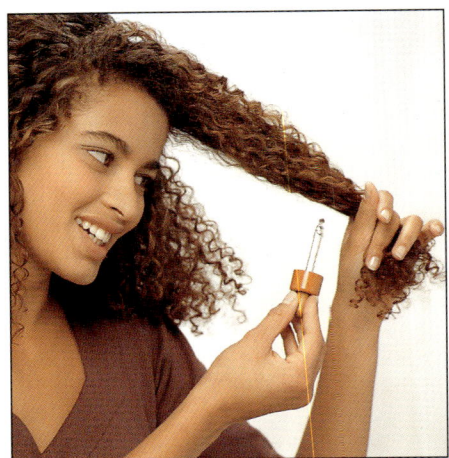

Aufgestecktes lockiges Haar mit einer fülligen Stirnseite ergibt eine raffinierte, weiche Frisur.

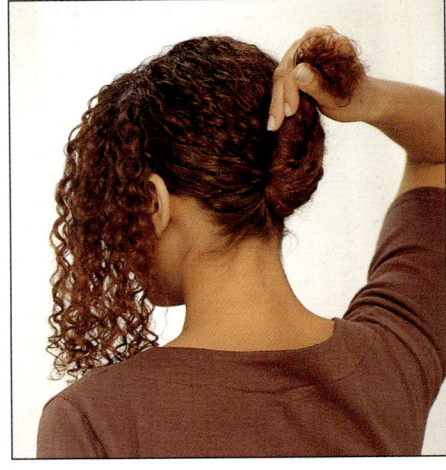

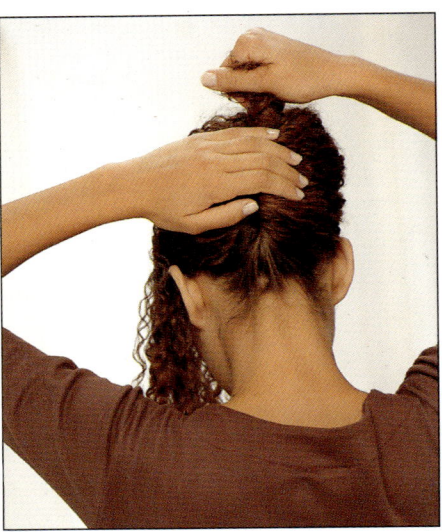

1 Teilen Sie vom vorderen Deckhaar eine Passee ab und glätten Sie sie mit ein wenig Fluid. Nehmen Sie die übrigen Haare in eine Hand, als wollten Sie sie zum Pferdeschwanz binden.

2 Drehen Sie das Haar straff von links nach rechts.

3 Drehen Sie die Haare jetzt nach oben, wie auf dem Bild gezeigt wird, und formen Sie eine Banane. Mit der anderen Hand glätten Sie die Banane und drehen oben die Haarenden ein.

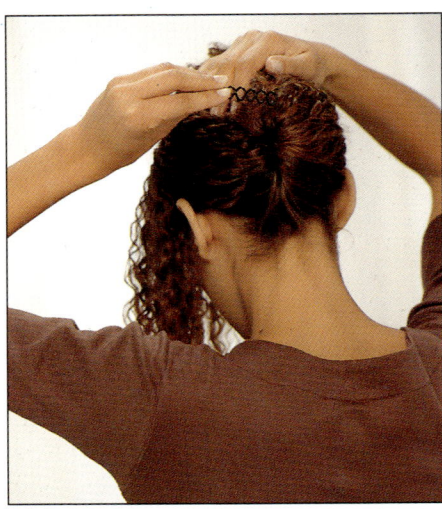

4 Fixieren Sie die Banane mit Korkenzieher- oder Haarnadeln. Nehmen Sie nun die vorderen Deckhaare und befestigen Sie diese an der Spitze der Banane, wobei Sie die Enden frei fallen lassen.

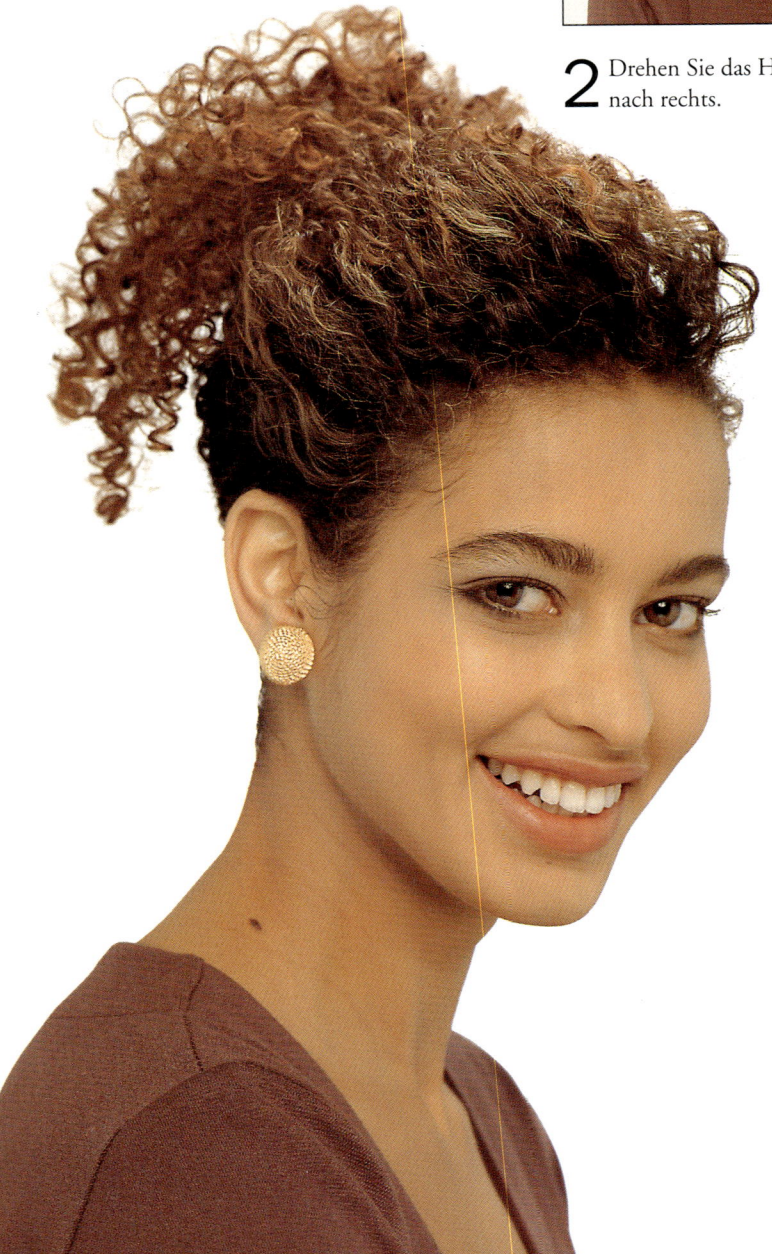

CHECKLISTE

Zeit: 5 Minuten
Schwierigkeitsgrad: recht einfach
Haartyp: schulterlang oder länger, gelockt oder gerade
Sie brauchen:
✔ Fluid
✔ Korkenzieher- oder Haarnadeln

LOCKENWINDUNGEN

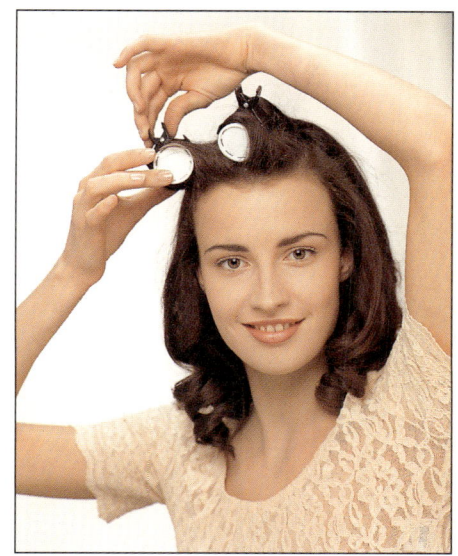

Zwei Pferdeschwänze sind die Basis dieser eleganten Frisur.

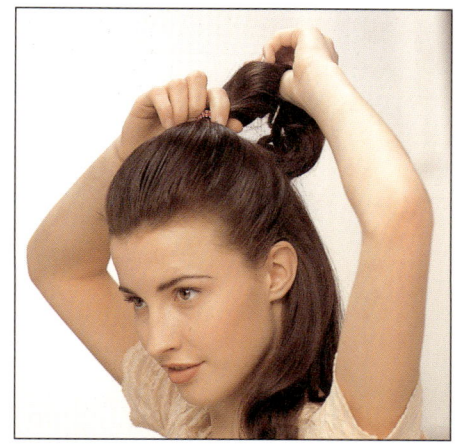
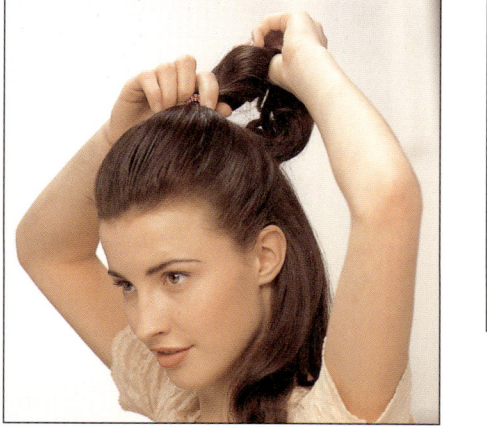

3 Die restlichen Haare weiter unten zu einem Pferdeschwanz drapieren.

1 Geben Sie nur auf die Haarspitzen Haarfestiger. Das sorgt für die richtige Festigkeit und Elastizität, um die Locken zu formen. Legen Sie die Haare auf Heizwickler. Ungefähr 10 Minuten nach dem Einrollen nehmen Sie die ausgekühlten Wickler ab und lassen die Haare lose fallen.

2 Teilen Sie die oberen Deckhaare ab und stecken Sie sie mit zwei Haarnadeln zu einem hohen Pferdeschwanz fest. Verteilen Sie einige Tropfen Fluid für zusätzlichen Glanz und bürsten Sie die Haare durch.

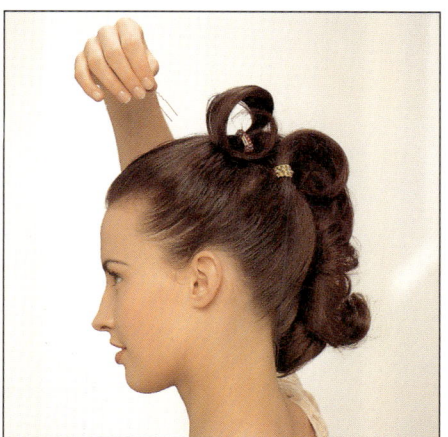

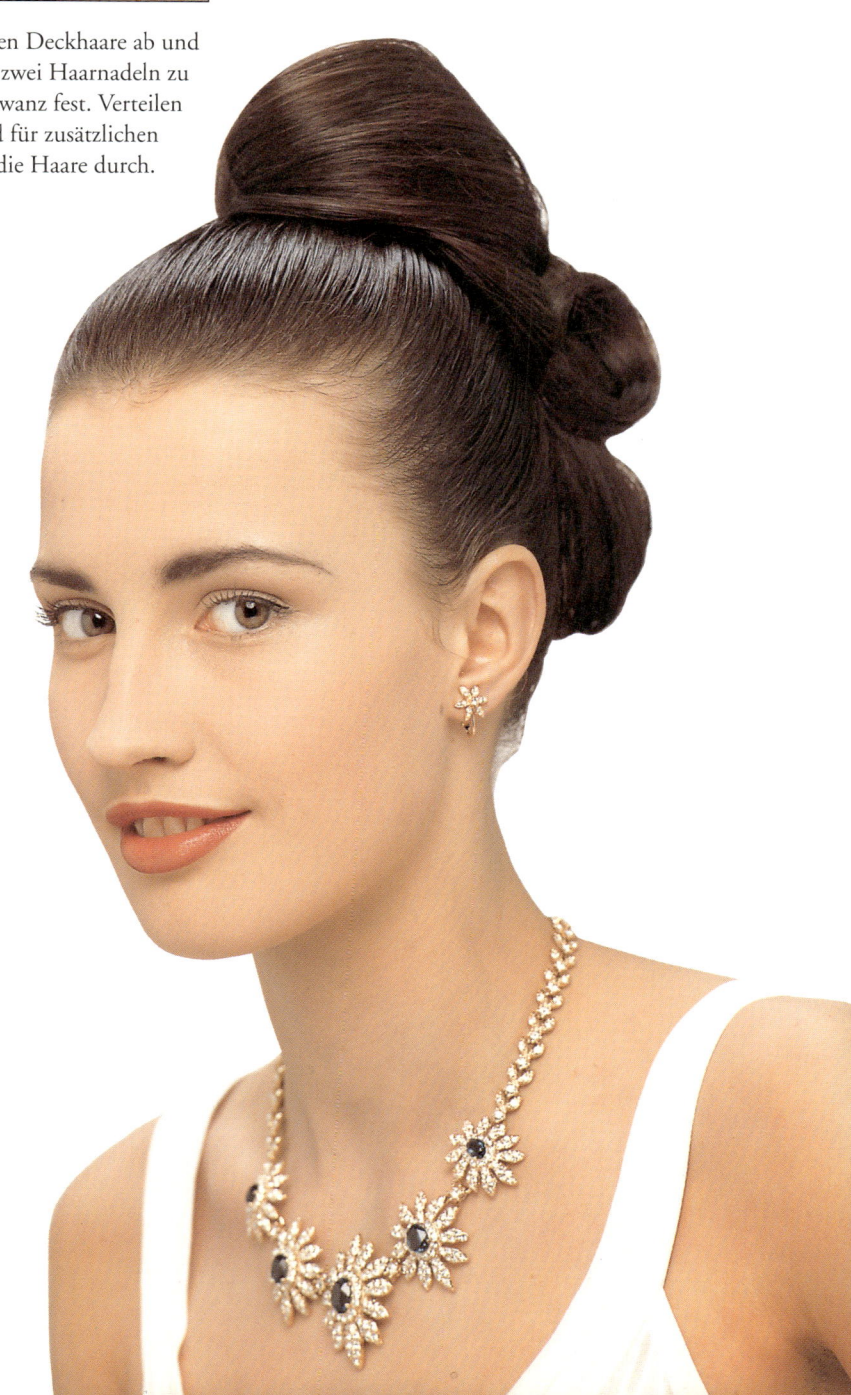

4 Teilen Sie jeden Pferdeschwanz in Passees von zirka 25 mm Breite, drehen Sie jede Strähne in üppige Schleifen und stecken Sie sie fest. Mit Haarspray fixieren.

CHECKLISTE
Zeit: 10 bis 15 Minuten
Schwierigkeitsgrad: erfordert Übung
Haartyp: halblang bis lang
Sie brauchen:
✔ Haarfestiger
✔ Heizwickler
✔ Fluid
✔ Haargummis, Haarnadeln

FRANZÖSISCHER KNOTEN

Halblanges bis langes Haar läßt sich in Minutenschnelle in einen eleganten französischen Knoten verwandeln.

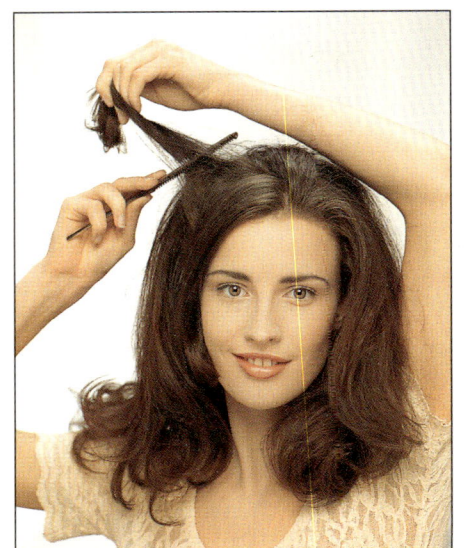

1 Kämmen Sie alle Haare zurück.

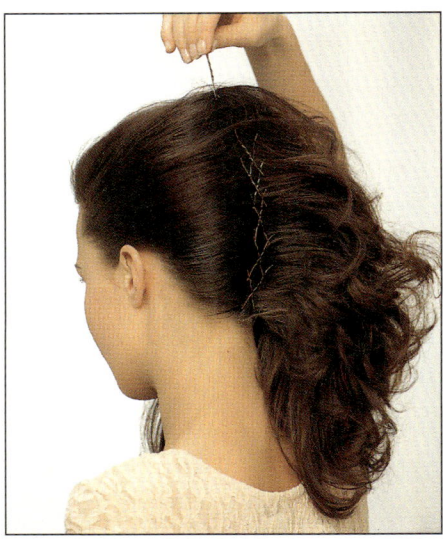

2 Frisieren Sie Ihre Haare zur Mitte des Hinterkopfes und formen Sie die Basis des Knotens, indem Sie die Schiebespangen kreuzweise in einer Reihe vom Scheitel abwärts festklemmen, wie das Foto zeigt.

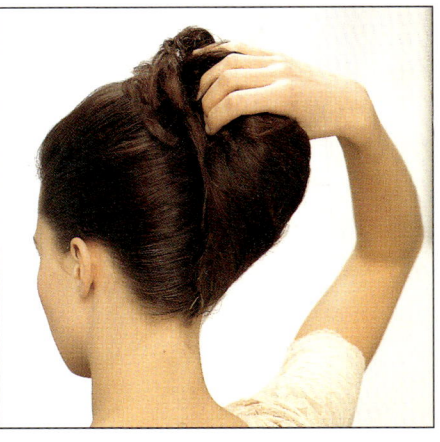

3 Drehen Sie die Haare sachte von einer Seite ein, das vordere Deckhaar fällt frei, und stecken Sie die Enden in den Knoten.

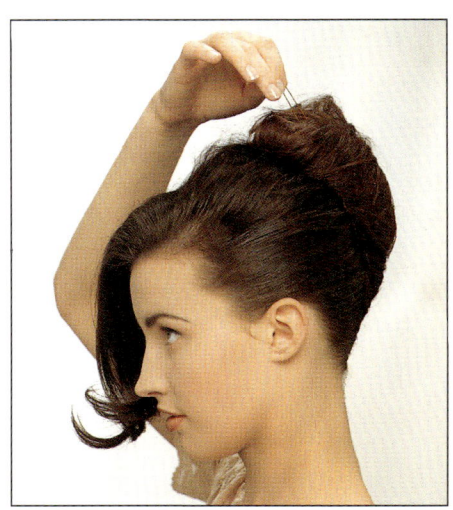

4 Fixieren Sie den Knoten mit Nadeln, dann kämmen Sie die vorderen Deckhaare darüber und stecken sie von oben in den Knoten. Mit Haarspray fixieren, damit der Knoten hält.

CHECKLISTE
Zeit: 5 bis 10 Minuten
Schwierigkeitsgrad: ziemlich leicht
Haartyp: halblang bis lang

Sie brauchen:
✔ Kamm
✔ kleine Schiebespangen
✔ Haarnadeln
✔ Haarspray

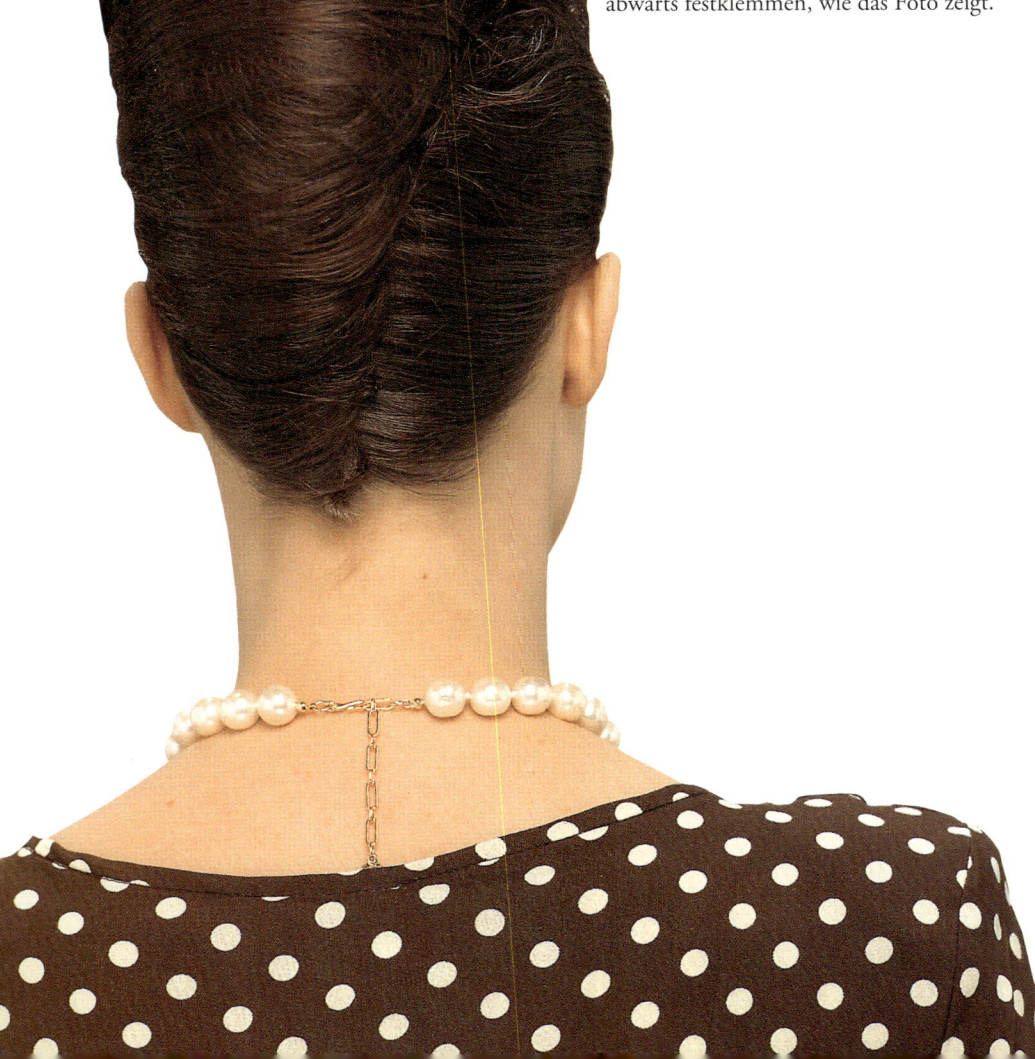

KURZ UND FLIPPIG

Kurze Haare können mit Gel und Haarwachs frech und witzig frisiert werden.

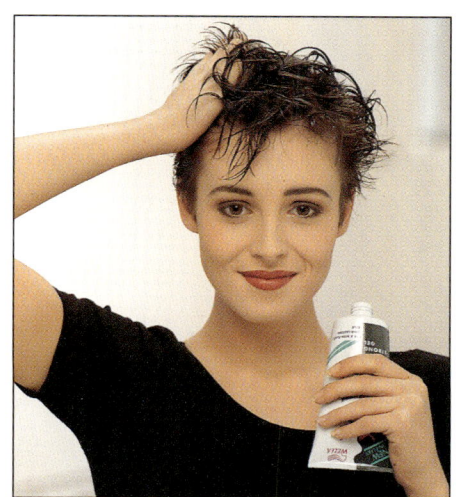

1 Kneten Sie großzügig Gel ins Haar, vom Ansatz bis zu den Spitzen.

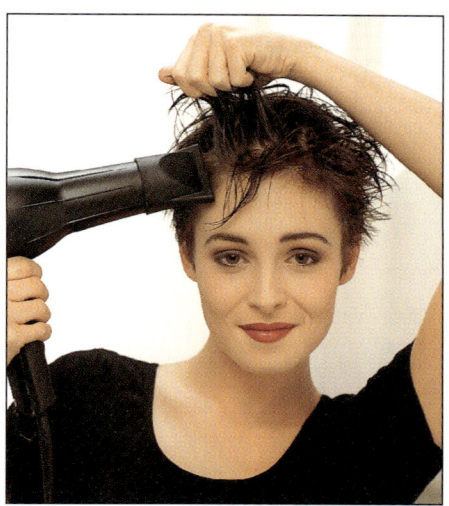

2 Trocknen Sie das Haar mit einer Föndüse und heben Sie dabei die einzelnen Haarpartien, um im Ansatz Stand zu bekommen.

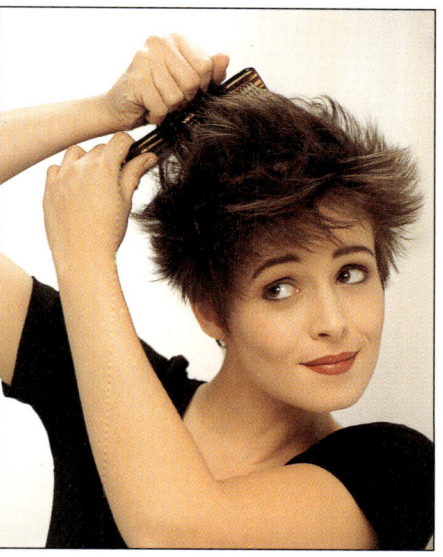

3 Wenn das Haar trocken ist, toupieren Sie die Haare am Oberkopf an, das gibt zusätzliche Fülle.

TIP
Frischen Sie die Wirkung von Gel auf, indem Sie das Haar mit Wasser besprühen.

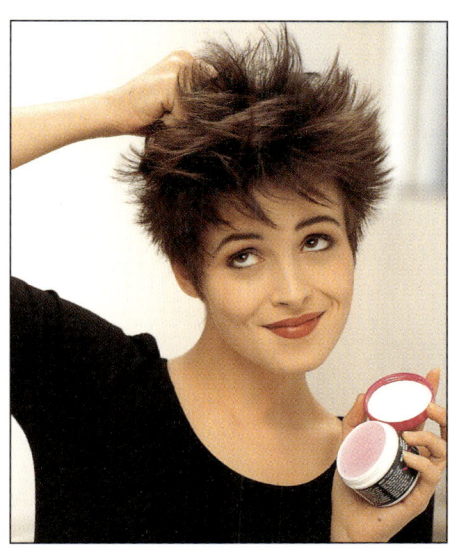

4 Als Finish verreiben Sie etwas Wachs in den Handflächen und verteilen es im Haar. Das sorgt für Konturen.

CHECKLISTE

Zeit: 10 Minuten
Schwierigkeitsgrad: leicht
Haartyp: kurz, gerade und gestufte Haare

Sie brauchen:
✔ Gel
✔ Haarfön
✔ Kamm
✔ Wachs

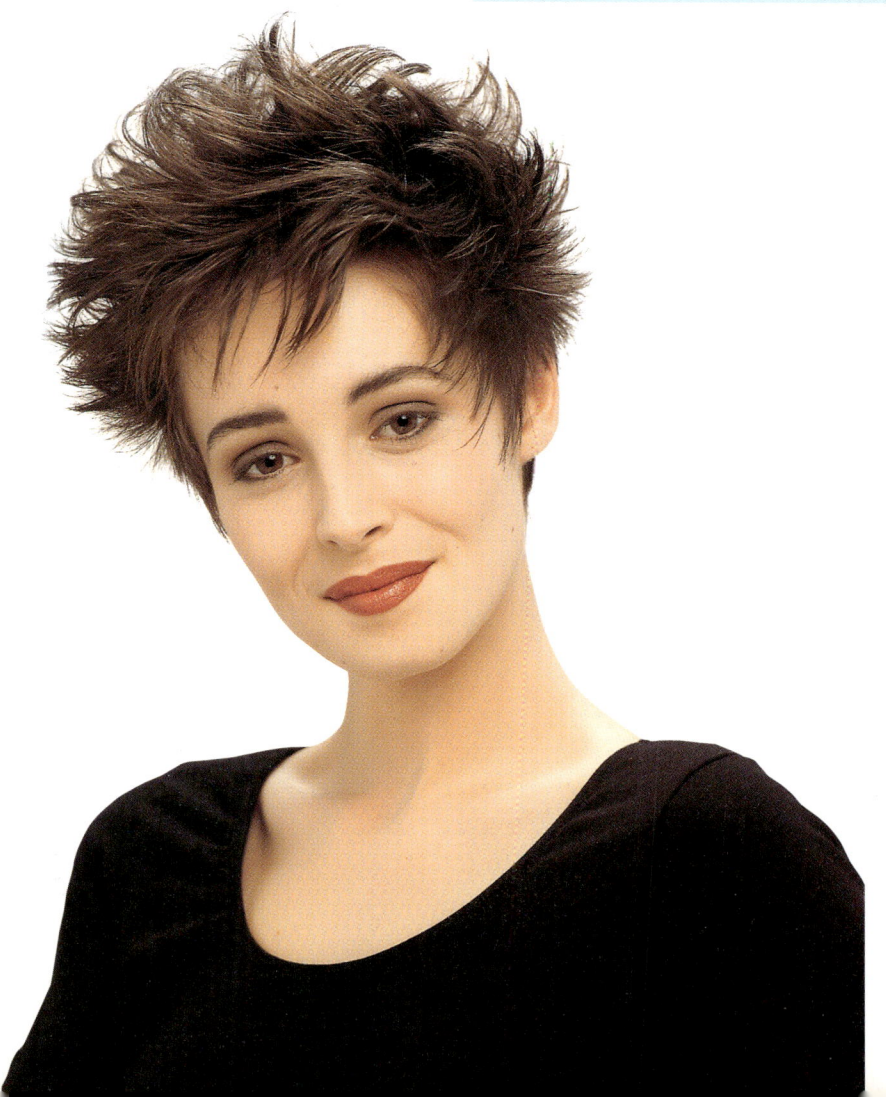

DIE HOCHZEIT

Ein kurzer Bob sieht umwerfend aus,
wenn die Haare glatt am Kopf anliegen und mit einem
einfachen Haarkränzchen geschmückt sind.

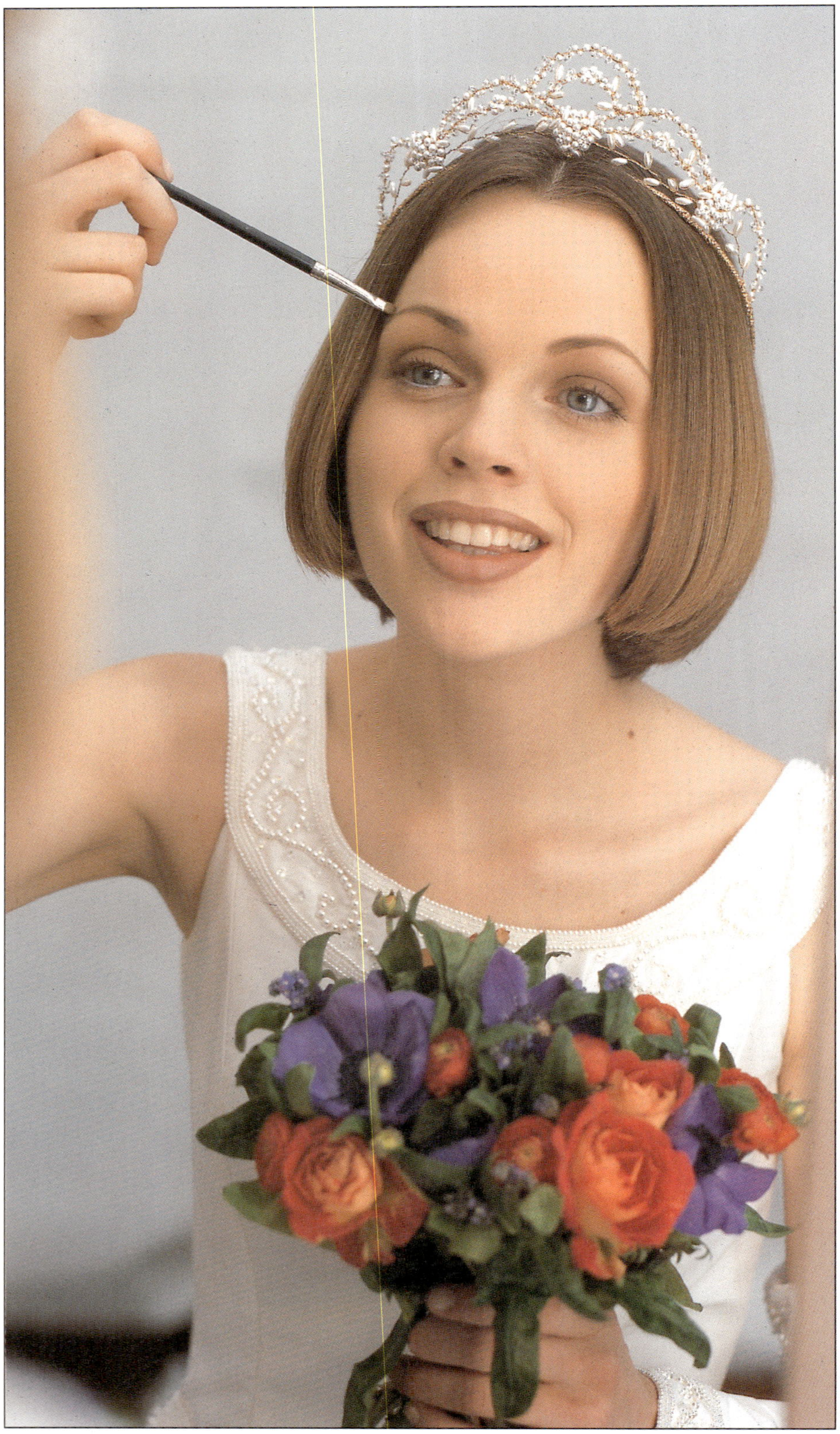

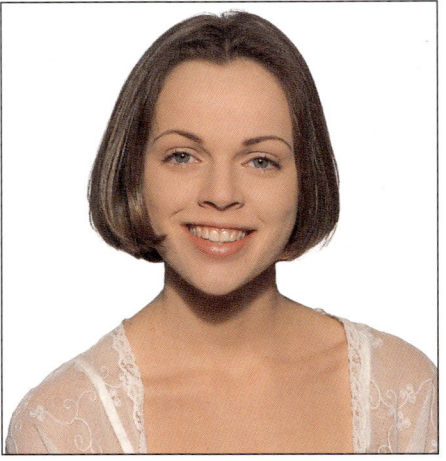

1 Haare wie gewohnt waschen und pflegen sowie vortrocknen.

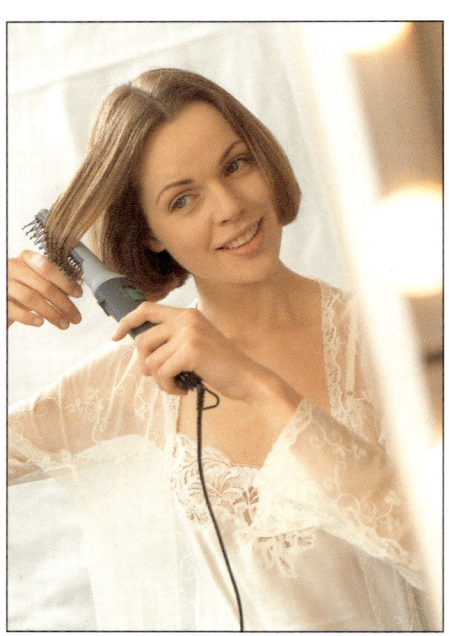

2 Mit einem Fönbürstenaufsatz strähnchenweise glätten. Stecken Sie einen hübschen Kranz ins Haar und stimmen Sie Ihr Make-up darauf ab.

CHECKLISTE

Zeit: 15 Minuten nach dem
Waschen und Pflegen
Schwierigkeitsgrad: leicht
Haartyp: kurzer Bob mit gleich
langen Haaren

Sie brauchen:
✔ Haarfön
✔ Bürstenaufsatz
✔ Haarkränzchen

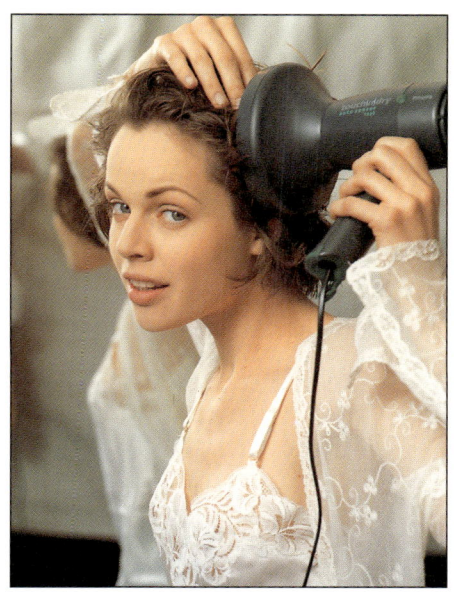

1 Kneten Sie Ihre Haare unter dem Diffu-sor trocken. Das gibt Volumen und Bewegung.

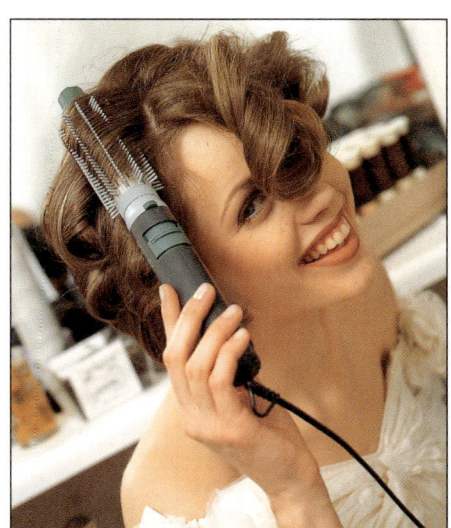

2 Dann locken Sie die Haare strähnen-weise mit einem runden Bürstenaufsatz. Das macht die Locken apart und gibt ein noch fülligeres Aussehen. Jede fertige Strähne klemmen Sie zu einer Locke fest, bis Sie das ganze Haar in Locken gelegt haben. Danach nehmen Sie die Nadeln heraus und bürsten die Haare sanft durch. Die Locken fallen dann von selbst. Stecken Sie zum Schluß noch frische Blumen ins Haar.

Frisur: Denise McAdam von Mayfair, London unter Verwendung von Philips-Hair-care-Geräten. Make up: Jenny Jordan. Foto: Iain Philpott.

Für eine weiblichere Variante wird das Haar sanft in romantische Locken gelegt.

CHECKLISTE

Zeit: 10 bis 15 Minuten nach dem Waschen und Pflegen
Schwierigkeitsgrad: ziemlich leicht
Haartyp: kurz, gleich lange Haare

Sie brauchen:
✔ Fön mit Diffusoraufsatz
✔ runden Bürstenaufsatz
✔ Bürste
✔ frische Blumen

COUNTDOWN BIS ZUM GROSSEN TAG

❍ Pflegen Sie Ihr Haar durch eine Reihe von Pflegebehandlungen.
❍ Wenn Sie Ihr Kleid bereits ausge-sucht haben, experimentieren Sie mit verschiedenen Frisuren. Machen Sie eventuell Fotos, damit Sie die Ergeb-nisse besser vergleichen können, bevor Sie sich endgültig für eine Frisur entscheiden.
❍ Dauerwellen, Farbreflexe oder Colo-rierungen sollten etwa zwei Wochen vor der Hochzeit gemacht werden – eine längeranhaltende Tönung hin-gegen noch bis zirka eine Woche vor der Hochzeit.

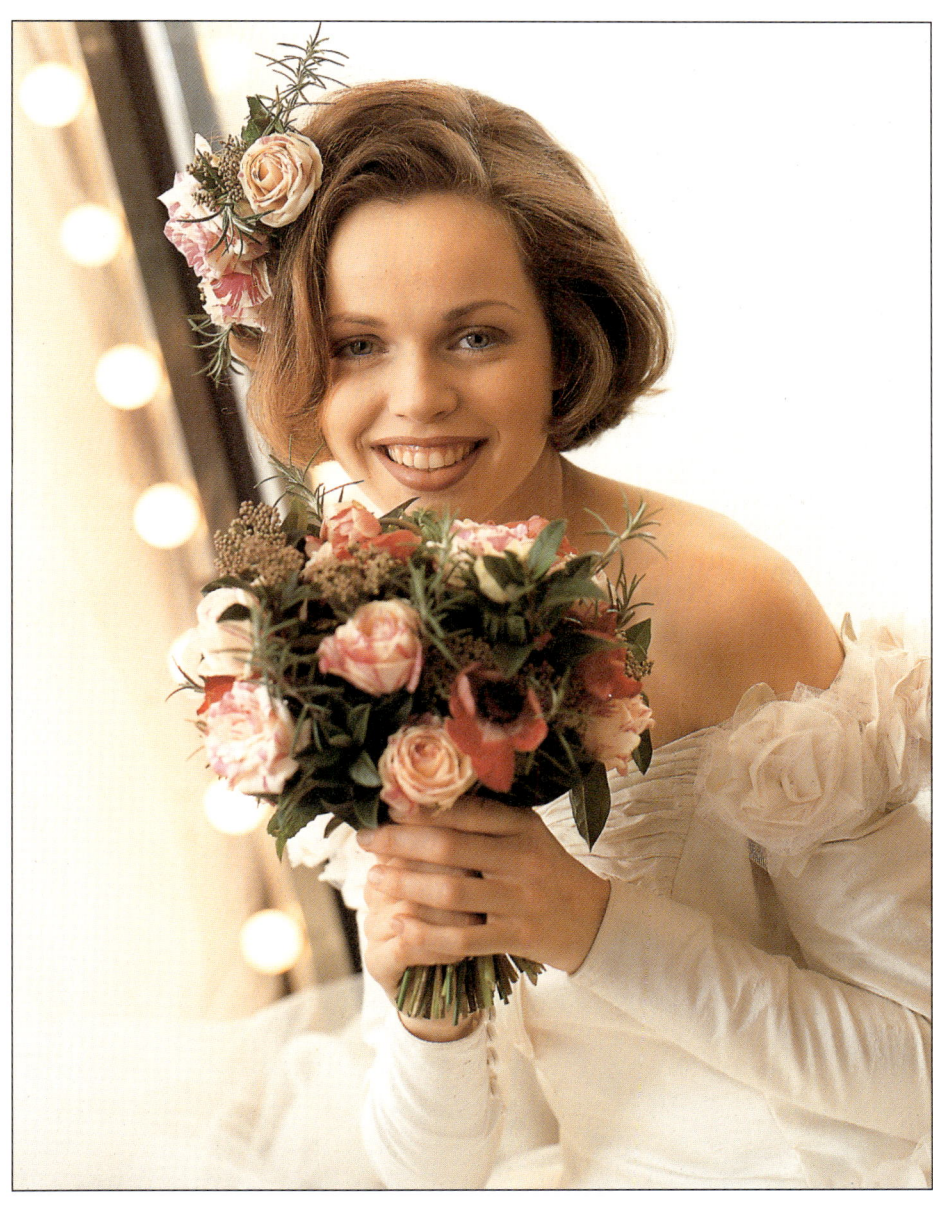

Lange Haare werden in
raffinierten Locken hochgesteckt.

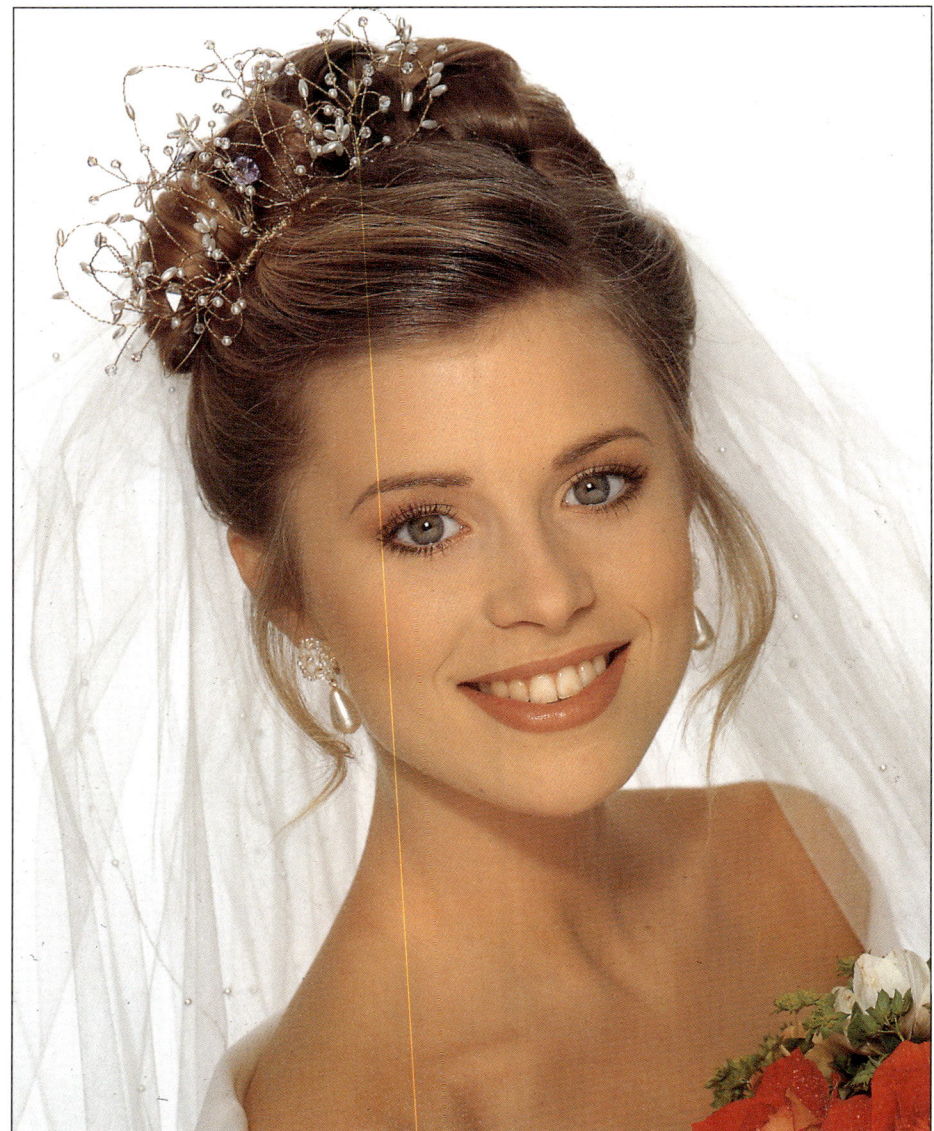

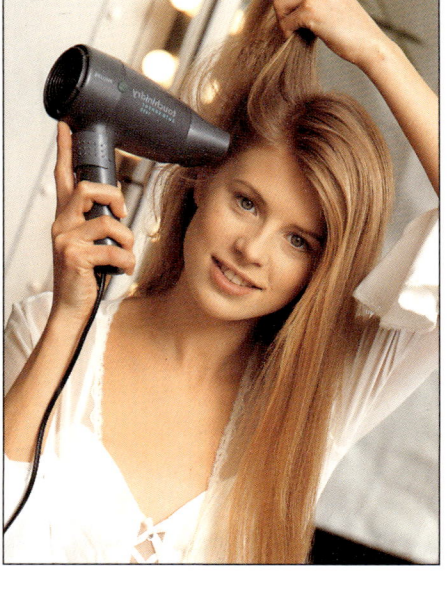

1 Trocknen Sie die gewaschenen und gepflegten Haare mit dem Fön auf mittlerer Stufe. Das ist besonders sanft und schonend für lange Haare.

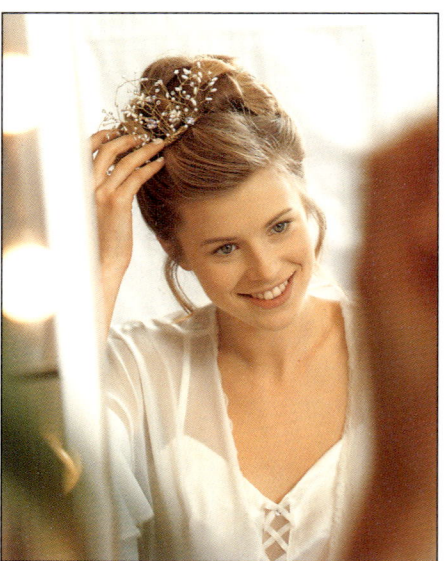

2 Nehmen Sie die Haare in Form eines Pferdeschwanzes hoch und drehen Sie sie in Schleifen, wie in Schritt 4 auf Seite 113 beschrieben. Stecken Sie die Haare fest. Drehen Sie einige Strähnen teilweise mit dem Lockenstabaufsatz des Airstylers ein. Dabei rollen Sie die Haare um den Kolben, halten den Clipper ein paar Sekunden fest und lassen dann die Locke aus. Den Haarkranz aufsetzen und den Schleier am Hinterkopf befestigen.

Frisur: Denise McAdam von Mayfair, London, unter Verwendung von Philips-Haircare-Geräten. Make up: Jenny Jordan. Foto: Iain Philipott.

CHECKLISTE

Zeit: 10 bis 15 Minuten nach dem Waschen und Pflegen
Schwierigkeitsgrad: erfordert Übung
Haartyp: lang, gerade oder natur-gewellte Haare

Sie brauchen:
✔ Fön
✔ Haargummi
✔ Haarnadeln
✔ Airstyler mit Lockenstabaufsatz
✔ Haarkranz
✔ Schleier

Für ein sehr weibliches Aussehen wird das Haar
mit viel Aufwand in Locken gedreht,
die dann üppig herabfallen.

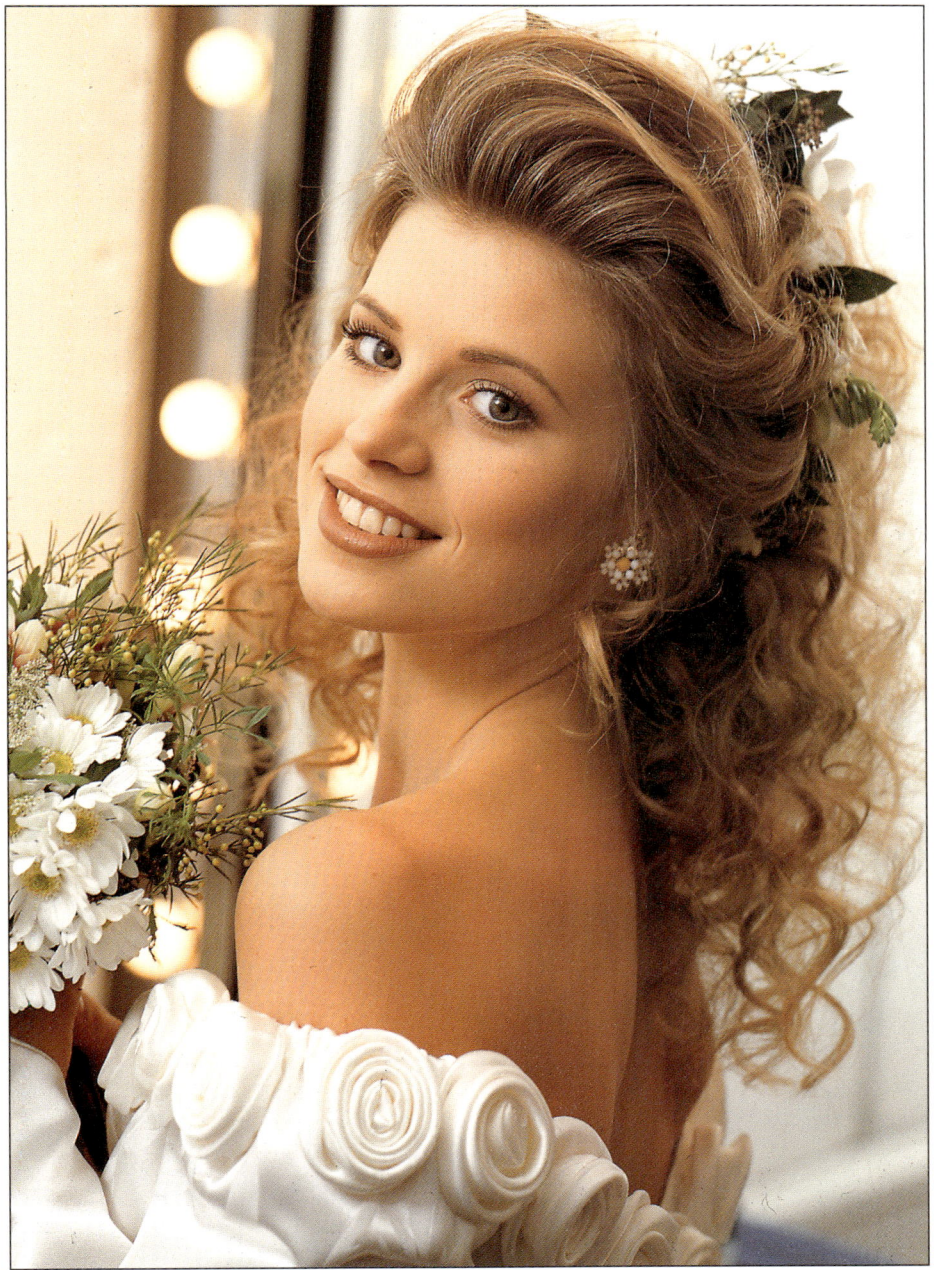

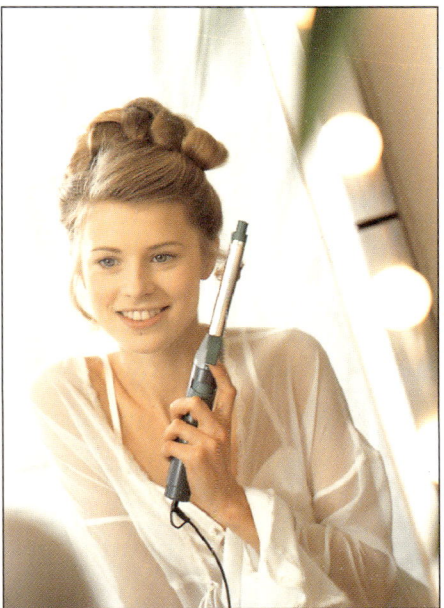

1 Waschen, pflegen und trocknen Sie die
Haare. Stecken Sie den Lockenstabaufsatz auf den Fön und rollen Sie die Haare um
den Kolben. Achten Sie darauf, daß die Haarenden nicht knicken. Ein paar Minuten festhalten und dann die Locke loslassen. Stecken
Sie die Locke fest und verfahren Sie in gleicher Weise mit den übrigen Passees.

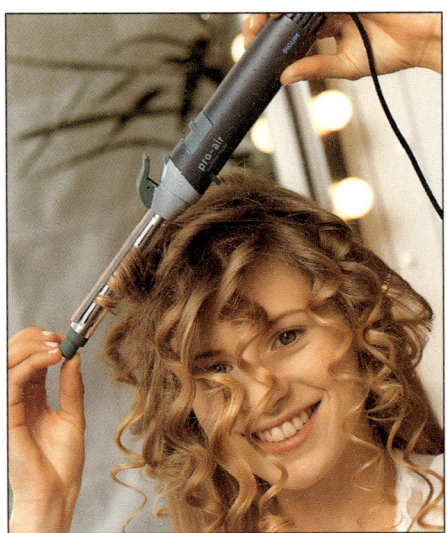

2 Nehmen Sie einen Fön mit einem Diffusoraufsatz, um den Locken genügend
Freiraum zu lassen. Die Haare auf niedriger
Stufe fönen. Das gibt Volumen und läßt die
Locken schön fallen. Zum Schluß stecken Sie
die Haare nach hinten und schmücken sie
mit einem Blumenband.

CHECKLISTE

Zeit: 20 Minuten nach dem Waschen
und Pflegen
Schwierigkeitsgrad: erfordert Übung
Haartyp: lang, gerade oder gewellt

Sie brauchen:
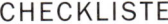 Airstyler mit Lockenstabaufsatz
✔ Fön mit Diffusoraufsatz
✔ Blumenband

PERÜCKEN UND HAARTEILE

Ändern Sie Ihre Persönlichkeit im Nu mit einer Perücke oder einem Haarteil. Das ist eine einfache, rasche und wirksame Möglichkeit, einmal ganz anders auszusehen.

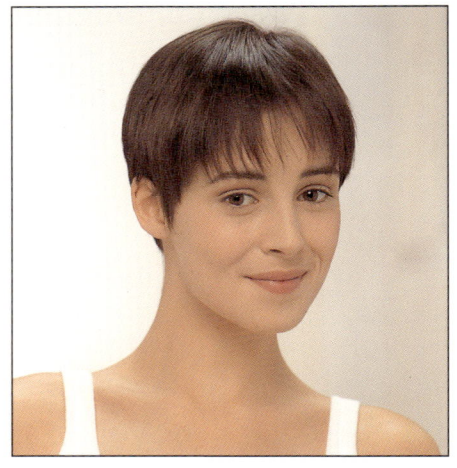

Das Model mit Bubikopf.

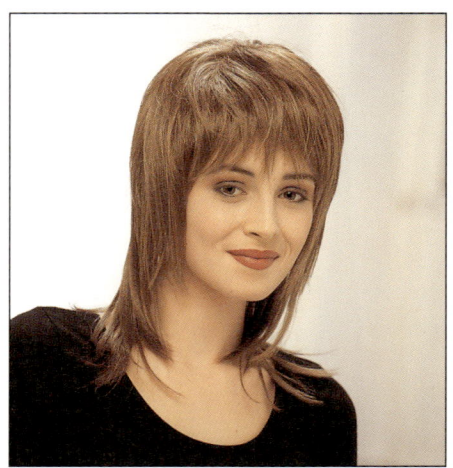

Eine klassische *Coup Sauvage* Perücke fällt fransig ins Gesicht.

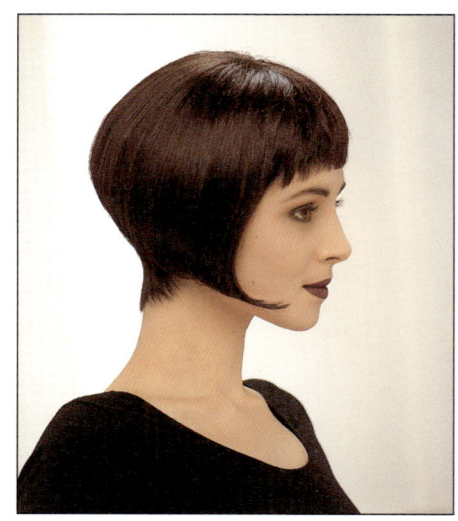

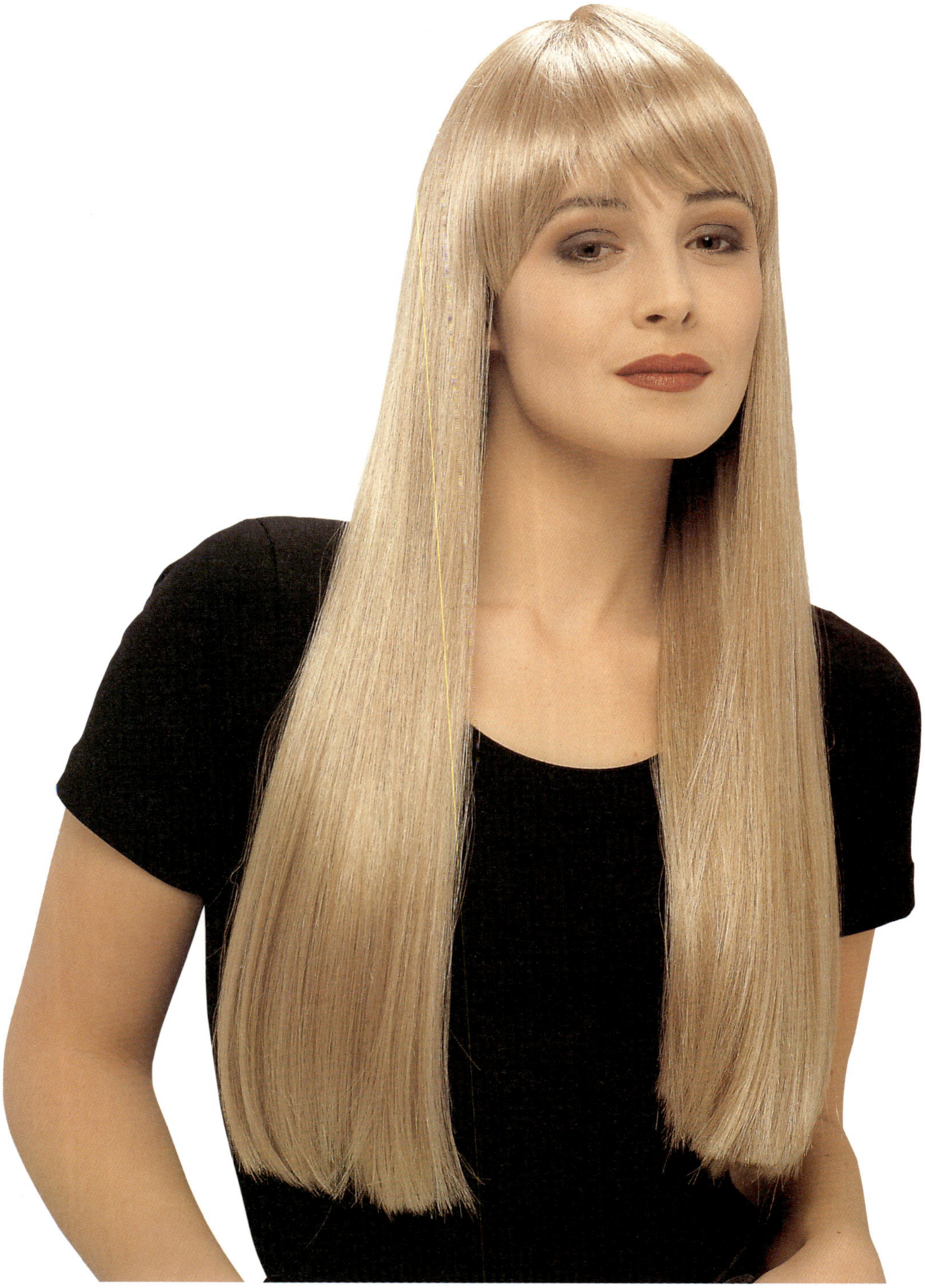

Alle Perücken und Haarteile von René aus Paris, The Designer Wig Collection, Trendco, London.

Oben: Eine Perücke wie ein kurzer Bob sorgt für eine hübsche Kopfform. *Links:* Für viel Länge und Glamour eine Blondhaarperücke.

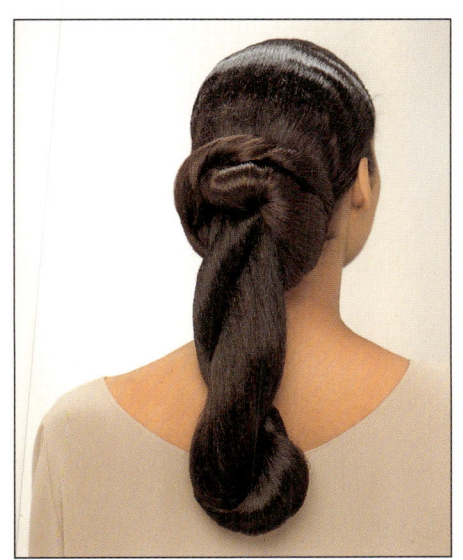

Wenn Sie Haarteile anfügen, kämmen Sie das Haar zuerst ganz streng zurück zu einem straffen Pferdeschwanz, entweder hoch am Scheitel oder im Nacken, je nachdem, wie Sie aussehen wollen.

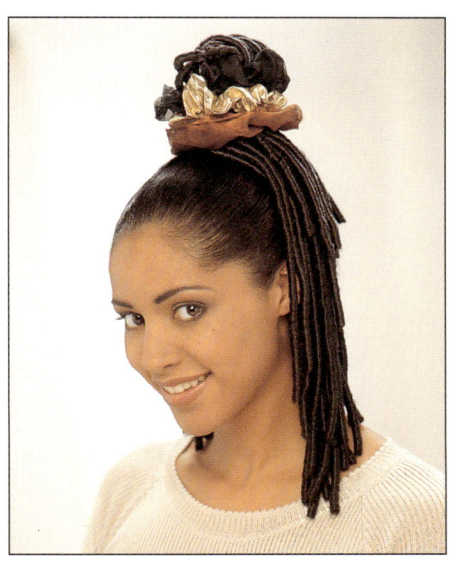

Oben: Dafür brauchen Sie zwei lange Haarteile. Eines wird an einem tiefsitzenden Pferdeschwanz befestigt, gedreht und aufgesteckt. Das andere rund zu einem Knoten gewunden.

Oben: Bereits gelockte Haarteile werden an einen hohen Pferdeschwanz gesteckt. Ein kleines Haarbüschel um den Pferdeschwanz winden und mit Kreolen fixieren.

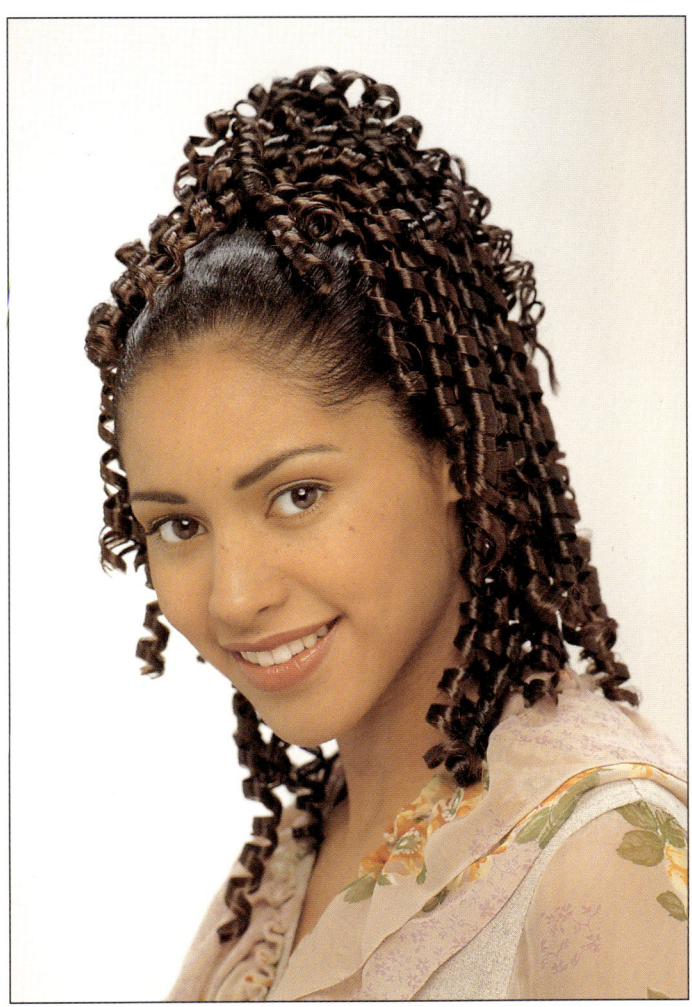

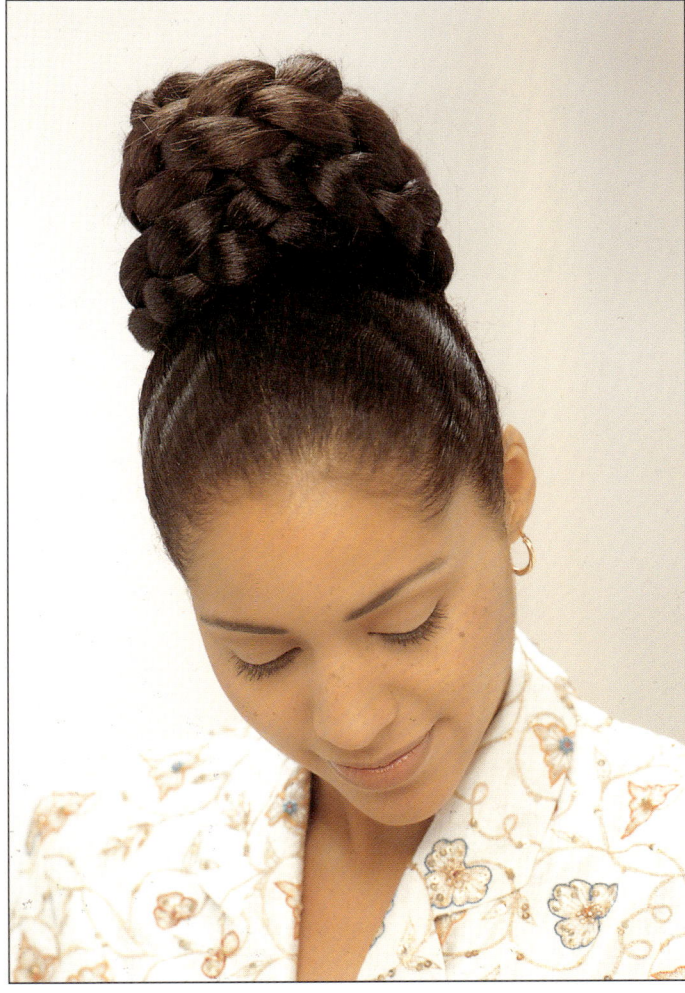

Zwei lockige Haarteile an einem hohen Pferdeschwanz befestigt.

Geflochtene Haarteile werden zu einem hohen Chignon geschlungen.

ACCESSOIRES

Nichts unterstreicht eine Frisur mehr als Haaraccessoires. Bei Partys und Festen zeigt sich, was die verschiedensten Bänder und Maschen wirklich können. Sie lassen sich auch für weniger festliche Anlässe gebrauchen und verändern so die Frisur im Nu.

SIE HABEN DIE WAHL

Einige der hübschesten Dinge, um die Haare zu schmücken, lassen sich in den Kurzwarenabteilungen der Großkaufhäuser finden. Suchen Sie nach Paillettenstreifen und Kunstperlen oder wählen Sie unter hübschen Bändern und kleinen gestickten Blumen, die man ins Haar binden kann.

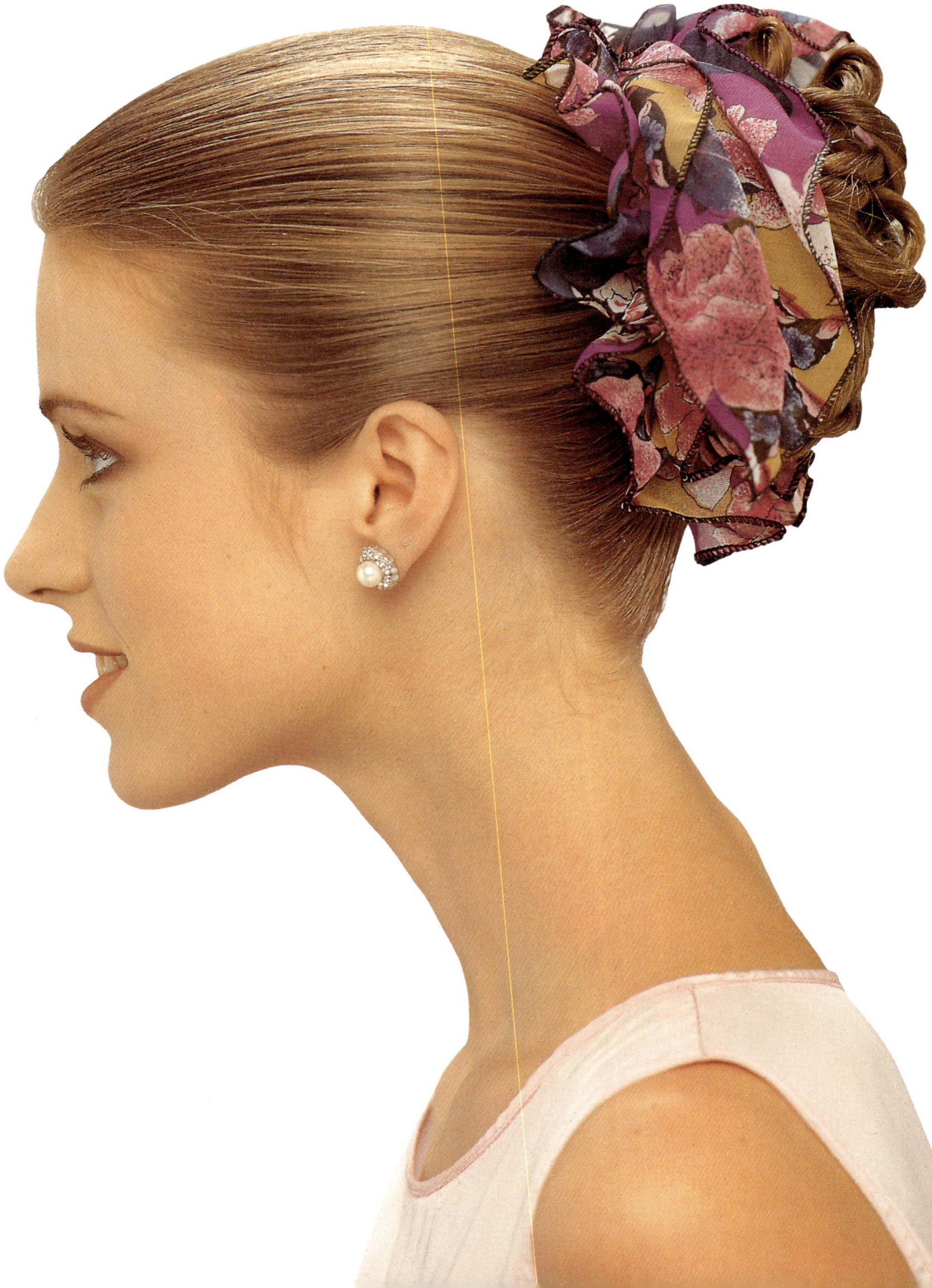

KREOLEN

Kreolen sind elastische Bänder, die mit Stoff überzogen sind und sich in Rüschen um einen Pferdeschwanz legen. Es gibt sie in verschiedensten Materialien, darunter feine, glatte Seide und weiche Chiffons.

Links: Eine Kreole verändert das Aussehen eines gedrehten Knotens gänzlich. (Seite 102)

KUNSTPERLEN

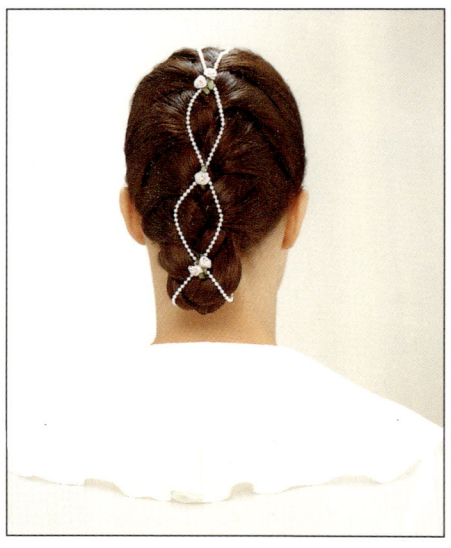

Oben: Der französische Knoten (Seite 94) wird eingeschlagen und mit einem Band aus kleinen Perlen und Kunststoffblumen verziert.

Kunstperlen sorgen für Aufsehen, wenn sie auf Haarsträhnen gefädelt sind. Viele Haaraccessoires bestehen tatsächlich aus Hunderten solcher kleiner Perlen.

SAMTBÄNDER

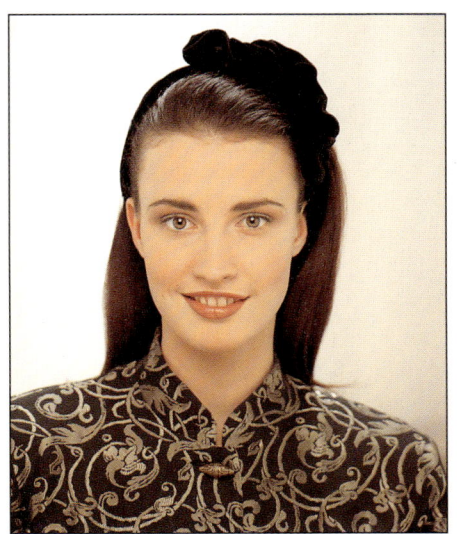

Oben: Ein Kopfband aus Samt.

Samtbänder fürs Haar bestehen aus langen Drahtstücken, die mit einem Stoff umwickelt sind – meistens Samt oder Seidenstoff. Sie können auf vielerlei Arten ins Haar gewunden werden und sind immer ein Knüller – etwa als Kopfband oder in einen Pferdeschwanz eingeflochten, um einen Knoten geschlungen oder an einen Zopf gebunden. Es gibt sie in vielen verschiedenen Farben und Materialien.

MASCHEN

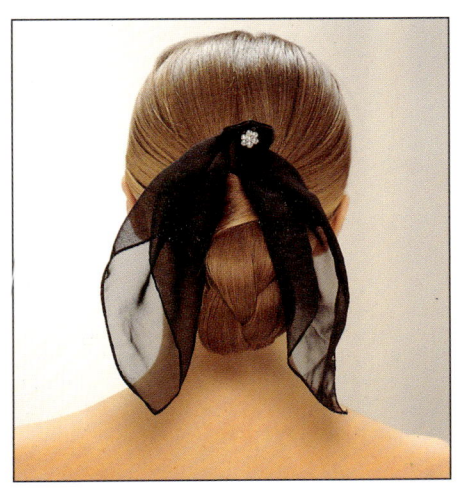

Oben: Eine lose Masche ist ein sofortiger Blickfang für unseren Pferdeschwanz (Seite 90).

Maschen auf einer Haarspange können gebunden oder zum Selberbinden sein und sind meistens aus Seide oder Samt.

BLUMEN

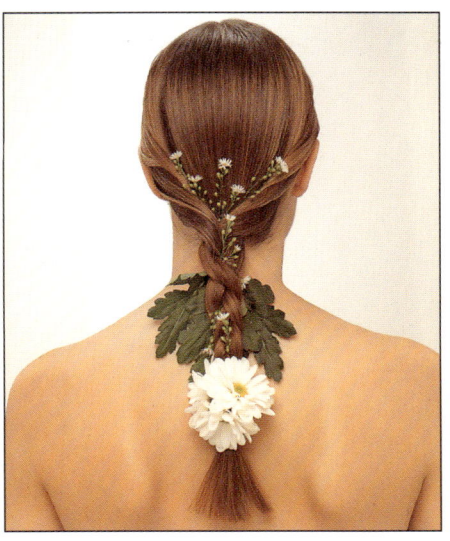

Oben: Frische Blumen werden in die Frisur „Gedrehter Zopf" (Seite 86) gesteckt.

Für besondere Gelegenheiten, vor allem Hochzeiten, eignen sich frische Blumen hervorragend. Wenn Sie die Blumen jedoch später noch einmal verwenden wollen, nehmen Sie am besten Seidenblumen.

STIRNREIF

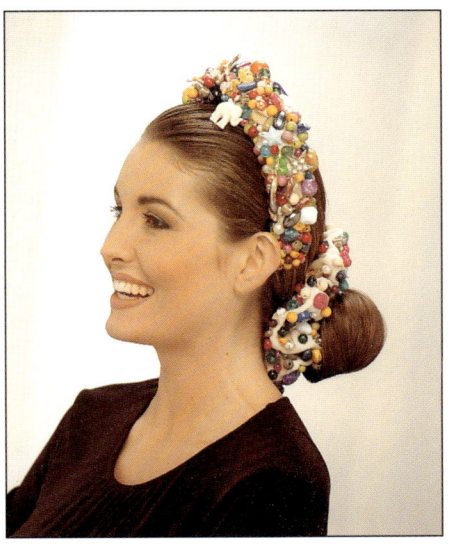

Oben: Ein Stirnreif mit Perlen und eine Kreole als Schmuck für einen Nackenknoten.

Stirnreife gibt es in den verschiedensten Ausführungen. Zu den Klassikern zählen schwarze, dunkelblaue, rote und cremefarbene, meistens sind sie aus Schildpatt.

HAARSPANGEN, CHIGNON-NADELN, STECKKÄMME

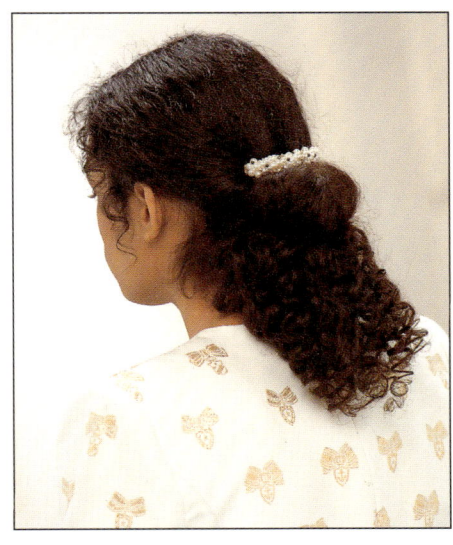

Oben: Eine Perlenspange gibt dem Pferdeschwanz mehr Aufmerksamkeit (Seite 92).

Ungewöhnliche Haarspangen und Haarschnallen eignen sich bestens für das Zopfende oder einen Pferdeschwanz, den man aufpeppen möchte. Chignonnadeln sehen raffiniert aus und dienen zum Feststecken von Knoten. Mit Steckkämmen können Haare aus dem Gesicht gehalten werden. Das bedeutet, daß die Haare zwar lose sind, aber nicht in die Augen fallen.

Lockige Haare können
mit den richtigen Accessoires
vielseitig aussehen.

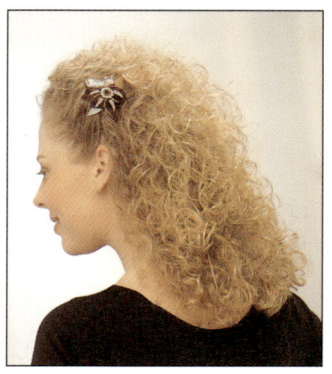

Klemmen Sie die Haare mit
einer Straßspange zurück.

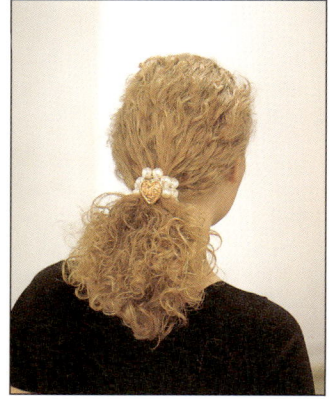

Für mehr Eleganz sorgt ein mit
Perlen besticktes Band.

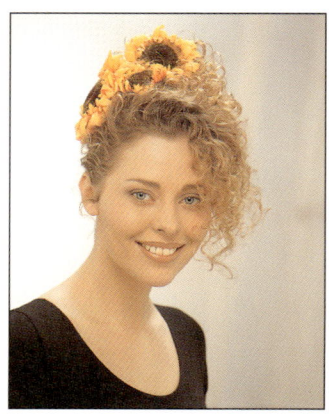

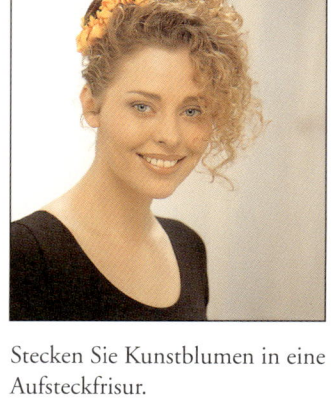

Stecken Sie Kunstblumen in eine
Aufsteckfrisur.

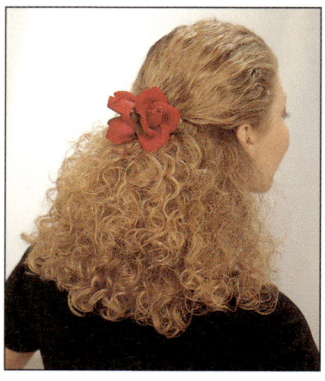

Für einen femininen Touch nehmen Sie eine Blumenspange …

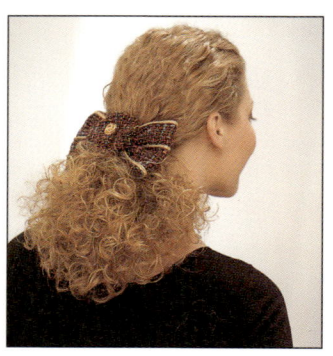

… oder ein besticktes
Straßband.

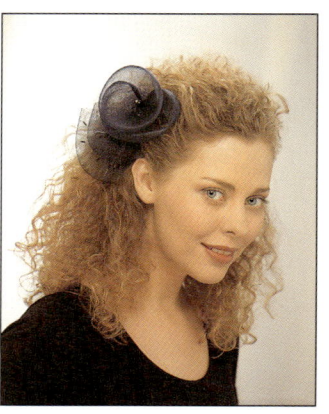

Für den Abend stecken Sie eine
klassische Masche zwischen die
Locken …

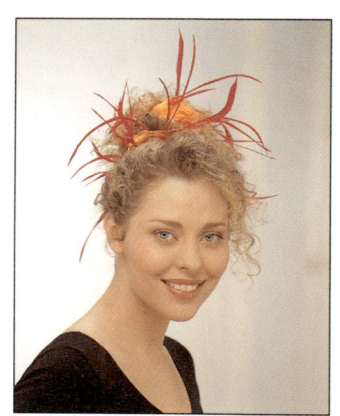

… oder lassen Sie die Federn
fliegen.

Links: Drehen Sie ein goldenes
und ein schwarzes Haarband
zusammen und nehmen Sie es
als Haarschmuck.

Accessoires: Head Gardener,
London.

Viele der Frisuren aus den vorangegangenen Kapiteln können in Sekunden durch hübsche Accessoires verändert werden.

Lange, gerade Haare können mit vielen verschiedenen Accessoires für jede Gelegenheit geschmückt werden.

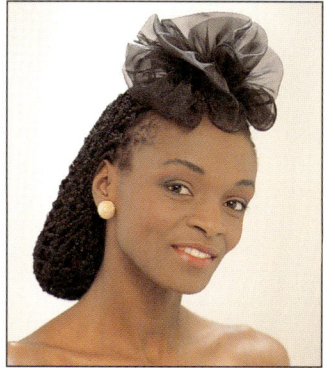

Ein klassisches Haarnetz mit einer Masche hält die Frisur (Seite 100) in Form.

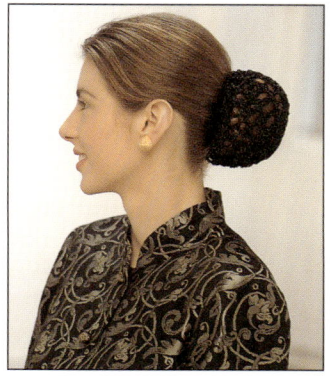

Der klassische Ballettknoten (Seite 103) bekommt durch das Haarnetz eine neue Note.

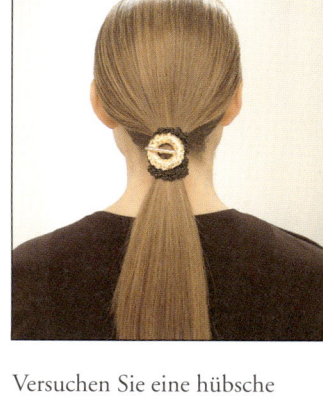

Versuchen Sie eine hübsche Spange …

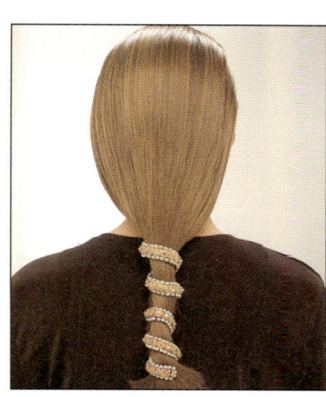

… oder ein einfach gedrehtes Band mit Perlen.

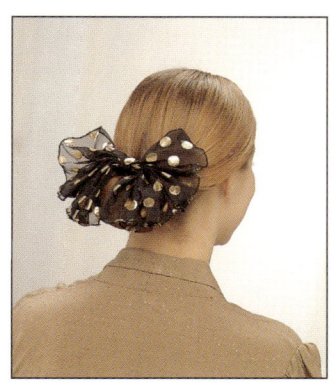

Eine schwarze Chiffonmasche und eine glänzende Nadel geben dem drapierten Chignon eine andere Dimension (Seite 110).

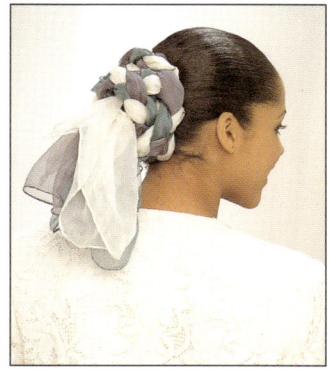

Einfach, aber überraschend: Drei Chiffontücher werden verflochten und um einen Pferdeschwanz geschlungen.

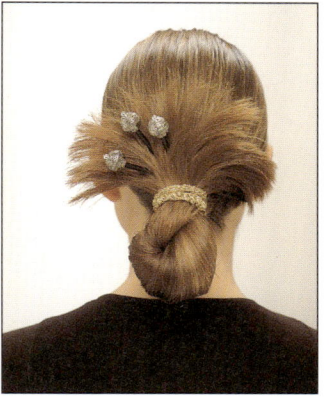

Ziehen Sie den gedrehten Pferdeschwanz hoch und fixieren Sie ihn mit glitzerndem Haargummi und drei Dekornadeln.

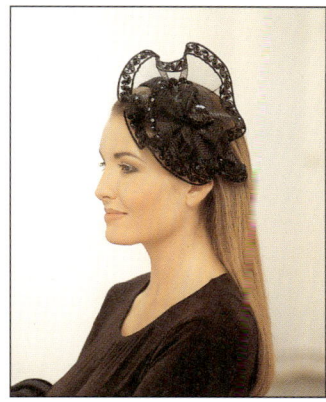

Dieses extravagante Haarband könnte fast als Hut durchgehen.

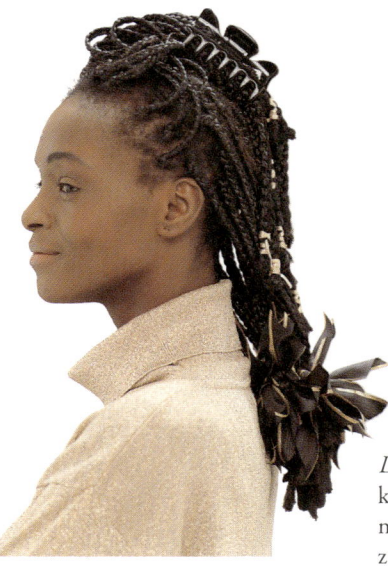

Links: Zöpfe können am Oberkopf festgesteckt und die Enden mit einer großen Haarklammer zusammengehalten werden.

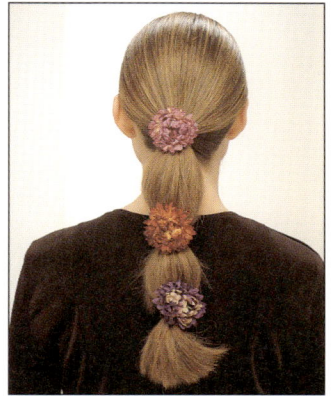

Drapieren Sie Blumenbänder über die Länge des Pferdeschwanzes …

Accessoires: Head Gardener, London.

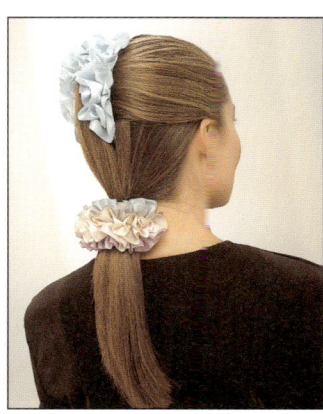

… oder verwenden Sie mit Bändern verzierte Haarklammern und eine farblich passende Kreole.

Überzogene Drahthaarbänder für verschiedenste Frisuren.

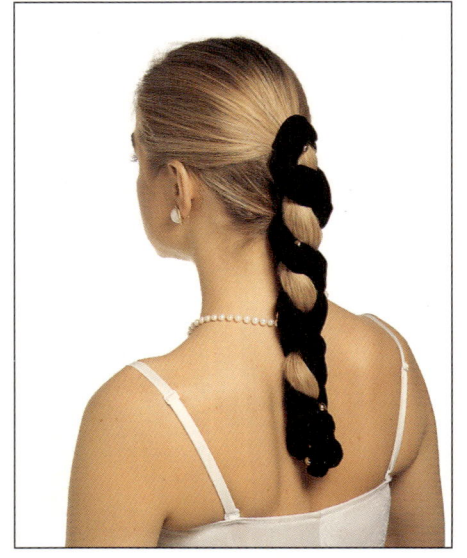

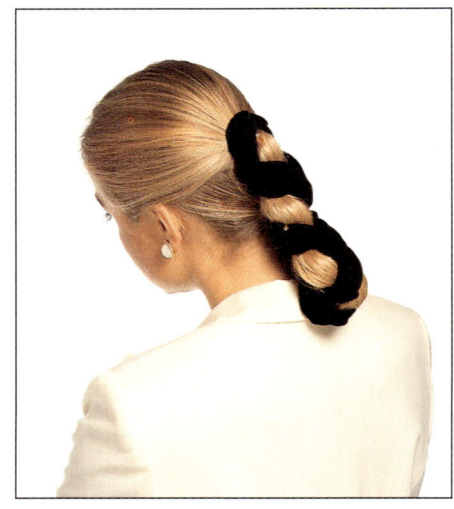

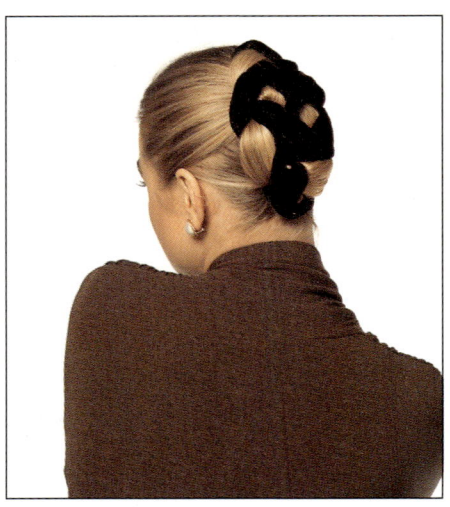

Fassen Sie die Deckhaare zu einem Pferde-schwanz zusammen und wickeln Sie das Haarband um den Pferdeschwanz herum. Kreuzen Sie das Haarband einmal, dann flechten Sie die unteren Haare zum Zopf. Drücken Sie die Enden des Haarbandes unten zusammen.

Für diese Frisur stecken Sie einfach die Haarenden und die Enden des Bandes unten hinein und drücken sie zusammen.

Eine andere Variante erhalten Sie, wenn die Enden nach oben gebogen und am Hinter-kopf fixiert werden.

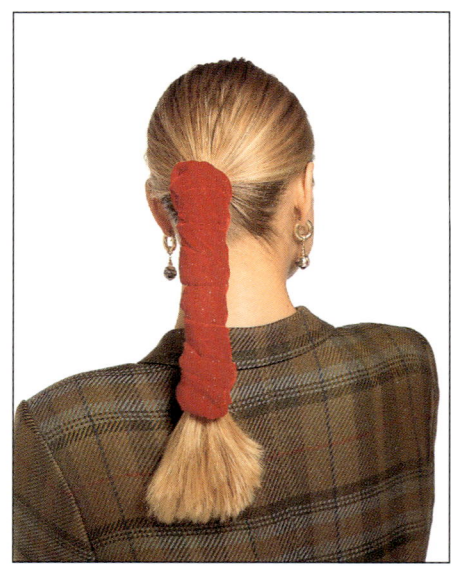

Binden Sie das Haar zum Pferdeschwanz und wickeln Sie ihn in ein Haarband.

Accessoires: Head Gardener, London.

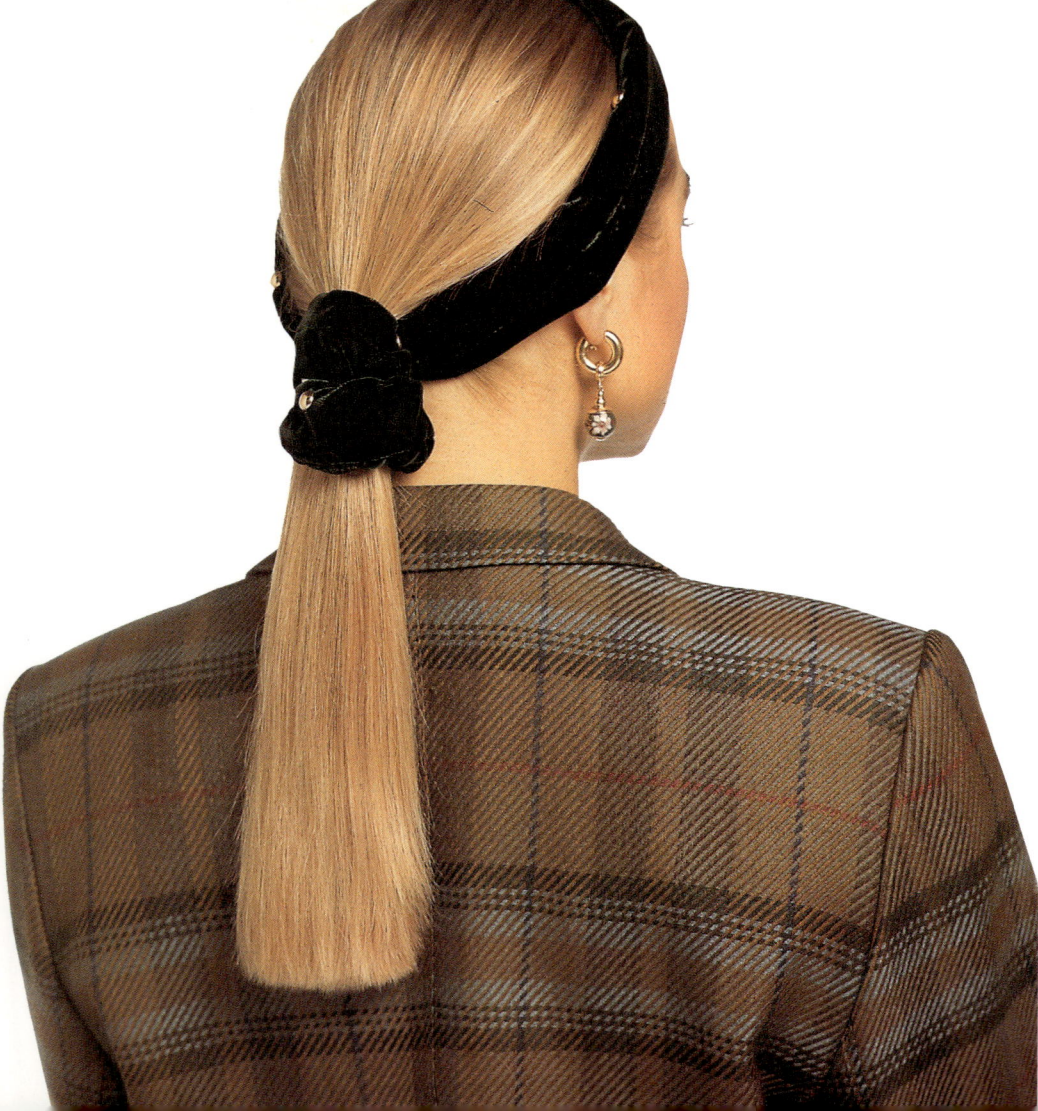

Links: Legen Sie das Band um den Kopf, kreuzen Sie die Enden und nehmen Sie die Haare zum Pferdeschwanz zusammen. Dann drücken Sie die Enden wie auf dem Foto zusammen.

GLOSSAR

Anagen: die Phase im Leben eines Haares, in der es wächst.

Aufheller: eine chemische Substanz, die die natürliche Haarfarbe entfernt.

Bewegung: ein Begriff, der sich auf die Haare bezieht, die aufgrund des Schnittes frei in alle Richtungen fallen können.

Bob: Kurzhaarfrisur mit stumpfem Schnitt.

Dermis: die innerste Schicht der Haut, die den Haarfollikel enthält.

Elektrostyling: Verwendung von Wärme elektrischer Geräte für Frisuren.

Epidermis: die äußerste Schicht der Haut.

Färbemittel: eine chemische Substanz, die die natürliche, ursprüngliche Haarfarbe überdeckt. Es kann kurzfristig, länger oder auf lange Zeit wirken.

Follikel: eine kleine Vertiefung in der Haut, die die Haarwurzel enthält.

Haarpapille: die Haarwurzel

Katagen: eine Übergangsphase im Lebenszyklus des Haares zwischen aktivem Wachstum und Ruhephase.

Kamille: niedrig wachsende aromatische Kräuterpflanze, wird manchmal für Shampoos und Haarspülungen verwendet.

Keratin: ein Protein, das in der äußeren Hautschicht vorkommt und einer der Hauptbestandteile von Haaren und Nägeln ist. Es besteht aus Fasern, die Schwefel enthalten.

Kortex: die mittlere Schicht des Haares, die aus Faserbündeln besteht und das Farbpigment Melanin enthält.

Kutikula: die äußere Schicht des Haares, die den Kortex schützt.

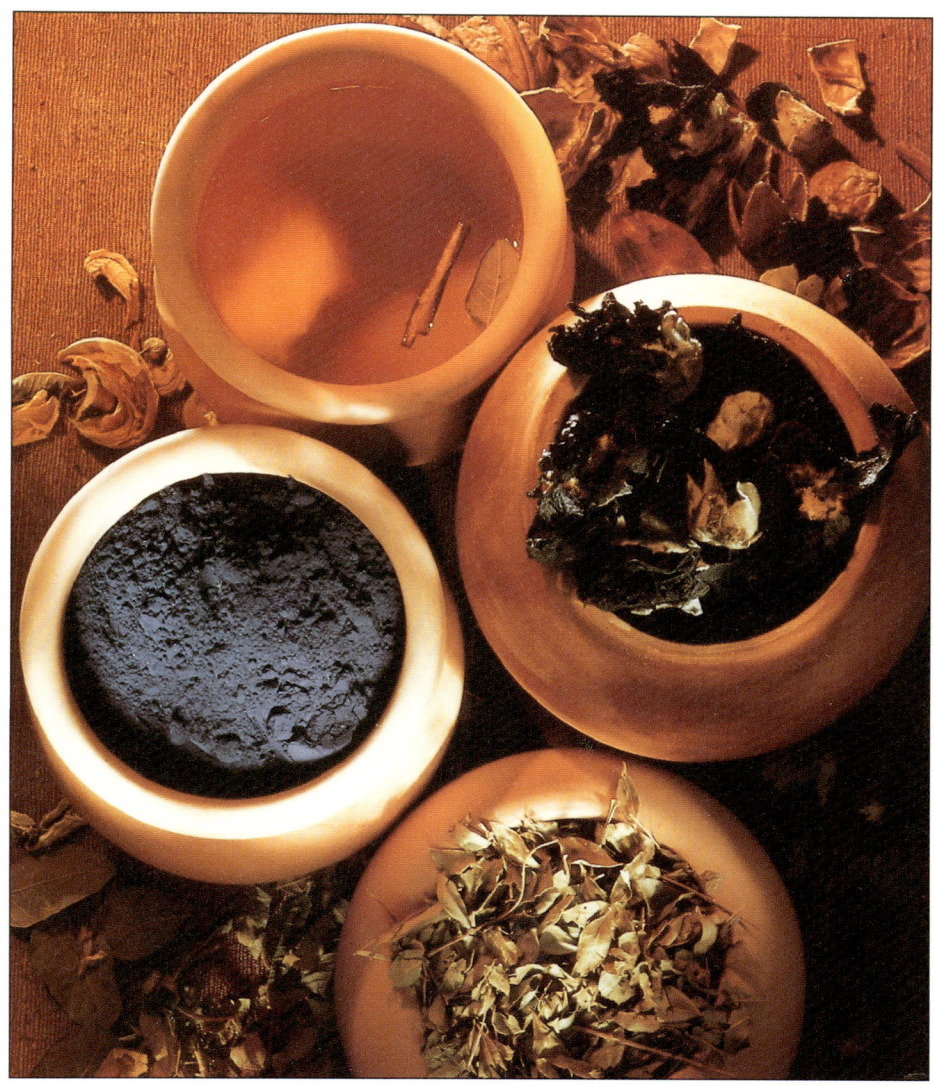

Medulla (Haarmark): der innerste Teil des Haares.

Melanin: ein dunkelbraunes oder schwarzes Pigment, das in Haaren, Haut und Augen vorkommt.

Papille *siehe* Haarpapille

pH-Wert: eine Maßeinheit für den Säure- oder Basengehalt einer Lösung mit einer Skala von 1 bis 14. Lösungen mit einem pH-Wert unter 7 sind sauer, solche mit einem pH-Wert über 7 sind basisch. Eine Lösung mit einem pH-Wert von 7,5 ist neutral.

pH-Wert-abgestimmt: hat denselben pH-Wert wie Haut und Haare, etwa 4,5.

Sebum: eine ölige Substanz aus Wachsen und Fetten, die Haut und Haare geschmeidig macht.

Stumpfer Schnitt: die Haare werden an den Enden ganz gerade abgeschnitten.

Talgdrüse: eine Drüse in der Haut, die Haarfett (Sebum) produziert.

Telogen: die Ruhephase, ein Stadium im Lebenszyklus eines Haares, in dem das Wachstum völlig aufhört.

Toupieren: die Haare von den Enden zurück zum Ansatz kämmen.

Trichologe: ein Facharzt, der sich mit Haar- und Kopfhautproblemen beschäftigt.

INDEX

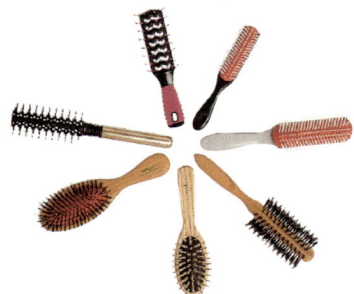
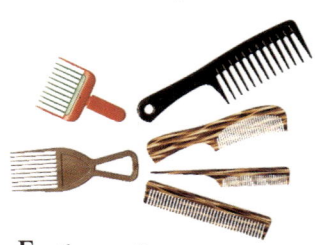

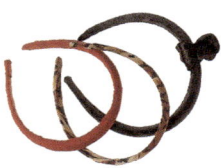
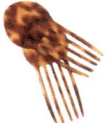
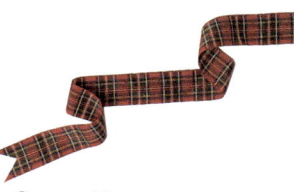
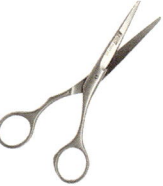
ZUSÄTZLICHE FOTONACHWEISE:
S. 9 Edward Allwright; S. 11 (Scheren) Alistair
Hughes; S. 17, 19, 23 (oben) Alistair Hughes;
S. 23 (unten) Michelle Garrett; S. 24 (oben rechts)
Mark Gatehouse, (oben links) Bonieventure.

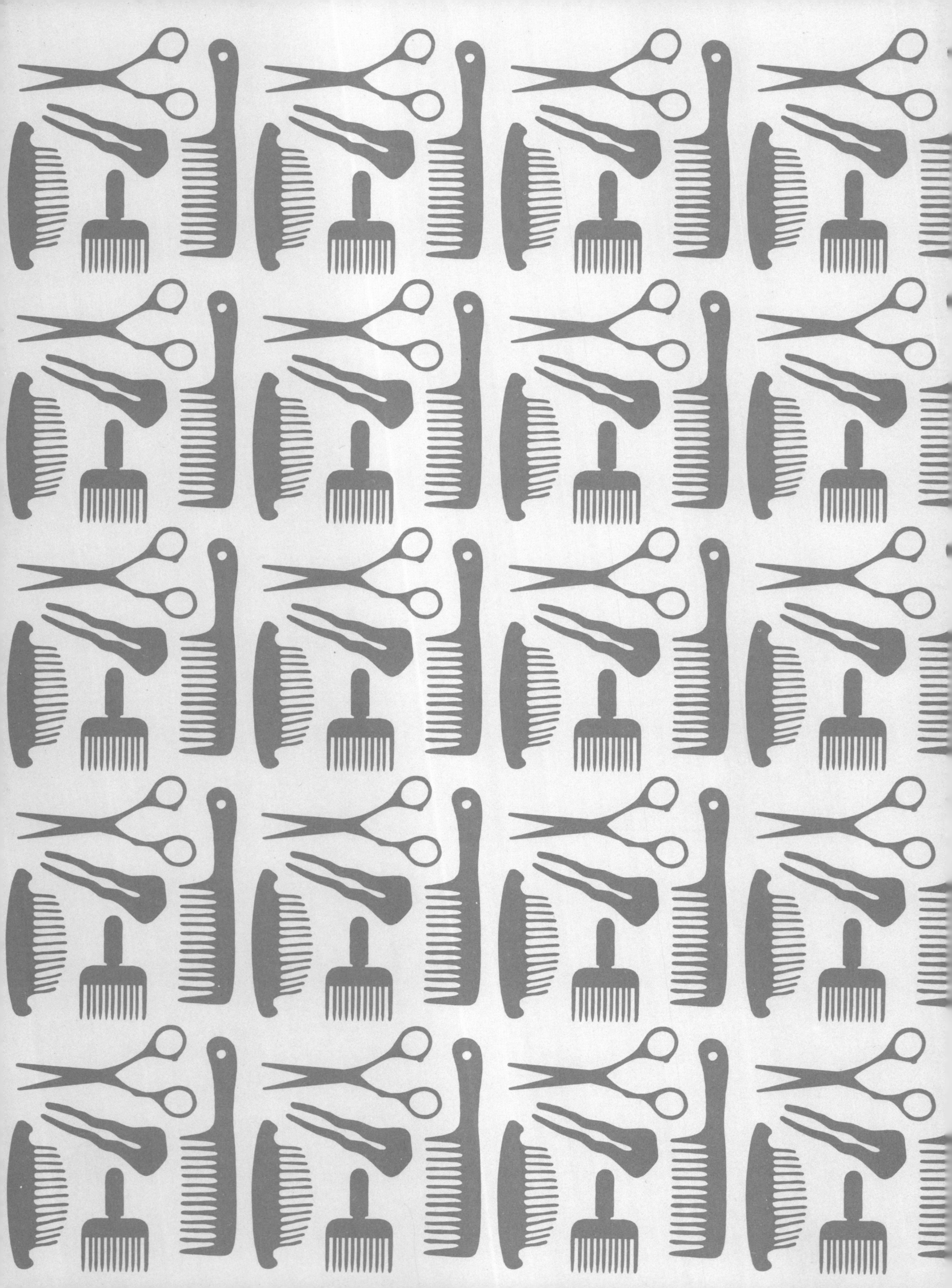

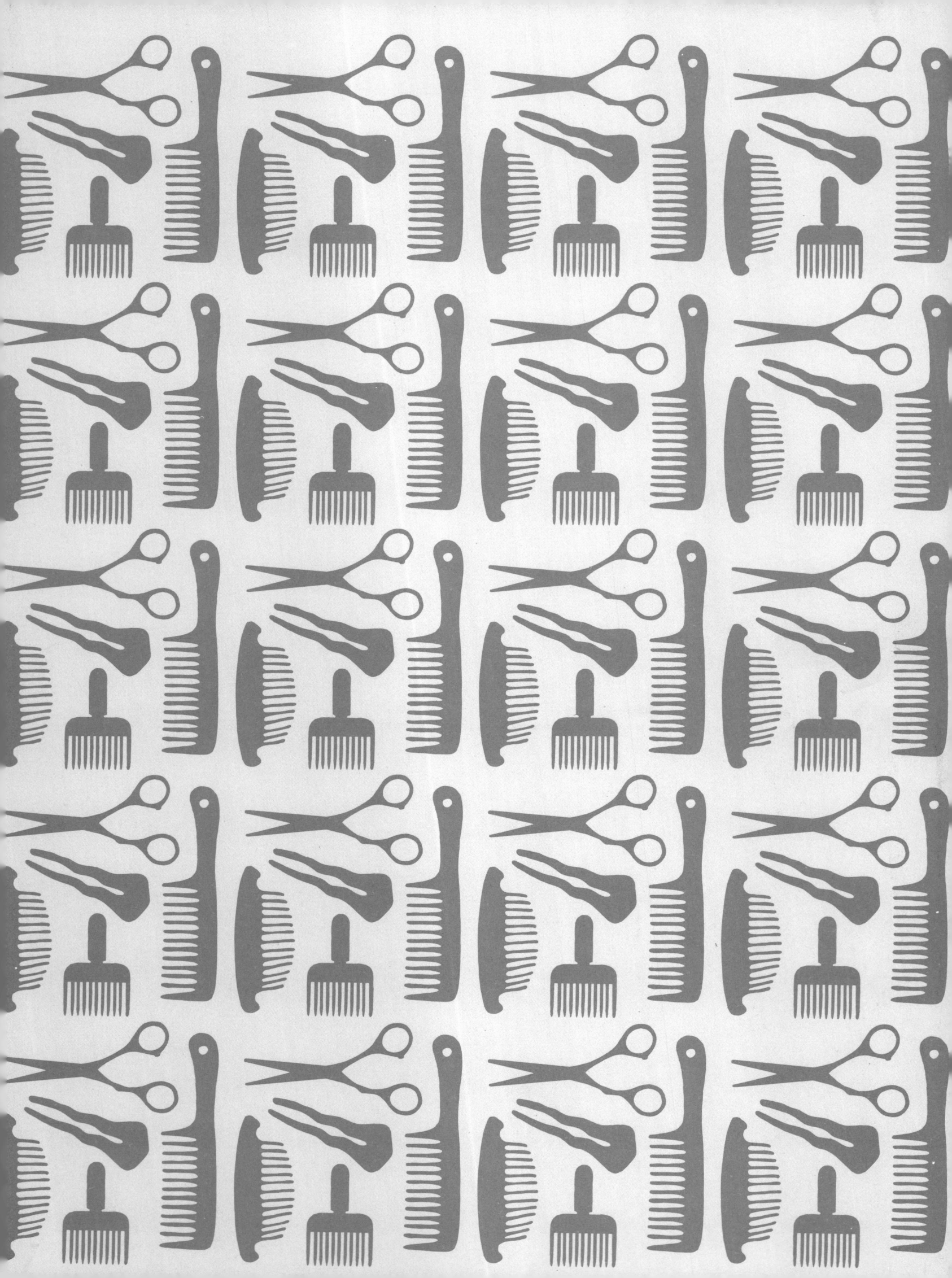